口腔美学色彩临床指南

Color in Dentistry: A Clinical Guide to Predictable Esthetics

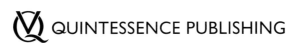

QUINTESSENCE PUBLISHING

Berlin | Chicago | Tokyo
Barcelona | London | Milan | Mexico City | Paris | Prague | Seoul | Warsaw
Beijing | Istanbul | Sao Paulo | Zagreb

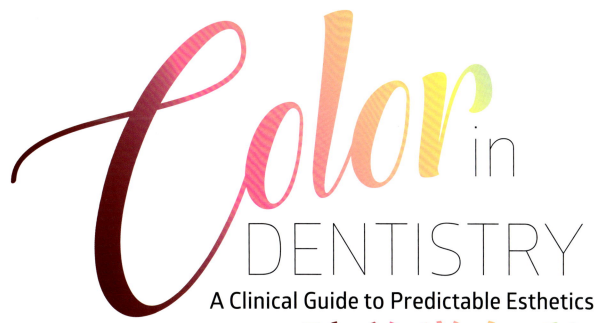

Color in DENTISTRY

A Clinical Guide to Predictable Esthetics

口腔美学色彩

临床指南

（美）斯蒂芬·朱
（Stephen J. Chu）

（美）雷德·帕拉维纳
（Rade D. Paravina）

（瑞士）伊雷娜·赛勒
（Irena Sailer）

（美）亚当·米莱斯科
（Adam J. Mieleszko）

主编

黄　翠　主　审

杨宏业　主　译

艾合买提·木合塔尔　副主译

北方联合出版传媒（集团）股份有限公司

辽宁科学技术出版社

沈　阳

审译者名单 REVIEWER&TRANSLATORS

主　审

黄　翠　武汉大学口腔医院

主　译

杨宏业　武汉大学口腔医院

副主译

艾合买提·木合塔尔　武汉大学口腔医院

参　译（按姓氏拼音排序）

郭景梅　武汉大学口腔医院

李佳芮　浙江大学医学院附属第一医院

李梦寻　武汉大学口腔医院

刘思颖　武汉大学口腔医院

门　贝　武汉大众口腔

彭问安　武汉大学口腔医院

宋芳芳　武汉大学口腔医院

王亚珂　武汉大学口腔医院

吴小艺　武汉大学口腔医院

徐　朋　杭州美奥口腔医院

姚陈敏　武汉大学口腔医院

喻　健　武汉大学口腔医院

赵世凯　武汉大学口腔医院

赵亚宁　武汉大学口腔医院

主审简介 REVIEWER

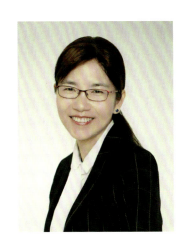

黄 翠

武汉大学口腔医院主任医师，教授，博士生导师

武汉大学珞珈特聘教授、香港大学荣誉教授

日本东北大学客座教授

武汉大学口腔医院口腔修复科主任

中华口腔医学会口腔美学专业委员会候任主任委员

中华口腔医学会口腔修复学专业委员会副主任委员

入选湖北省医学领军人才培养对象暨湖北名医工作室负责人。曾获湖北省科技进步一等奖、湖北省教学成果一等奖。获评"湖北省医学领军人才"、中华口腔医学会首届"口腔医疗科技创新人物"。主持国家自然科学基金项目、教育部重点科技项目、湖北省科技创新重大项目、湖北省自然科学基金重点项目等。主编和参编人民卫生出版社出版的教材4本。

主译简介 CHIEF TRANSLATOR

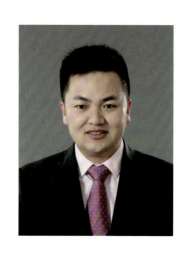

杨宏业

武汉大学口腔医院副主任医师，副教授，硕士生导师

武汉大学-美国奥古斯塔大学联合培养博士

中华口腔医学会口腔美学专业委员会委员、青年讲师

中华口腔医学会口腔修复学专业委员会青年委员

武汉市中青年医学骨干人才

主要从事口腔硬组织修复的科研和临床工作。近5年来，主持国家自然科学基金青年项目、中国博士后基金面上项目、中华口腔医学会青年科研基金项目等。曾获甘肃省科技进步二等奖、中华口腔医学会青年科学家论坛最具风采奖、武汉大学青年教师教学竞赛一等奖等荣誉。主译口腔美学修复专著《QDT 2020》《口腔临床摄影新视角》。

副主译简介 ASSOCIATE TRANSLATOR

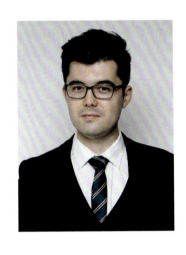

艾合买提·木合塔尔
武汉大学口腔医学院博士，主治医师
中华口腔医学会口腔美学专业委员会会员
中华口腔医学会口腔修复学专业委员会会员

主要从事口腔修复数字化技术相关的临床和基础研究工作。曾获中华口腔医学会口腔美学专业委员会粘接美学修复病例比赛"全国一等奖"、中华口腔医学会口腔修复学专业委员会病例比赛"最佳临床设计病例奖"、第10次BITC口腔种植大奖赛·数字化种植主题"最佳人气奖""优胜奖"。参译口腔美学修复专著《QDT 2020》《口腔临床摄影新视角》。

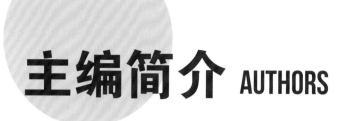

主编简介 AUTHORS

Stephen J. Chu, DMD, MSD, CDT
Adjunct Clinical Professor
Ashman Department of Periodontology &
 Implant Dentistry
Department of Prosthodontics
New York University College of Dentistry
Private Practice
New York, New York

Irena Sailer, Prof Dr Med Dent
Professor and Chair, Division of Fixed
 Prosthodontics and Biomaterials
Clinic of Dental Medicine
University of Geneva
Geneva, Switzerland

Rade D. Paravina, DDS, MS, PhD
Professor, Department of Restorative Dentistry
 and Prosthodontics
Director, Houston Center for Biomaterials and
 Biomimetics
University of Texas School of Dentistry at Houston
Houston, Texas

Adam J. Mieleszko, CDT
Master Ceramist
New York, New York

中文版序言 FOREWORD

　　随着社会经济的发展和人们审美意识的提高，以"口腔美学问题"为主诉的患者日益增多，患者对天然牙或修复体的色彩尤为关注。色彩是口腔美学的重要参数，理想的修复体色彩应该既做到与邻牙和谐统一，又能再现患者天然牙的个性化色彩特征。"以假乱真"的修复体色彩的实现，对牙医和技师提出了更高的要求。一方面，牙医必须将口腔比色信息准确无误地传递给技师；另一方面，技师必须根据比色信息，选择合适的材料和染色体系完成修复体的色彩复现。然而，目前在本科生或研究生的专业技能培训中，往往忽略了口腔美学色彩相关知识的学习，也缺乏规范化的比色训练。即使是参加工作多年的牙医，有时候也更多依靠"直觉"比色，修复体色彩的完美呈现充满了偶然性。

　　本书试图从多个维度帮助牙医和技师补强口腔美学色彩方面的短板。第一，让读者形成对色彩学和色彩理论的基本认识，了解影响色彩的因素；第二，向读者示范传统比色的经典技术和操作规范，并引入目前比较先进的科技比色方法；第三，阐述修复体材料的选择对最终色彩呈现效果的影响；第四，介绍变色软硬组织的临床处理技巧，以及粉色美学修复材料的灵活应用；第五，通过一系列美学色彩相关的临床病例来验证本书所提出的比色指南，并提出了标准化的比色训练方法。

　　希望本书能够帮助牙医和技师完成口腔美学色彩知识体系的构建，形成切实可行的临床比色路径和材料选择标准，使牙医和技师"双向奔赴"，实现可预测的色彩再现，获得理想色彩效果的修复体，让患者收获动人的微笑，美美与共。

　　我们团队长期致力于口腔修复学和口腔美学的医疗、教学和科研工作，乐于和同行分享口腔临床前沿知识。本书翻译过程中力求做到"信、达、雅"，同时融入了我们的专业感悟和临床经验，如有不当之处，还望广大读者不吝指教。

2023年3月1日

序言 FOREWORD

口腔美学比色已成为口腔临床诊疗的标准流程，但仍有较大的改进空间。3名杰出的牙医斯蒂芬·朱（Stephen J. Chu）、雷德·帕拉维纳（Rade D. Paravina）和伊雷娜·赛勒（Irena Sailer）与陶瓷大师亚当·米莱斯科（Adam J. Mieleszko）联手完成了这本《口腔美学色彩临床指南》。本书拥有更扎实的内容、更详细的解释、更广泛的主题和更清晰的图像，以及来自该领域其他专家的倾情投入。《Fundamentals of Color》（2010）原有的8章内容得到了进一步完善，另外新增4章内容，主要包括变色软硬组织的临床处理、粉色修复材料的美学、可预测的色彩再现和验证，以及丰富的临床病例。新章节增加了本书的深度，并为牙医提供了重要指导。牙医必须意识到：口腔修复不仅与牙齿有关，还与周围组织有关。

色彩科学和教育也许比以往任何时候发展得都要快。受益于计算机辅助设计/计算机辅助制造技术和新材料可用性的增加，口腔美学比色的技术难度正在下降，使得每名牙医都能够充分开展美学修复，最大限度地减少医疗成本和时间成本。因此，这本帮助牙医掌握牙齿和牙龈组织色彩动态的入门书，对任何口腔领域从业者来说都是一个极好的指南。本书不仅适用于口腔专业的学生及有经验的牙医，也适用于所有技师。毕竟，口腔美学的成功离不开牙医与技师之间的充分沟通及紧密合作。本书为我们提供了到达理想境地的"路线图"。

鼓励大家从头到尾认真阅读本书，做一些刻意练习，然后回到第1章重读。在第二次阅读时，你将会更好地理解口腔美学色彩的意义。

Stephen F. Bergen, DDS, MSD
美国纽约大学牙学院修复科教授

前言 PREFACE

自从13年前《Fundamentals of Color》出版以来，许多用于色彩和美学研究的工具与材料都有了显著的进步。其中，基于计算机系统的科技比色技术发展迅猛。其他行业的技术进步，例如摄影、灯光、口内扫描、美白和修复材料等，也使得口腔美学色彩更加丰富和准确。

口腔美学色彩在牙科诊疗中的突出地位得益于牙科色彩与表现学会（SCAD）的成立，以及《Journal of Esthetic and Restorative Dentistry》杂志的发行。口腔美学色彩的临床研究和教育也随之增加了。SCAD还提供两个免费项目，旨在通过教育和培训来提高牙医口腔美学比色的成功率：比色课程（CE模块）和牙科比色软件（在线项目）。

《口腔美学色彩临床指南》总结了近年来口腔美学比色的变化，为口腔美学带来了新视角。为此，我们增加了新的作者（来自瑞士日内瓦大学的伊雷娜·赛勒博士）。本书首先对"色彩教育与培训"一章进行了重要更新，随后对牙齿/牙龈色彩、色彩理论以及影响色彩感知的因素进行了讨论。回顾了传统比色和科技比色的标准流程，结合最新的色彩复制技术，最终形成了一套简单、高效、可行的口腔美学比色方案。新的章节包括变色牙、修复类型、数码摄影、牙龈（粉色）美学和材料选择方面的论述，是美学比色和色彩交流的重要补充资源。本书配以24个深入的临床病例，涵盖了日常口腔临床诊疗的各种比色场景。

本书以逻辑简洁的方式编写，简化了对色彩基础知识的论述，帮助读者定量、定性地认识口腔美学色彩，以便能够更轻松、更准确地与同事和技师进行交流。

致谢 ACKNOWLEDGMENTS

VITA公司一直是口腔美学比色技术和系统的引领者，感谢他们做出的贡献及对SCAD的持续支持。感谢SCAD为促进厂商、研究者、牙医和技师之间的合作沟通所做的贡献，以及为牙科专业人员和学生所提供的口腔美学色彩相关的研究项目与培训计划。还要特别感谢精萃出版社的工作人员，他们使本书的出版成为现实。

感谢Stephen R. Snow博士编写了关于数码摄影的章节，感谢Razvan Ghinea博士在第3章中编写了有关疲劳、情绪和药物对色彩感知影响的内容。感谢Didier Dietschi博士分享了他在复合树脂修复中确立的标准比色流程以及相应的病例报告。

感谢瑞士日内瓦大学的Vincent Fehmer博士，本书中他详细阐述了在口腔美学色彩方面所做的科学研究，同时对第12章中病例18～病例23也提供了很大帮助。感谢So Ran Kwon博士、Marcos Vargas博士、Tommaso Mascetti博士、Federico Ferraris博士、Sillas Duarte博士、Newton Fahl博士、Dominik Büchi博士、Nadine Fenner博士、Sudarat Kiat-Amnuay博士和Patricia Montgomery女士为第12章病例报告所做的贡献。

感谢纽约大学牙学院助理院长Kendall Beachman博士、哥伦比亚大学Dennis Tarnow博士、牙科顾问John M. Powers博士、得克萨斯大学牙学院院长John A. Valenza博士、苏黎世大学牙学院Christoph Hämmerle教授和阿拉巴马大学牙学院Edward A. McLaren博士在口腔美学色彩教育中所做的贡献。最后，感谢Jason Kim博士传授了口腔美学色彩的知识和技能。

目录 CONTENTS

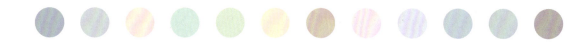

1

Chapter One

第1章

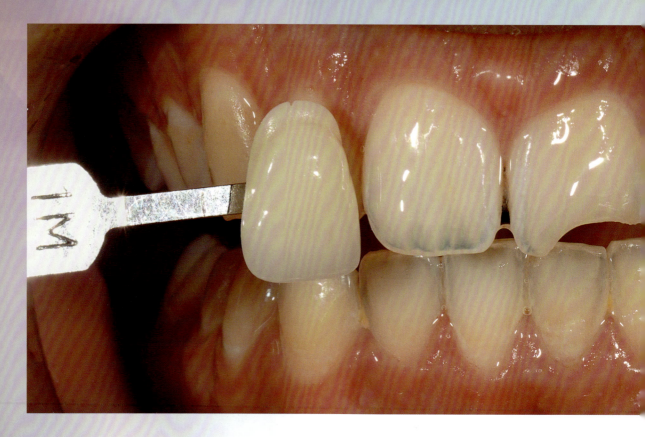

色彩教育与培训

COLOR EDUCATION
AND TRAINING

本章内容

- 培训比色技能
- 比色培训工具和课程

许多因素会影响我们获得准确的比色结果，包括主观性、比色工具、材料、方法和条件。尽管如此，色彩教育与培训的重要性不应被低估，正如Sproull在1974年所说："比色技术不是不需要学习的简单事情；也不是牙医无法理解的复杂事情[1]。"色彩对于牙齿修复的最终效果及患者接受度至关重要。正因为如此，色彩教育与培训应该成为获得可预测美学修复效果的第一步。

培训比色技能

成功的音乐家、画家和其他艺术家，尽管天赋异禀，受过良好的教育，但是他们仍然在不断训练和提高自己的技术。与之相反，对于普通牙医是否擅长比色技术的评估却很少。此外，色彩学方面的教育通常不在牙科学院本科生或研究生的课程范围内[1-3]。在不适宜的条件下，使用不得当的工具和方法所进行的比色训练，很难被称作色彩培训。研究显示，牙医经常高估自己的比色能力。当要求用视觉观察法匹配两组VITA经典比色板（A1–D4）的16对色彩时，观察者只正确匹配了50%[4]。另外一项研究中，很多观察者也没能实现最佳色彩匹配，而是选择了第二或第三合适的色彩，这与口腔临床治疗非常相似[5]。

关于口腔美学色彩教育已有几次调查。1967年进行的第一次调查表明，只有3所学校（115所学校中）开设了关于色彩的课程，平均只有2.3个班涉及色彩主题[1]。另外一项调查显示，在69所学校中，有关色彩的基础课程和选修课程分别占26%和17%[2]。1992年发布了第三次口腔医学色彩教学的研究报告，共138所机构接受了相关调查[3]，其中用于色彩教育的平均时间为6.6小时，并且50%的学校缺乏色彩平衡的环境；此外，85%的受访者认为有必要制定一种标准化的比色指南。因此，在牙科专业，特别是本科教育中，应进一步加强色彩的学习、研究和应用。

2010年公布了第四次调查结果，总共收到130份来自北美洲、欧洲、南美洲、亚洲和非洲的回复[6]。据报道，80%~82%的被调查单位设置了一门关于口腔色彩的课程，不同单位的色彩教学时间（分别为4小时和5.5小时）之间存在显著差异。另外，在显色指数、VITA经典比色板、VITA 3D比色板、数码相机、镜头选择、复合树脂和修复材料等方面也有显著差异，在研究生课程中这一比例明显提高。VITA经典A1–D4比色板和VITA 3D比色板是最常用的比色系统。

多项研究表明，比色板比传统的视觉观察法更可靠[7]。值得注意的是，通过视觉观察法获得的比色结果可能低于许多人的预期。两篇研究报道了在不同地区的不同比色实验中非常相似的结果：70%~80%的口腔医学专业学生无法从比色板中选择最合适的色彩，而只有50%的学生选中了3种最合适的色彩之一。但在色彩教育与培训之后，后者所占比例上升到72%以上，这与其他研究的结果一致，该研究报告认为色彩教育与培训能够提高个人的比色技能[7-8]。

● 表1-1　比色培训工具和课程

	形式	出版商	特点
比色课程	半天继续教育：理论+实操	牙科色彩与表现学会（www.scadent.org）	教育和培训工具；有助于掌握基础知识和比色技能
牙科比色器	软件	牙科色彩与表现学会（www.scadent.org）	免费使用软件，并提供在线培训视频
当代口腔修复学比色指南	DVD光盘	美国口腔修复学会	教育工具；有助于掌握比色基础知识
Toothguide Trainer 软件、Toothguide Training Box工具盒	在线软件和培训工具	VITA公司（www.toothguide.com）	简单方便的数字化工具，辅以实体比色片
牙科美学色彩培训	书、DVD光盘	Mosby	交互式培训，辅以文本说明

比色培训工具和课程

目前有多种形式的多媒体色彩教育与培训课程（表1-1）。每种培训都有其特点，但都遵循同一个目的：教育/培训牙科专业人员，使其具备更好的比色技能。每种课程的简要说明如下。

比色课程（CMC；图1-1）是由牙科色彩与表现学会（SCAD）出品的半天继续教育（CE），学员可在SCAD网站上学习[9]。该比色课程适用于牙科学生和专业人员，主要目的是改善牙科比色的不足。修复体色彩不匹配是前牙区常见现象，给患者和牙医带来了困扰，重复纠正色彩既耗时又费力。本课程以提高临床疗效为目的，将理论和实践结合，既介绍该学科的最新发展，又提供比色的实践性课程。比色课程由以下几部分组成：

- 色彩概念和资源。
- 视觉比色。
- 实操Ⅰ。
- 比色工具。
- 实操Ⅱ。
- 牙科比色软件。

比色课程的理论部分介绍了色彩基本概念和比色工具，以及对修复体色彩和形态的信息传递，这对于牙医和技师掌握比色技能，并顺利进行医患沟通至关重要。理论部分通过病例分析，提出了一些切实可行的建议。理论部分的学习目标包括：了解色

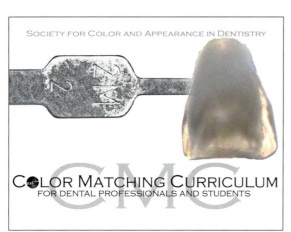

图1-1　比色课程，由SCAD出品的半天继续教育课程。

Color Matching Curriculum – Hands on I
© Society for Color and Appearance in Dentistry (SCAD, www.scadent.org)

Participant 1-1   Group _____

Please select a single best matching tab from the shade guide, rate quality of match and difficulty level (do not share with others until asked to do so)

Task	Participant 1-2	Participant 1-3	Participant 1-4
Sh. match/ Sh. guide			
Quality of match (1-5)			
Difficulty level (1-5)			
Team shade match			

Quality of match: 1 – huge mismatch; 2 – poor match; 3 – good match, 4 – very good match; 5 – excellent match

Difficulty level: 1 – very difficult; 2 – difficult, 3 – moderate, 4 – fairly easy; 5 – easy

Matching pairs of tabs from 2 VITA Classical A1-D4 shade guides

Task tabs, original shade designation	Matching tabs, custom shade designation – responses	Matching tabs, custom shade designation – KEY
A1		
A2		
A3		
A3.5		
A4		
B1		
B2		
B3		
B4		
C1		
C2		
C3		
C4		
D2		
D3		
D4		

图1-2　比色课程的实操Ⅰ模块记录表。

彩基本概念，掌握比色条件和方法，阐述牙科材料的色彩特点，回顾口腔美学的最新进展，以及了解口腔美学的色彩教育与培训[9]。

　　比色课程的实操部分分为两个模块。基于小组学习方法可以有效提高比色技能这一事实，第一模块创建了由4名参与者组成的小组（图1-2）。其中1名参与者充当"患者"，其余3名参与者对其上颌中切牙进行比色。依次循环，以便每名小组成员都充当过"患者"。之前在理论部分介绍的比色方法将在此刻进行落地实践，参与者应至少采用一种比色方法。将比色结果、质量（1~5分）和难度（1~5分）都记录在表格中，同时避免小组成员看到彼此的结果。完成每次比色循环，3名参与者给出他们小组的比色结果。在整个练习结束后，每名参与者报告自己的比色结果，并提出自己的观点和看法。

　　建议在比色课程实操Ⅰ模块使用色彩校正灯光（天花板灯、地板灯、台灯或手持灯）、灰色背景板以及用于休息眼睛的灰色纸张。理想情况下，每名参与者应至少完成一次练习，让其在另一堆被打乱顺序并遮盖标签的VITA经典A1-D4比色片中，选出

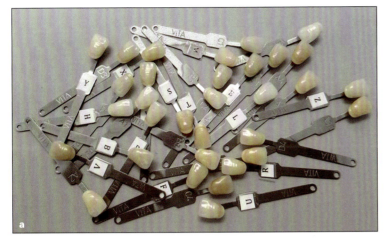

图1-3 比色能力测试。（a）配对来自两套VITA经典A1-D4比色板的散装比色片，其中一组比色片中的标签被遮住。（b）已配对比色片。

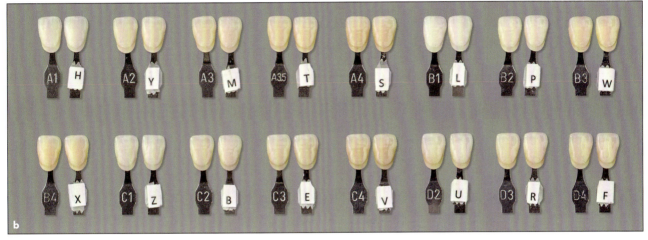

与所持VITA比色片相同的色彩（图1-3）。根据ISO/TR 28642标准记录结果：观察者必须正确匹配至少75%（12对）或85%（14对）的色彩，以此证明其具有合格的色彩辨别能力[10]。

实操Ⅱ模块与使用色彩测量工具相关。牙科比色器（SCAD和VITA公司共同出品；图1-4）是一个免费在线教育和培训软件。该软件通过SCAD（www.scadent.org）托管，并作为比色课程的补充练习[11]。该软件结合了比色练习和教学视频，来自100多个国家的数千名牙科专业人员和学生使用该软件学习比色技能。

牙科比色器提供的第一个练习是"最佳匹配"，要求用户使用VITA 3D比色板选出目标色彩（图1-5）。随后，一段25分钟的视频讲述了色彩在口腔美学中的作用、牙科专业人员的比色技能、人类牙齿的色彩以及牙科比色方法等内容。这段视频特别强调了视觉观察法的影响因素，例如执业年限、性别、教育、比色条件，以及如何使用视觉观察法实现成功比色[12]。

观看视频后，用户可以进行"配对练习"，以匹配29对VITA比色片（15对浅色、

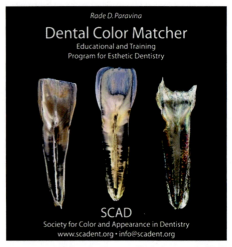

图1-4 牙科比色器，一款致力于比色技能培训的免费在线软件。

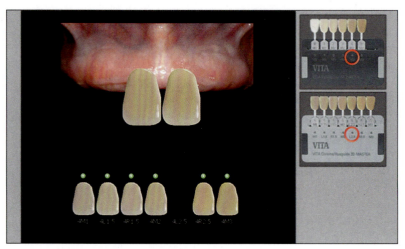

图1-5 牙科比色器中的"最佳匹配"栏目。

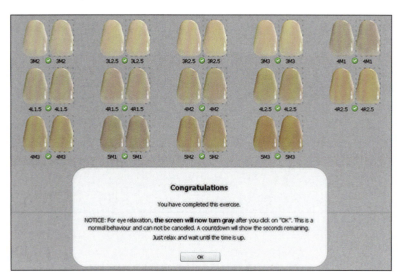

图1-6 牙科比色器中的"配对练习"栏目：14对深色比色片被成功匹配。

14对深色；图1-6）。后续的"精确匹配"与初始的"最佳匹配"练习模式相同，只是每个选项都有一个精确匹配。下一步是一个测验，用户需要回答12个与视频中提供的信息相关的多项选择题。完成课程后，用户可以填写调查问卷，对课程进行评分，并列出其优缺点。牙科专业人员可以获得2小时的继续教育学分，而所有使用者在完成该课程后都可以获得证书。希望将本课程用于本科生或研究生教学的牙科教育工作者可以申请项目代码（发送电子邮件至dcm@scadent.org），欢迎大家使用。

《A Contemporary Guide to Color & Shade Selection for Prosthodontics》是由美国口腔修复学会出版的DVD光盘[13]。它包含63张图片、12个教学视频以及相应的文字说明，是重要的比色培训工具。

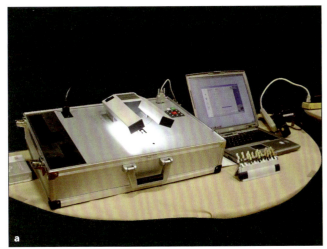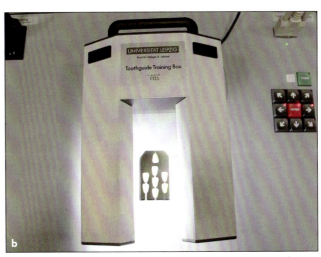

图1-7 （a）计算机辅助的Toothguide Training Box工具盒。（b）色彩校正灯光辅助的Toothguide Training Box工具盒。

指南的第1部分主要讨论了常规色彩主题：三原色、色彩视觉缺陷、混色、色轮、色彩描述，以及孟塞尔（Munsell）和CIELAB两种色彩系统之间的关系。指南的第2部分涉及人类牙齿的色彩、传统比色和科技比色。

该指南还提供了视觉观察法比色的详细流程，并讨论了以下内容：

- 光源参数。
- 照明的类型、数量和位置。
- 同色异谱。
- 背景色彩。
- 比色距离。
- 比色时间。
- 患者体位和参与度。
- 牙齿状况，包括透光率和表面特征（纹理和光泽度）。
- 半透明性和透明度。
- 牙本质和牙龈比色。

对于牙医和技师之间如何使用图表、数码影像进行比色验证及沟通的内容也有所阐述。

另一个多媒体比色培训工具是Toothguide Trainer软件和Toothguide Training Box工具盒（VITA公司；图1-7）[14-16]。两款培训工具的练习内容基本相同；都使用了Toothguide 3D比色板（VITA公司）的26个比色片。前者使用带标签的图像，而后者使用有色彩校正和计算机支持的实体比色片。这两个比色工具是根据三维比色（色调–明度–饱和度）推荐的三步法设计的，分别需要总共4个、8个和15个正确匹配。然后，用户要在期末考试中完成15个色调–明度–饱和度匹配任务。

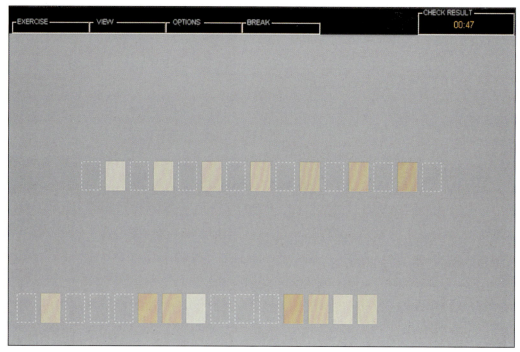

图1-8 色彩练习中的高级课程。

　　《Esthetic Color Training in Dentistry》（Mosby，2004）一书及其光盘上的补充培训内容可以供牙科专业人员、教育工作者和学生使用[17]。这套教材包括入门课程、训练课程和高级课程3个层次。入门课程和训练课程各由从简单到复杂的3组练习组成。每组练习都由25个小方块排列组成，这些小方块可供学员基于色调–明度–饱和度进行比色。高级课程（图1-8）包含15个具有色差的矩形，所有图像源自3个色彩维度。该课程可以记录最高分数，并设置"重置分数"选项，允许重复练习或添加其他用户。

　　显然，自1975年实施第一个色彩教育与培训计划以来，许多事情都发生了变化，包括整个口腔行业[18]。随着材料、工具和技术的发展，患者和牙科专业人员的美学期望都有所提高。就患者满意度而言，色彩是最重要的参数之一。正如Bergen所说："色彩对于口腔美学修复的功能恢复或许并不重要，但它是影响患者治疗接受度的关键因素[19]。"

结论

牙科色彩教育和培训已有显著进步。目前市面上有各类比色技能培训工具和比色课程，例如软件、图书、在线课程、光盘上的视频课程、使用实体比色板的课程等。所有这些工具和课程都提供了有价值的色彩教育与培训。在线课程可以免费向广大用户（牙医、技师、教育工作者、学生和研究人员）开放，比色课程是为牙科学生及牙科专业人员设立的为期半天的继续教育，拥有更新、更全面的资源，学员通过这些项目获得的知识对其比色技能进行补充，能够为临床工作提供重要基础。

总结

- 通过色彩教育和培训可以提高口腔美学比色效果。
- 色彩教育和培训课程比较新颖，但目前本科生或研究生牙科教育中很少涉猎这方面内容。因此，色彩教育与培训的下一步就是实施现有方案，并继续开发新的易用工具。

参考文献

[1] Sproull RC. Color matching in dentistry. 3. Color control. J Prosthet Dent 1974;31:146–154.
[2] O'Keefe KL, Strickler ER, Kerrin HK. Color and shade matching: The weak link in esthetic dentistry. Compendium 1990;11:116–120.
[3] Goodkind RJ, Loupe MJ. Teaching of color in predoctoral and postdoctoral dental education in 1988. J Prosthet Dent 1992;67:713–717.
[4] Okubo SR, Kanawati A, Richards MW, Childress S. Evaluation of visual and instrument shade matching. J Prosthet Dent 1998;80:642–648.
[5] Paravina RD. Performance assessment of dental shade guides. J Dent 2009;37(suppl 1):e15–e20.
[6] Paravina RD, O'Neill PN, Swift EJ Jr, Nathanson D, Goodacre CJ. Teaching of color in predoctoral and postdoctoral dental education in 2009. J Dent 2010;38(suppl 2):e34–e40.
[7] Clary JA, Ontiveros JC, Cron SG, Paravina RD. Influence of light source, polarization, education, and training on shade matching quality. J Prosthet Dent 2016;116:91–97.
[8] Ristic I, Stankovic S, Paravina RD. Influence of color education and training on shade matching skills. J Esthet Restor Dent 2016;28:287–294.
[9] Society for Color and Appearance in Dentistry. Color Matching Curriculum. http://www.scadent.org/news/free-color-training. Accessed 3 June 2016.
[10] International Organization for Standardization. ISO/TR 28642 Dentistry—Guidance on Color Measurement. Geneva: International Organization for Standardization, 2011.
[11] Paravina RD. Dental Color Matcher: An Online Educational and Training Program for Esthetic Dentistry. http://ec2-52-53-152-188.us-west-1.compute.amazonaws.com/. Accessed 2 December 2016.
[12] Paravina RD. Color and shade matching. In: Hilton TJ, Ferracane JL, Broome I (eds.). Summitt's Fundamentals of Operative Dentistry: A Contemporary Approach, ed 4. Chicago: Quintessence, 2013:79–93.
[13] Goodacre CJ, Paravina RD, Bergen SF, Preston JD. A Contemporary Guide to Color and Shade Selection for Prosthodontists [DVD]. Chicago: American College of Prosthodontists, 2009.
[14] Haddad HJ, Jakstat HA, Arnetzl G, et al. Does gender and experience influence shade matching quality? J Dent 2009;37(suppl 1):e40–e44.
[15] Corcodel N, Karatzogiannis E, Rammelsberg P, Hassel AJ. Evaluation of two different approaches to learning shade matching in dentistry. Acta Odontol Scand 2012;70:83–88.
[16] Olms C, Jakstat H. Learning shade differentiation using Toothguide Trainer and Toothguide Training Box: A longitudinal study with dental students. J Dent Educ 2016;80:183–190.
[17] Paravina RD, Powers JM. Esthetic Color Training in Dentistry. St Louis: Mosby, 2004.
[18] Bergen SF. Color Education for the Dental Profession [thesis]. New York: New York University College of Dentistry, 1975.
[19] Bergen SF. Color in esthetics. N Y State Dent J 1985;51:470–471.

Chapter Two

第2章

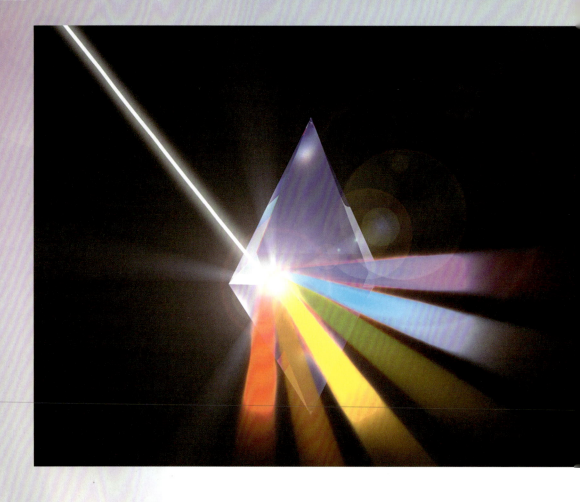

色彩理论

COLOR THEORY

本章内容

- 色彩物理学
- 色彩视觉
- 色彩混合
- 牙科色彩学

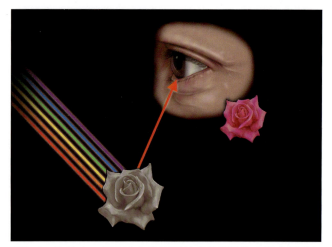

图2-1 物体（一朵玫瑰）表面反射出的光波使人眼感觉到色彩（粉色）。

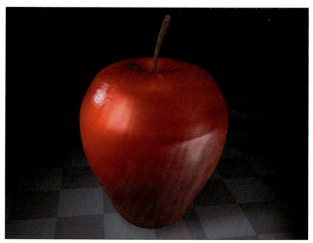

图2-2 一个红苹果，对它特有的色彩描述是主观、有争议的，带有情绪化或内心的反应。

许多人在深思一个问题：如果一棵树在森林中倒下，没有人听到，那它发出声音了吗？在色彩理论中，问题变成了这样：如果玫瑰花瓣是粉色的，但没有人看到，那它们真的是粉色的吗？根据色彩学理论，答案是否定的。这意外答案的原因是，为了使一个色彩存在，必须要有3个相互结合的因素：光、物体和观察者（图2-1）。如果3个因素没有同时存在，我们熟悉的色彩也不存在。

色彩以视觉和感情表现出来。色彩是个人的，每个个体看到同一物体会有不同的感觉。举个例子，图2-2中的红苹果，多数人认为它是红色的，其他人可能会进一步将它描述为樱桃红或宝石红，仅凭视觉评估通常很难得出一致的结果。有无数因素影响个体对色彩的视觉，包括光线条件、背景作用、色彩缺陷、两眼不一致、眼睛疲劳、年龄和其他生理因素（见第3章）。即使不考虑这些生理因素，每个观察者基于自己以往的色彩经验会有不同的解读，对物体色彩的口头表述也会不一样[1-9]。

然而，色彩也有可以计量的方面，这对于牙医理解色彩是非常重要的。色彩感知等基础知识会帮助牙医在口腔诊疗中评价和匹配色彩。

色彩物理学

尽管色彩通常被看作是一种艺术形式，在色彩理论背后其实隐藏着真实的科学。牛顿首先从物理学的角度解读了色彩，他发现一束白光通过棱镜能分解为组成它的各种色彩，或者称之为波长（图2-3）。牛顿将这种连续的色彩现象描述为光谱，将这些色彩按下列顺序命名：红、橙、黄、绿、蓝、靛和紫。这些波长被人眼的3种色彩接收器（视锥细胞）观察到，分别是红光、绿光和蓝光。人眼只能观察到这一区域波

图2-3　光线通过棱镜散射，被分解为各种单色频率，叫作波长。

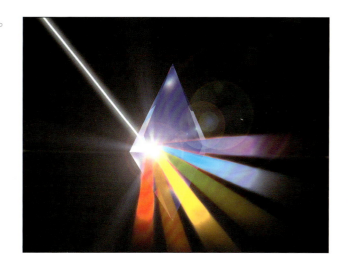

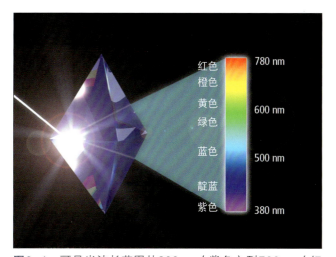

图2-4　可见光波长范围从380nm（紫色）到700nm（红色）。

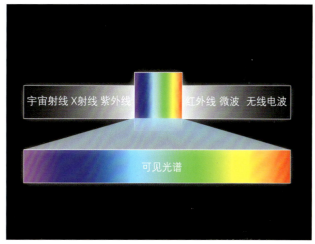

图2-5　可见光谱与整个电磁光谱之间的关系。

长的光线，因此称之为可见光。在物理学中，可见光波长范围为380~780nm（图2-4和图2-5）。每种色调可由它的波长频率精确定义（表2-1）。

　　牛顿在色彩科学研究中的重大突破改变了人们对光源的看法[10]。他的结论很简单：白光包括了所有色彩。如果一个物体呈现出特定的色彩，意味着我们观察物体时，到达我们眼睛的光线在某种程度上被物体改变了。换句话说，光线的作用使我们感受到物体的色彩。因此，没有光就没有色彩。

● 表2-1　色彩的波长

色彩	波长（nm）*
红	620～750
橙	590～620
黄	570～590
绿	495～570
蓝	450～495
紫	380～450

*1nm=0.000001mm。

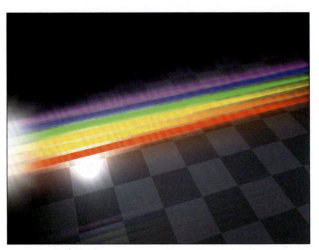

图2-6　光的散射。

心理物理学是一门研究物理刺激与心理感觉之间量化关系的学科。色彩是由可见光在眼睛中引起并由大脑解读的心理物理感觉。色彩感知的基本过程是：光由光源发出，可能直接到达人眼或者穿过物体，如果光与物体发生反应，一部分光被物体吸收，未被物体吸收的光波（例如反射光、透射光等）由人眼中接收细胞（视锥细胞）所感受，通过大脑感知为特定的色彩。这个过程中的各项组成将在下文中详细叙述。

散射

光的散射由光源通过化学或物理作用发生（图2-6）。每种作用比其他方式产生更多特定的光波。要产生完美的白光，光源必须散射相同数量的各种波长。在有些情况下，发光物体会产生特有的色彩，例如计算机显示器通过发出有红、绿、蓝成分组成的光产生色彩。这一过程将在后面的章节中详细讨论[11]。

没有光源可以发出完美的白光（即各种波长光的数量完全相等），这会影响光的识别，因为光源作用于一个物体只能产生特定波长的光波（色彩）。这解释了为什么同一物体在不同的光线下观察会呈现出不同的色彩（见第3章）。

透射和吸收

光线穿过一种透明或半透明的材料时就发生了透射（图2-7）。如果光线遇到材料中的分子或大颗粒物质，有些波长的光将被吸收。被吸收光线的量和波长（色彩）由光穿过物质的密度与组成决定。透射光的波长（参考光谱数据）决定了观察到的色

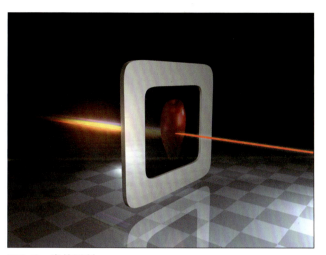

图2-7　光的透射。

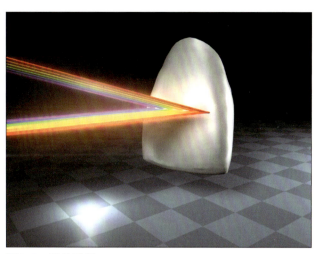

图2-8　光的反射。

彩。如果材料是完全透明的，所有光线均可穿透，我们就观察到白色；如果材料完全不透明，所有光线均被吸收，我们就观察到黑色（如果目标物没有发生散射）。然而在大多数情况下，有些波长的光被吸收，而有些波长的光则会透射。如果发生这种情况，我们观察到的色彩就取决于穿透光的波长。如果有一种材料吸收红光而透射绿光和蓝光，就可以观察到绿色与蓝色的混合色（通常是靛色）。

反射

　　反射发生于光线照射在实体物体上，然后将它弹射回来（图2-8）。这是一种由表面（表面反射）或中间介质（体积反射）反射的过程。在牙齿比色中，体积反射占主导地位：由于牙釉质的半透明性，光线主要从牙本质反射。从反射光的角度分布来看，反射可以是镜面反射，也可以是漫反射。镜面反射是光滑表面的一种特征，入射角等于反射角。漫反射是不同于入射角的任何角度的反射，它是粗糙表面的一种特征，包括微观粗糙表面。全反射是镜面反射和漫反射的总和。

　　根据物体表面或中间介质的分子结构或密度的不同，某些波长的光被吸收，更多的光被反射。反射光的波长决定了观察到的色彩（图2-9）。理论上，一个反射所有光线的物体呈现出白色（图2-10），吸收所有光的物体呈现出黑色（图2-11）。然而在大多数情况下，物体会吸收一些波长的光，并反射另一些光（图2-12）。这种情况下，物体呈现出反射光波长的色彩。例如，一个物体吸收绿光，反射红光和蓝光，它就会呈现出红色和蓝色的混合色（紫红色）。

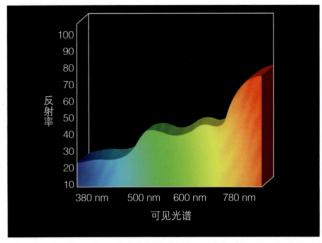

图2-9　图示一个物体的反射光波长比例。在可见光谱范围内（380～780nm）每间隔10nm测量。这一图样叫作光谱曲线，可比作该物体色彩的指纹。

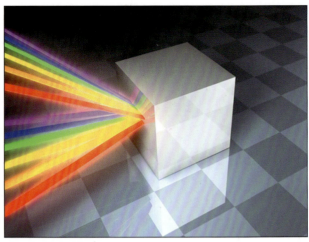

图2-10　一个绝对的白色物体反射所有波长的光。

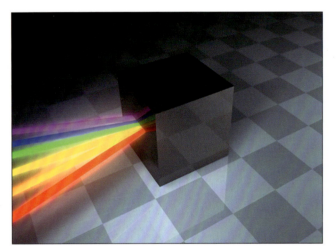

图2-11　一个绝对黑色的物体吸收所有波长的光。

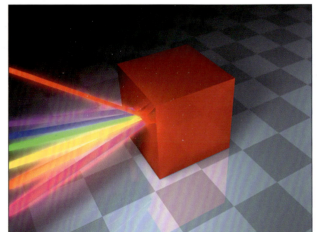

图2-12　一个红色物体反射红光，吸收其他波长的光。

物体的表面性质能够影响光线的反射、透射和吸收。光源、人眼等外部因素的差异对物体光谱数据没有影响。

色彩视觉

无论是散射、透射或反射出的光线到达眼睛，都将被视网膜上的感觉细胞所接收，这些细胞称为视杆细胞和视锥细胞（图2-13和图2-14）。人对色彩的感知主要依赖于周围的光条件：

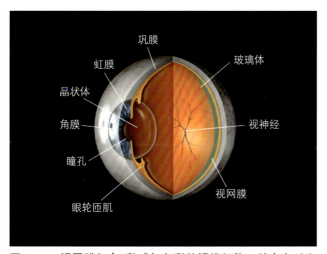

图2-13　视网膜包含3种感知色彩的视锥细胞，并含有对光线强弱敏感的视杆细胞。

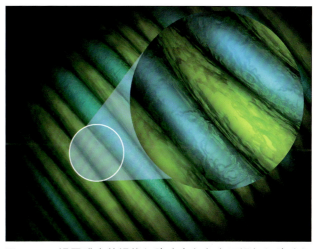

图2-14　视网膜中的视锥细胞（青色）少于视杆细胞（绿色）。

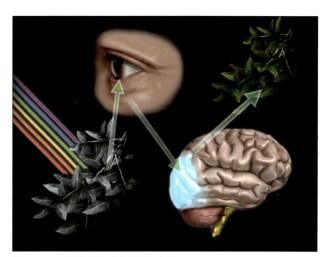

图2-15　大脑中色彩视觉的产生。

- 在低亮度（暗视）环境中，只有视杆细胞起作用，在507nm具有最大的灵敏度。由于只有光谱灵敏度曲线很窄的光感受器（即视杆细胞）在起作用，因此我们很难在夜间分辨色彩。
- 对于中、高亮度（中视和明视）环境中，人眼使用3种类型的视锥细胞（S-视锥细胞、M-视锥细胞、L-视锥细胞），每种视锥细胞具有不同的光谱灵敏度曲线，并分别在420nm、530nm和560nm处达到峰值。就视觉而言，来自3种类型视锥细胞的信号在大脑中组合，产生视觉刺激并被解释为色彩。3种视锥细胞使我们拥有了三原色视觉（图2-15）。

● 表2-2　色彩视觉的心理生理本质

● 表2-2　色彩视觉的心理生理本质

视觉模式	心理生理本质
物理的	光的波长
心理物理的	眼睛对光波长的感觉
心理的	大脑对光波长的解释

　　要明确的关键点是眼睛观察到的波形是色彩的指纹，指纹由物体反射或透射光波长光谱数据准确表达，光谱反射曲线是参考反射光的比例和波长分布而描绘出的曲线（图2-9）。因此，在图2-2中苹果本身不是红色的，我们看到的色彩只表示了反射光波长，它被我们的眼睛识别并在脑海中留下了红色的记忆（表2-2）。

色彩混合

　　根据人眼对色彩的感知（称为三刺激值数据）和光的散射、反射或透射（取决于介质）原理，色彩可采用三维色彩模型的方式再现。依据产生的方式，色彩的表现也将不同。获得配色所需的原色量称为三刺激值。3种三刺激值模型可充分描述色彩刺激。

散射媒介：RGB色彩模型

　　电子媒介如计算机显示器和电视通过发射有红光、绿光和蓝光（RGB）混合的光波刺激人眼中的视锥细胞而产生视觉。这种媒介能产生几乎包含所有可见光波范围色彩的光谱。理论上来讲，如果将RGB光波混合，能够产生白光（图2-16）。基于这一原因，红、绿和蓝被称作加色三原色：在黑色背景中，添加适当数量的RGB光波可产生各种色彩。

　　散射媒介复制影像的过程（例如用数码相机拍摄影像）与人眼识别色彩的过程相似。数码相机采集微小像素的红光、绿光和蓝光，将其按不同的强度混合产生各种色彩。在这种情况下，我们得出了一个非常重要的结论，那就是数码相机可能像人眼一样产生主观数据，并不是总能得到精确的牙齿比色结果（见第5章）。

反射和透射媒介：CMY（K）色彩模型

　　印刷资料和照片等是反射媒介，而像透明体等是透射媒介，因为它们分别通过前面叙述的表面反射光和透射光识别。对于反射和透射媒介，色彩的再现是由材料的色

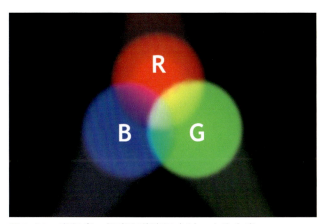

图2-16　当红光、绿光和蓝光混合时，产生白光。

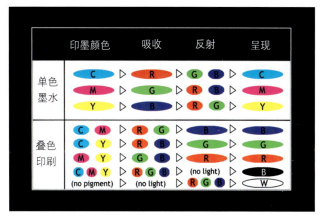

图2-17　减色三原色。当一种加色原色被吸收、其他两种原色被反射时，就形成了减色原色。例如当加色原色之一的红色被吸收时，其他两种加色原色绿色和蓝色被反射形成了青色。

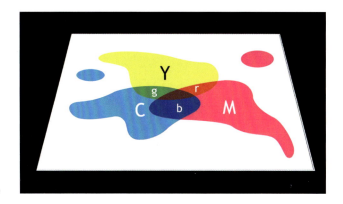

图2-18　用于彩色印刷的减色原色。

彩吸收性质决定的，例如墨水和染料。这些材料能吸收一些波长的光波并反射/透射另一些光波而产生特定的色彩。这种色彩系统的主要色调通过吸收一部分RGB光波波长并反射/透射其他光波而产生。它们被称为青色、紫红色和黄色（CMY）。红色被吸收，绿色和蓝色被反射时产生青色；绿色被吸收，红色和蓝色被反射时产生紫红色；蓝色被吸收，红色和绿色被反射时产生黄色。缺乏或减少这3种色彩意味着没有光波被吸收，即其他各种波长的光均可被反射/透射，结果产生了白色。因此，青色、紫红色和黄色被称为减色三原色：通过减少（吸收）一定数量的RGB光波波长形成的色彩（图2-17）。

　　相反，当3种色彩（CMY）都存在时，所有光波会被吸收而没有反射/透射光，即形成黑色。尽管在摄影印刷中使用CMY染料这种现象可以真实地发生，但3种色彩的印刷墨水由于其本身并非理想色彩，实际上将混合出深棕色。因此黑色［black用K表示，以区别蓝色（B）］墨水经常用来增加色彩深度并产生更好的遮蔽密度，这就是为什么全色打印机通常使用CMYK四色墨盒的原因[1]（图2-18）。

牙科色彩学

当理解了色彩感知和复制的过程后，我们可以将其用于牙科比色。颜料色彩（类似于前述的减色原理）和色彩空间是比色时必须考虑的重要概念。

颜料色彩

颜料色彩是物体的本质色彩，它们通过光的透射或反射被观察到。其实，这与前面论述的用于在反射和透射媒介中的减色原理色彩复制相同。牙科领域中理解颜料色彩非常重要，因为它是修复材料的固有特征（例如陶瓷、复合树脂和丙烯酸树脂）。所以，了解初级色、次级色和互补色是获得精确、美观比色的关键（表2-3）。

初级色：红色、黄色、蓝色

颜料的初级色与减色三原色非常相似，但它们分别是指红色、黄色和蓝色，而不是紫红色、黄色和靛色（图2-19）。与减色三原色一样，当RGB波长其中之一被吸收时即可被观察到：例如，当绿色被吸收时，观察到红色；蓝色被吸收时，观察到黄色；红色被吸收时，观察到蓝色。

次级色：橙色、绿色、紫色

两种初级色结合形成次级色：红色与黄色结合产生橙色；黄色与蓝色结合产生绿色；蓝色与红色结合产生紫色（图2-20）。

互补色

互补色之所以被称为"互补色"是因为其与互补色彩结合在一起能获得很好的色彩效果。这些色彩经常在广告画中配对出现（图2-21）。互补色的特性是当把两种互补色等量混合时，将形成灰色，即吸收和反射/透射同等数量的各种光波（图2-22）。互补色的颜料对是蓝色/橙色、红色/绿色和黄色/紫色。

互补色的加法原理可用于改变修复体的明度。如果需要降低修复体的明度，加入修复体的互补色会使色彩变得更灰。例如，A3色含有橙色调，加入蓝色可降低其明度。

● 表2-3　颜料色彩

初级色	次级色/互补色
红色	绿色
黄色	紫色
蓝色	橙色

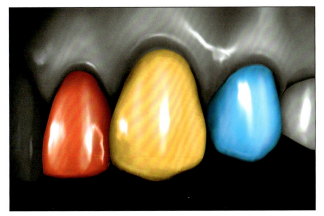

图2-19　颜料色彩与减色三原色直接相关，通常用红色、黄色和蓝色代表颜料的初级色。

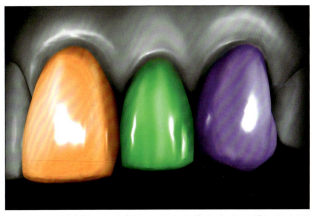

图2-20　颜料次级色（橙色、绿色和紫色）由两种初级色混合而成。

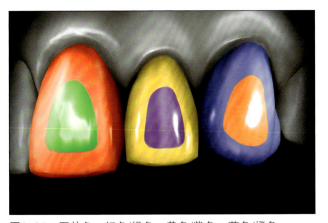

图2-21　互补色：红色/绿色、黄色/紫色、蓝色/橙色。

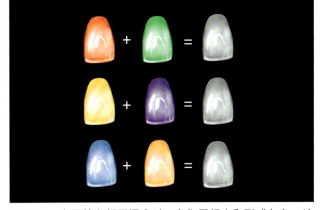

图2-22　当互补色相互混合时，它们互相中和形成灰色。这一现象在临床上尤为实用，因为使用互补色混合可用来降低修复体过高的明度。

色彩空间和色彩描述系统

　　像自然牙和需要配色的修复体一样，色彩的确是多维空间的。在20世纪初，孟塞尔（Munsell）教授就注意到每种色彩对应于其他所有色彩是有逻辑关系的[12]。于是他建立了一种能够精确描述每一种色彩的逻辑系统，用于准确地进行色彩交流。这种"色轮"包括色调（Hue）、明度（Value）和饱和度（Chroma）三维空间（图2-23和图2-24，表2-4）。不过，孟塞尔（Munsell）色彩描述系统很少用于色彩研究，牙科也是如此。

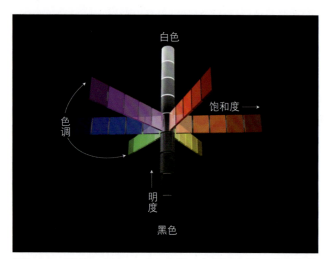

图2-23 孟塞尔（Munsell）色轮。色彩用色调、明度和饱和度描述。

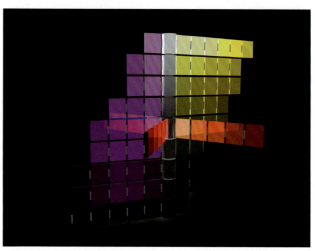

图2-24 三维空间孟塞尔（Munsell）色轮。色轮的形状向紫红方向倾斜，因为人眼视觉系统对这些色彩更敏感。

● 表2-4 色彩空间术语

名词	色彩空间
色调（Hue）	色相
明度（Value）	相对明暗程度/色彩的明亮度
饱和度（Chroma）	色彩饱和程度/色彩的纯度

目前还有其他的色彩描述系统，如色彩度量委员会（CMC）和国际照明委员会（CIE）开发的色彩描述系统。特别是CIELAB（CIE L*a*b*，CIE76）和更新的CIEDE2000是牙科更常用的色差公式[13-15]。在这些公式中，色差标记为ΔE，表示感觉上的差异：其中，符号Δ表示差异（变量的变化），而字母E是德语单词Empfindung的第一个字母。

CIE L*a*b*是由以下色彩坐标组成的三维色彩空间：

• L*：明度。明度与视觉刺激感知的强度水平有关，它代表我们对光的主观感受。反射的光线总量越大，该值越高。该值的范围从纯黑色的0到纯白色的100。

• a*：红绿色坐标（正值表示红色，负值表示绿色）。

• b*：蓝黄色坐标（正值表示黄色，负值表示蓝色）。

CIELAB的色差计算公式如下：

$$\Delta E^{*}_{ab}=\sqrt{(L^{*}_{2}+L^{*}_{1})^{2} + (a^{*}_{2}+a^{*}_{1})^{2} + (b^{*}_{2}+b^{*}_{1})^{2}}$$

其中，ΔE*为综合色差值；ΔL*=L*样品–L*标准（明度差异）；Δa*=a*样品–a*标准（红/绿差异）；Δb*=b*样品–b*标准（黄/蓝差异）。

纵轴L*表示明度，色彩坐标a*轴、b*轴代表色调（h°），而空间里的点到纵轴

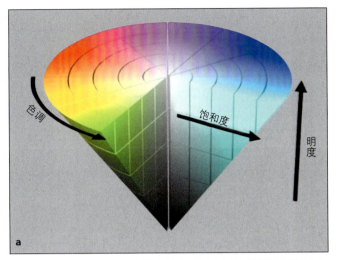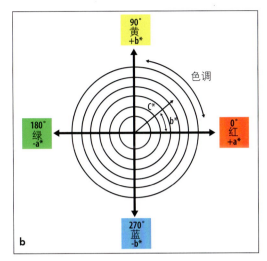

图2-25 CIELAB L*C*H*极坐标（a）和L*a*b*直角坐标（b）。

的距离表示饱和度（C*）。计算公式如下：

$$C^* = \sqrt{a^{*2}+b^{*2}} \qquad h° = \arctan\left(\frac{b^*}{a^*}\right)$$

饱和度（C*）是指色彩纯度。如果只反射特定波长，则色彩将完全饱和，因此具有更高的饱和度。如果反射更多的波长，色彩的饱和度会降低。

色调（h°）是色相的同义词。用于描述牙齿或修复体的色彩（例如红色、蓝色或黄色），色调在很大程度上取决于人体视觉系统对物体反射或透射光波长的感知。

CIEDE2000是最新的色差公式，计算如下：

$$\Delta E^*_{00} = \sqrt{\left(\frac{\Delta L'}{K_L S_L}\right)^2 + \left(\frac{\Delta C'}{K_C S_C}\right)^2 + \left(\frac{\Delta H'}{K_H S_H}\right)^2 + R_T \frac{\Delta C'}{K_C S_C} \frac{\Delta H'}{K_H S_H}}$$

其中，$\Delta L'$、$\Delta C'$和$\Delta H'$是不同样本对应值之间的差值，$K_L S_L$、$K_C S_C$和$K_H S_H$是将差值校正为CIEDE2000对应坐标的经验术语。

CIEDE2000是目前CIE推荐的色彩描述系统，因为它比CIELAB更符合视觉评估（图2-25）。

色差的解读：视觉阈限

视觉阈限是一个范围，刚刚能引起色彩视觉的最小刺激强度叫作绝对视觉阈限，也就是下限，表示的是视觉的绝对感受性；能够忍受的视觉刺激的最大强度叫上限。上限和下限之间的刺激都是可以引起色彩视觉的范围。色差的大小与方向决定了修复体和天然牙之间的色彩匹配效果，通过视觉阈限可以解释色彩差异，特别是50%∶50%可感知阈限（PT）和50%∶50%可接受阈限（AT）。50%∶50%PT指的是50%的观察者注意到两个物体之间的色彩差异，而另外50%的观察者没有注意到差

● 表2-5 视觉阈限的研究与主要发现

作者（年份）	主要发现
牙齿	**色调**
Kuehni and Marcus[4]（1979）	50%：50% PT：ΔE^*=1.0
Ruyter et al[18]（1987）	50%：50% AT：ΔE^*=3.3
Johnston and Kao[19]（1989）	100% 匹配/不匹配：ΔE^*=3.7/6.8
Douglas and Brewer[20]（1998）	50%：50% PT/AT：ΔE^*=0.4/1.7
Ragain and Johnston[21]（2000）	50%：50% AT：ΔE^*=2.7
Ragain and Johnston[22]（2001）	50%：50% AT：$\Delta ECMC$=2.3
Douglas et al[23]（2007）	50%：50% PT/AT：ΔE^*=2.6/5.5
Lindsey and Wee[24]（2007）	50%：50% AT：ΔL^*，Δa^*=1.0；Δb^*=2.6
Wee et al[25]（2007）	$\Delta E'$，$\Delta ECMC$ 优于 ΔE^*
Da Silva et al[26]（2008）	100% AT：ΔE^*=2.7
Ishikawa-Nagai et al[27]（2009）	100% PT：ΔE^*=1.6
Ghinea et al[28]（2010）	50%：50% AT：ΔE^*=1.7/3.5
Perez et al[29]（2011）	50%：50% AT：$\Delta E'$=1.9
Alghazali et al[30]（2012）	50%：50% PT/AT：ΔE^*=1.9/4.2
Dietschi et al[31]（2012）	匹配/不匹配：ΔE^*=1.1/3.3
Paravina et al[32]（2015）	50%：50% PT/AT：ΔE^*=1.2/2.7；$\Delta E'$=0.8/1.8
Thoma et al[33]（2016）	100% PT：ΔE^*=1.9
皮肤	
Leow et al[34]（2006）	50%：50% PT/AT：ΔE^*=0.8~1.3/1.8~2.6
Paravina et al[35]（2009）	50%：50% AT：ΔE^*=3.1（浅色皮肤）~4.4（深色皮肤）
牙龈	
Sailer et al[36]（2014）	PT：ΔE^*=3.1
Ren et al[37]（2015）	50%：50% PT/AT：ΔE^*=2.1/4.6

异。类似地，50%：50%AT指的是50%的观察者认为患者口腔中修复体的色差需要色彩校正或重新制作，而另外50%则认为这种差异是可接受的[16-17]。

许多研究对牙齿、皮肤和牙龈相关的视觉阈限进行了评估[4,18-37]（表2-5）。迄今为止，在四大洲的7个地点进行的最全面研究（表2-5中以绿色突出显示）报告了50%：50%PT和50%：50%AT的ΔE^*分别为1.2和2.7（CIELAB），相应的CIEDE2000值分别为0.8和1.8[32]。

视觉阈限是许多行业应用中非常有益的质量控制工具。色彩匹配在50%：50%PT

或以下是理想的，但实现起来耗时且昂贵，通常不是必需的。另一方面，50%：50%AT作为产品可接受性的预测指标，在口腔临床诊疗中非常重要。这两个阈限之间的差异被称为行业容忍度，它表明我们在多大程度上可以感知色差，并且仍然接受这种色差。

结论

色彩是一种由可见光在眼睛中激发并由大脑解释的心理生理感觉。视觉正常的人会以相似但不完全相同的方式观察同一个物体。

使用红色、绿色、蓝色三原色，可以高度模拟多种色彩。改变色彩的关键在于控制和充分了解色彩的组成成分。

色彩维度包括色调、明度和饱和度。同时，半透明性在牙科中也是非常重要的。目前有很多色彩描述系统可以用来量化色彩的大小和色差（ΔE）。最常用的系统是CIELAB和CIEDE2000。视觉阈限，特别是50%：50%AT，对牙科比色起到了良好的指导作用。牙齿、牙龈和皮肤的50%：50%AT的ΔE*分别为2.7、4.6和2.1～4.4。

总结

- 尽管人们普遍认为色彩是一种艺术形式，但是在色彩背后却存在着真实的科学。
- 当光线照射到物体表面时，光线会被反射、透射或吸收；我们通常所看到的是反射光。
- 色差是色调、明度和饱和度差异的混合。色差可以用数字表示，但只能显示差异大小，不显示方向（向特定色彩偏移，更亮/更暗，鲜艳/暗淡等）。
- 可感知阈限和可接受阈限，尤其是后者，是解释色差的重要工具。

参考文献

[1] X-Rite. A Guide to Understanding Color Communication. Grand Rapids, MI: X-Rite, 2002.
[2] Hunter RS, Harold RW. The Measurement of Appearance, ed 2. New York: Wiley, 1987:3–68.
[3] Judd DB, Wyszecki G. Color in Business, Science and Industry, ed 3. New York: Wiley, 1975.
[4] Kuehni RG, Marcus RT. An experiment in visual scaling of small color differences. Color Res Appl 1979;4:83–91.
[5] Chu SJ. The science of color and shade selection in aesthetic dentistry. Dent Today 2002;21(9):86–89.
[6] Berns RS. Measuring color. In: Billmeyer and Saltzman's Principles of Color Technology, ed 3. New York: Wiley, 2000:75–104.
[7] International Commission on Illumination (CIE). Colorimetry, Official Recommendations of the International Commission on Illumination [Publication CIE No. 15 (E-1.3.1)]. Paris: International Commission on Illumination, 1971.
[8] Miller L. Organizing color in dentistry. J Am Dent Assoc 1987;115(special issue):26E–40E.
[9] Wyszecki G, Stiles WS. The eye. In: Color Science Concepts and Methods, Quantitative Data and Formulae, ed 2. New York: Wiley, 1982:83–116.
[10] Bunting F. The ColorShop Color Primer: An Introduction to the History of Color, Color Theory, and Color Measurement. Grand Rapids, MI: X-Rite, 1998.
[11] Miller MD, Zaucha R. Color and tones. In: The Color Mac: Design Production Techniques. Carmel, IN: Hayden, 1992:23–39.
[12] Munsell AH. A Grammar of Color. New York: Van Nostrand Dreinhold, 1969.
[13] International Organization for Standardization. ISO/TR 28642:2016. Dentistry—Guidance on color measurement. Geneva:

International Organization for Standardization, 2016.

[14] Luo MR, Cui G, Rigg B. The development of the CIE 2000 colour difference formula: CIEDE2000. Color Res Appl 2001;26:340–350.

[15] Sharma G, Wu W, Dalal E. The CIEDE2000 color-difference formula: Implementation notes, supplementary test data, and mathematical observations. Color Res Appl 2005;30:21–30.

[16] Paravina RD. Critical appraisal. Color in dentistry: Improving the odds of correct shade selection. J Esthet Restor Dent 2009;21:202–208.

[17] Paravina RD. Critical appraisal. Color in dentistry: Match me, match me not. J Esthet Restor Dent 2009;21:133–139 [erratum 2009;21:142].

[18] Ruyter IE, Nilner K, Moller B. Color stability of dental composite resin materials for crown and bridge veneers. Dent Mater 1987;3:246–251.

[19] Johnston WM, Kao EC. Assessment of appearance match by visual observation and clinical colorimetry. J Dent Res 1989;68:819–822.

[20] Douglas RD, Brewer JD. Acceptability of shade differences in metal ceramic crowns. J Prosthet Dent 1998;79:254–260.

[21] Ragain JC, Johnston WM. Color acceptance of direct dental restorative materials by human observers. Color Res Appl 2000;25:278–285.

[22] Ragain JC Jr, Johnston WM. Minimum color differences for discriminating mismatch between composite and tooth color. J Esthet Restor Dent 2001;13:41–48.

[23] Douglas RD, Steinhauer TJ, Wee AG. Intraoral determination of the tolerance of dentists for perceptibility and acceptability of shade mismatch. J Prosthet Dent 2007;97:200–208.

[24] Lindsey DT, Wee AG. Perceptibility and acceptability of CIELAB color differences in computer-simulated teeth. J Dent 2007;35:593–599.

[25] Wee AG, Lindsey DT, Shroyer KM, Johnston WM. Use of a porcelain color discrimination test to evaluate color difference formulas. J Prosthet Dent 2007;98:101–109.

[26] Da Silva JD, Park SE, Weber HP, Ishikawa-Nagai S. Clinical performance of a newly developed spectrophotometric system on tooth color reproduction. J Prosthet Dent 2008;99:361–368.

[27] Ishikawa-Nagai S, Yoshida A, Sakai M, Kristiansen J, Da Silva JD. Clinical evaluation of perceptibility of color differences between natural teeth and all-ceramic crowns. J Dent 2009;37(suppl 1):e57–e63.

[28] Ghinea R, Pérez MM, Herrera LJ, Rivas MJ, Yebra A, Paravina RD. Color difference thresholds in dental ceramics. J Dent 2010;38(suppl 2):e57–e64.

[29] Perez Mdel M, Ghinea R, Herrera LJ, et al. Dental ceramics: A CIEDE2000 acceptability thresholds for lightness, chroma and hue differences. J Dent 2011;39(suppl 3): e37–e44.

[30] Alghazali N, Burnside G, Moallem M, Smith P, Preston A, Jarad FD. Assessment of perceptibility and acceptability of color difference of denture teeth. J Dent 2012;40(suppl 1):e10–e17.

[31] Dietschi D, Abdelaziz M, Krejci I, Di Bella E, Ardu S. A novel evaluation method for optical integration of class IV composite restorations. Aust Dent J 2012;57:446–452.

[32] Paravina RD, Ghinea R, Herrera LJ. Color difference thresholds in dentistry. J Esthet Restor Dent 2015;27(1 suppl):S1–S9.

[33] Thoma DS, Ioannidis A, Fehmer V, Michelotti G, Jung RE, Sailer I. Threshold values for the perception of color changes in human teeth. Int J Periodontics Restorative Dent 2016;36:777–783.

[34] Leow ME, Ow RK, Lee MH, Huak CY, Pho RW. Assessment of colour differences in silicone hand and digit prostheses: Perceptible and acceptable thresholds for fair and dark skin shades. Prosthet Orthot Int 2006;30:5–16.

[35] Paravina RD, Majkic G, Perez MM, Kiat-Amnuay S. Color difference thresholds of maxillofacial skin replications. J Prosthodont 2009;18:618–625.

[36] Sailer I, Fehmer V, Ioannidis A, Hämmerle CH, Thoma DS. Threshold value for the perception of color changes of human gingiva. Int J Periodontics Restorative Dent 2014;34:757–762.

[37] Ren J, Lin H, Huang Q, Zheng G. Determining color difference thresholds in denture base acrylic resin. J Prosthet Dent 2015;114:702–708.

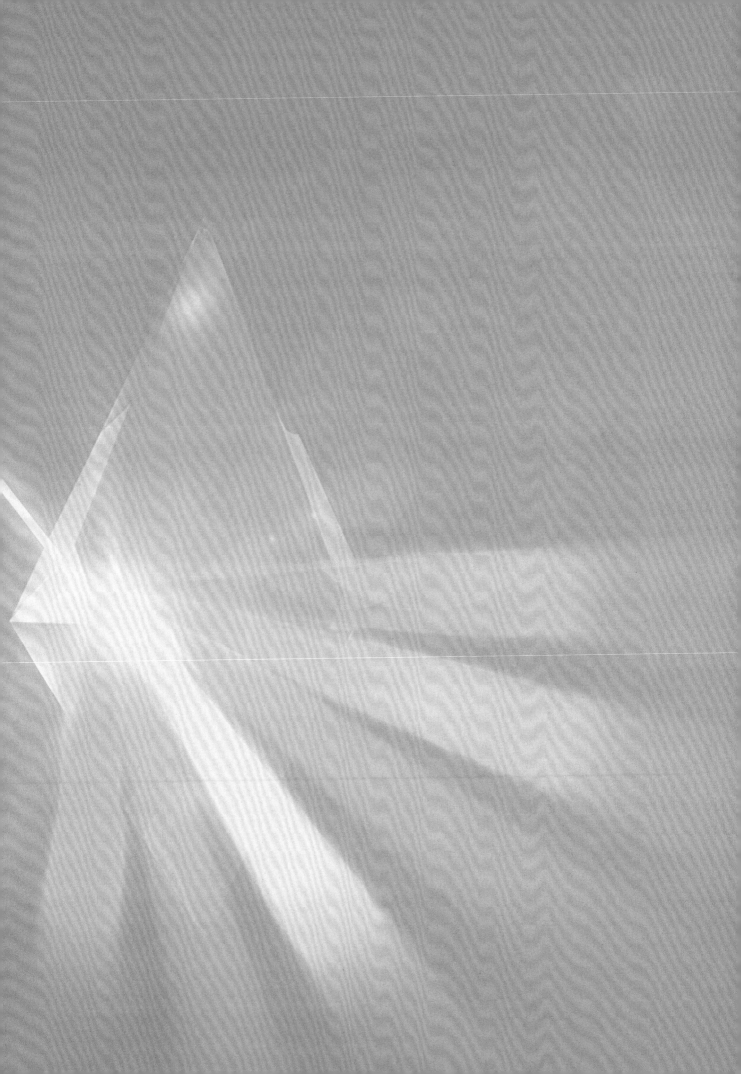

3

Chapter Three

第3章

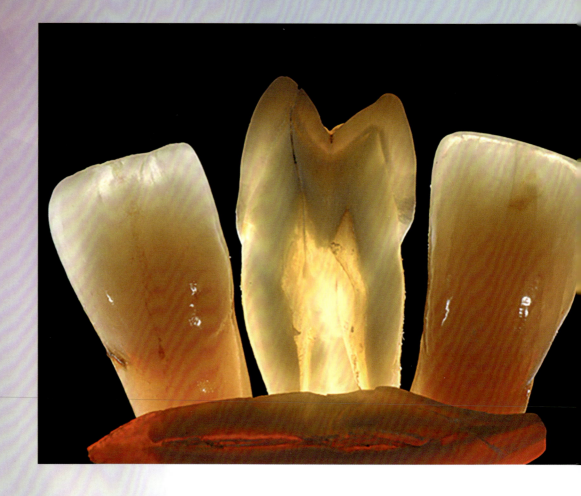

影响色彩的因素

ELEMENTS
AFFECTING COLOR

本章内容

- 照明
- 临床光线条件
- 对比效应和错觉
- 观察者的相关影响
- 其他外观属性和色彩感知

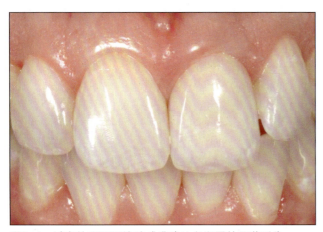

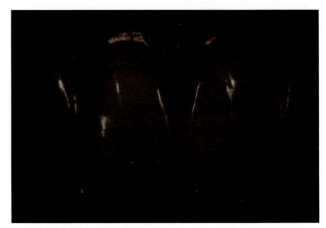

图3-1 过亮的照明环境造成准确比色所需的细节丢失。　　图3-2 照明不足导致比色困难。

许多因素会影响人们对色彩的认知。举例来说，海洋的色彩不能简单地概括为蓝色。因为色调会随着相对明度的不同而发生变化，海的色彩在夜晚和白天是不同的。天空、沙滩和植物等周围的景物通过对比效应影响人们对海洋色彩的感知。而且，即使在同样的情况下，不同的观察者可能会认为海洋有不同的色彩。同样的规律也适用于口腔操作中的比色过程。光线条件、环境、观察者都在对色彩的感知和评定中扮演着重要角色[1]。

照明

如果没有合适的照明，色彩将难以被准确地感知。正确评定色彩不仅需要足够的光线（图3-1和图3-2），合适质量的光线也非常重要。这要通过使用适当的照明和光强来实现。然而，即使很好地控制了这些变化，临床工作中光线和比色的相关内容仍须得到足够的重视。

光强

光的强度是影响瞳孔直径的最常见因素，是准确比色的重要条件[2]。能否准确识别由视网膜中央凹所感知的色彩，取决于视觉中枢。中央凹位于视网膜的中心，包含了大量视锥细胞，这是最敏感的感光细胞，也是对色彩感知最强的细胞。剩余的大部分被感知信息在大脑视觉皮层"合成"[3]。因此，当瞳孔扩大到充分暴露中央凹中的视锥细胞的情况下，人眼对色彩的感知最为准确。保持光强在1000~2000lx范围内（100~200ft，用曝光表测量）可为准确分析和比色提供便利条件（图3-3）。

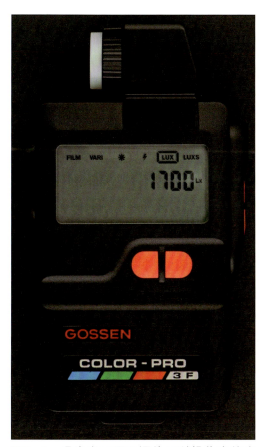

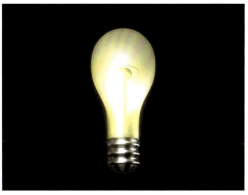

图3-4　标准光源A代表色温约为2856K的白炽灯光。

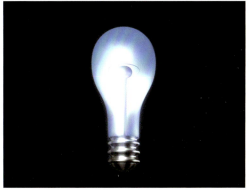

图3-5　标准光源C代表色温约为6774K的间接日光。

图3-3　曝光表可用于评估牙科操作中的光量和光强。推荐的光强为1000~2000lx（即100~200ft）。

标准光源

　　照明的类型对于色彩的感知有着显著的影响。国际照明委员会（CIE）于1931年基于不同照明对色彩的影响制定了照明的分类体系[4]。这一体系被颜料、墨水等产品的厂商广泛用于定义它们产品的色彩。CIE最先指定了3种标准光源即A、B、C，后来又添加了光源D、E，以及非官方的荧光（F）。以下是标准光源A~F的简要介绍[5]：

- A：被校准至2856K色温产生淡黄-红色光的钨丝灯光源（图3-4）。通常用于模拟白炽灯发光条件（例如家用灯泡）。
- B：带液体滤光器的钨丝灯发出色温约为4874K的光源，用于模拟直射日光。现已少用。
- C：带液体滤光器的钨丝灯发出色温约为6774K的光源（图3-5），用于模拟间接日光。因为间接日光是比较常见的观察条件，被用于很多领域。然而，光源C并不是一个完美模仿日光的光源，因为它并不包含足够的紫外光（评价荧光时需要）（光源B、C已被CIE弃用）。

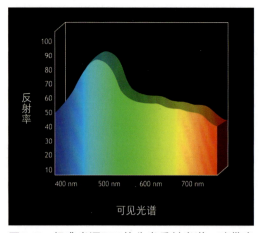

图3-6　标准光源D50的分光反射光谱，略带青色的日光。

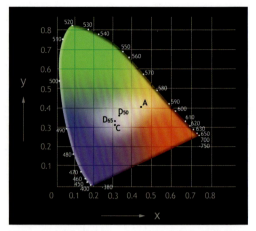

图3-7　标准光源A、C、D50和D65的饱和度图表，显示了人眼视锥细胞可以感知的色彩分布，CIE色彩是X轴、Y轴。泪滴状的色彩分布图显示，相对于黄色和绿色，视锥细胞对于紫色和红色更敏感。

- D：一系列用色温表测得的表现不同日光条件的光源。标准光源D50和标准光源D65（两者的色温分别被校准为5000K和6500K）会形成略带青色的日光反射，通常被绘图艺术领域用作标准光源（图3-6）。光源D65十分接近标准光源C，但它能够更好地模拟间接日光，因为它包含紫外线成分，可以产生更好的荧光效果。
- E：具有等量各个波长的理论光源。该光源并不存在，但是是研究色彩理论的有用工具。
- F：一系列荧光光源。因为荧光的光谱曲线具有尖锐的波峰而难以用色温进行定义，所以荧光并不是官方认定的标准光源。然而，目前荧光的应用越来越普遍，CIE推荐了可靠的评定荧光环境下色彩的光源。

这些标准光源表现为光谱数据之类的色彩数值（图3-7）。在光谱中，一个光源的发射光和物体的反射光光谱数据是没有区别的。不同种类光源的色调、饱和度和明度可以通过检测它们的相对能量分布来进行识别，例如通过光谱曲线（图3-8～图3-11）。

进行比色时，临床上应该使用标准光源D65，因其所提供的照明最接近自然日光的照明量和质，为选择正确的色彩提供了最好的条件。在没有合适的标准光源D65的情况下，推荐使用D50、D55和D75为首选光源。

临床光线条件

牙科专业人员长期以来在进行牙齿比色时依赖所谓的校色光源，但使用这些特殊

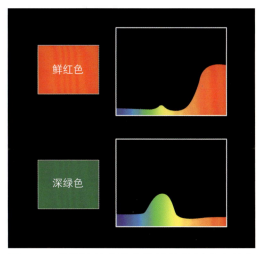

图3-8 光谱波长曲线上波峰的位置决定其色调。注意红色波长范围的波峰代表鲜红色光，绿色波长范围的波峰代表深绿色光。

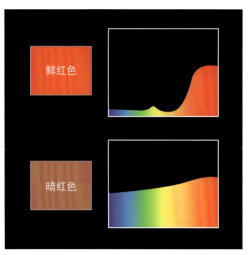

图3-9 曲线的纯度或曲线形状的独特性决定了光的饱和度。曲线形状越均匀，光的饱和度越低。

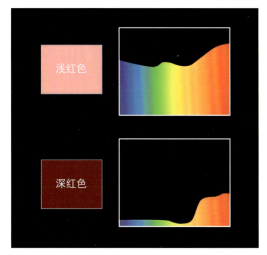

图3-10 曲线上波的振幅决定了光的明度。曲线越高，明度越大（光越明亮）。

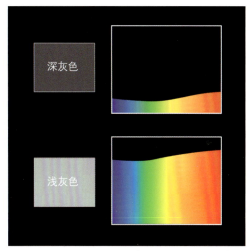

图3-11 这些平缓的光谱曲线表示低饱和度和缺乏特定色调的灰色光。振幅的不同决定了灰色光是低明度（黑暗）还是高明度（明亮）。

设计的光源也并不能完全保证比色正确[2]。接下来将讨论造成这个结果的原因，主要包括两部分：①光干扰；②同色异谱现象。

光干扰

牙科操作中难免有光干扰。牙科操作的光线来自窗外射入的日光，并混合走廊里的荧光灯和诊室中的校色光源。牙医就是在这些混合光线中分析牙齿并为其比色的。以下技巧可以在这个过程中起到帮助[6]：

- 如果牙医或技师使用自然光，那么最好是在晴天的上午10时或下午2时进行比

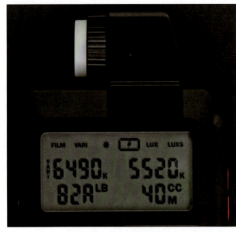

图3-12 色温表可以测量光的质。牙科操作的合适色温约为5500K或6500K。

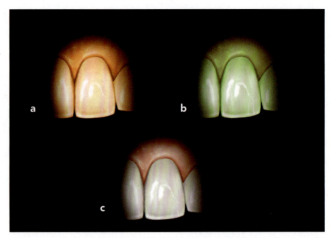

图3-13 未使用合适的照明对于色彩感知的影响。（a）白炽灯（2856K）。（b）荧光灯（4000K）。（c）色彩校正灯（5500K）。

色。这时的光线色温是理想的6500K或5500K。当只有人造光而没有自然光的情况下，应使用5500K或6500K的色彩校正灯（D55或D65光源）。

- 应该定期用色温表检测比色工作区（诊室或手术室）的光线色温是否达到了推荐的色温（图3-12）。
- 牙椅灯管和反光罩上的灰尘与污迹应该定期清除，因为灰尘的存在会影响光的质和量。

同色异谱现象

校色光源是被设计用以模拟日光产生的可见光的波长和相对光量的。然而，一个人的微笑可能在各种光线条件下被看见，这些条件下修复体可能会呈现出完全不同的色调、明度和饱和度（图3-13和图3-14）。同修复体一样，传统比色板在不同的照明条件下表现也不同，导致比色困难。

对于限定的光源和观察者，当两个样品的光谱辐射分布在可见光谱中不同时，具有相同三刺激值的两个样品就是同色异谱的。两个物体在一种光线下表现出一致的色彩，而在另一种光线下色彩不同的现象被称为同色异谱现象。这一现象在某些领域被称为"夹克和裤子问题"——在服装店的荧光灯下看起来非常搭配的衣服，在自然光下看起来会大不相同。这两个物体被称作"同色异谱对"。在牙科领域，同色异谱现象经常发生，而且有时候问题过于明显会导致患者复诊时不满，浪费临床时间。避免同色异谱现象的唯一有效办法就是获得一致的光谱曲线。一对有色彩的物体如果具有相同的光谱曲线，那么在任何光线下它们看起来都是一样的色彩。现在牙科中的先进技术大大增加了光谱曲线吻合的概率（见第6章）。一对光谱曲线不一致的有色物体在不同的光线下看起来可能一样，也可能不一样（图3-15和图3-16）。

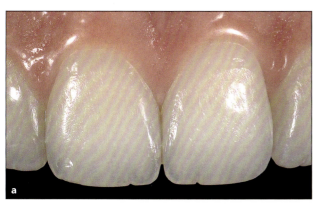

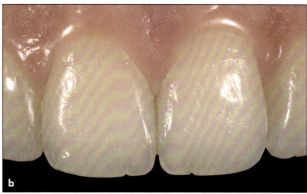

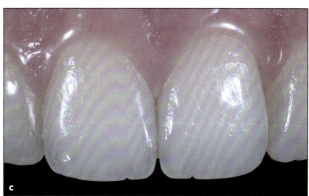

图3-14　（a）晴天日光下的全瓷冠（色温为5200~5500K，标准光源D50）。（b）钨丝灯下相同的全瓷冠（色温约为2856K，标准光源A）。（c）荧光灯下相同的全瓷冠（色温约为4000K，标准光源F）。

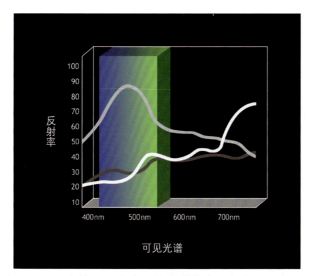

图3-15　灰线是日光光源的光谱曲线。白线和黑线是两个灰色物体的光谱曲线。请注意两个物体在这样的光线条件下是基本一致的（两条曲线在500nm左右是重合的）。

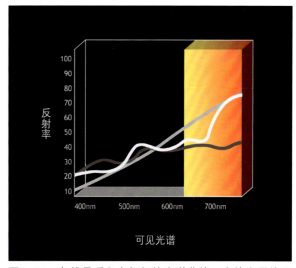

图3-16　灰线是暖色白炽灯的光谱曲线。白线和黑线是与图3-15一样的两个灰色物体的光谱曲线。请注意在这样的照明条件下，两个物体看上去不再一致了（发生了同色异谱现象），两条曲线在700nm处明显分开了。

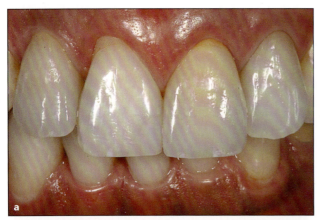

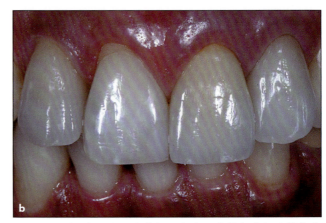

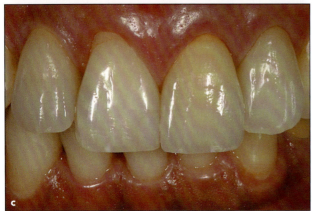

图3-17 （a）一颗左上中切牙全瓷冠在校色光源下的临床表现（光强：1750lx；色温：5500K）。（b）同一颗全瓷冠在荧光灯下的表现，在这种光线下全瓷冠的色彩与天然牙更一致。（c）同一颗全瓷冠在白炽灯下的表现，在这种光线下全瓷冠与周围天然牙的一致性最小。

　　尽管一些厂商试图通过使材料像变色龙一样适配周围环境的色彩来避免同色异谱现象，但同色异谱现象始终是牙科治疗中必须面对的一个问题（图3-17）。同色异谱现象使比色变得更加复杂，而且基本上只能发现和解释它的发生，缺乏有效的解决办法。因此，牙医必须向患者说明：修复体可能在某些情况下看起来并不像在其他环境下那么理想，这并不是由于失误造成的，而是难以避免的[7]。

　　为了避免同色异谱现象，牙医应在不同的光线下进行比色和确认。尽管如此，从某种程度上来说，同色异谱现象仍是无法避免的。因此，牙医应向患者说明修复体的色彩在不同光线下发生轻微变化是正常的。

对比效应和错觉

　　对比效应是一种视觉现象，可以明显改变人对色彩的感知，但同样也能为我们提供清晰、简明和客观评价色彩的能力。除非观察者对于这些现象有所准备，否则这些效应造成的视觉幻觉将导致色彩分辨困难，下面将介绍不同种类的对比效应，并将其总结为表3-1。

● 表3-1 对比效应的临床特征

对比效应	临床影响	临床应用
明度	与周围环境有关，例如皮肤、头发和眼睛的色彩以及邻近牙列和牙周组织的明度。较暗的环境使牙齿看起来更亮，反之亦然	为颌面部具有较亮色调的患者选择相对较亮的修复体，为色泽较深的患者选择相对较暗的修复体。单纯根据周围牙列的明度进行选择是错误的（例如，如果牙列暗就选择低明度，牙列亮就选择高明度）
色调	周围环境或背景的互补色使牙齿看起来更明显	比色时使用淡蓝色或中性灰（18%）背景卡以消除周围的影响，使眼睛能更好地对互补色进行感知
饱和度	低饱和度的背景会使牙齿色彩看起来更浓。同样，色调、饱和度和牙齿接近的背景会使比色变得困难	使用和牙齿色彩相关的低饱和度背景卡（例如灰色）会使牙齿色彩变得更浓，易于分辨
面积	牙齿越大，显得越亮；牙齿越亮，显得越大；牙齿越小，看起来越暗；牙齿越暗，看起来越小	如果修复体看起来太大，可以考虑将亮度降低半格
空间	内收的牙齿看起来更暗；暗色的牙齿显得更内收；外突的牙齿看起来更亮；亮色的牙齿显得更外突	内收的牙齿可以制作得亮一点儿；外突的牙齿可以制作得暗一点儿。可以考虑正畸治疗、漂白治疗或传统美学修复
连续性	当快速地从一种色彩看向另外一种色彩时，经常会出现残影，进而影响对第二种色彩的感知	在进行不同的比色之间应有短暂间隔，避免残影的影响

同时对比

同时观察两种色彩时发生同时对比。当大脑同时感受到两种色彩时会试图获得两种色彩间的平衡。此时对于色彩感知的影响有3个方面：①周围的明度（色彩在明亮的环境中会显得较暗，反之亦然）；②周围的色调（色彩会倾向于呈现周围色彩的互补色）；③周围的饱和度（色彩在低饱和度环境中会显得更浓）。相同的色彩在不同的背景或不同的光线、色彩、饱和度情况下会表现得不同。这些效应分别被称为明度对比、色调对比和饱和度对比[8]。

明度对比

视觉对于色彩的判断不是独立的，主要是因为物体的色彩会受到背景或周围环境光线的影响。例如，如果背景是暗的，那么物体会显得明亮；如果同样的物体被放置在明亮的环境中，该物体看起来会变暗（图3-18和图3-19）。这说明即使物体反射出来的光线不变，人所感知到的色彩也是有变化的。其原因在于视网膜感受器的机制以及视觉信息在视网膜层面的整合。如果背景比物体暗，视网膜必须适应相对较亮的物体，导致大脑所感知的物体要比单独观看物体更亮。如果背景比物体更亮，就会出现相反的结果。因为人眼从暗到亮的适应速度要比从亮到暗快，所以暗物体在亮背景下的对比效果更明显。

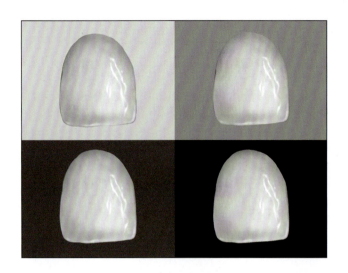

图3-18　明度对比效应。随着背景变暗，同一颗牙齿看起来变亮了。

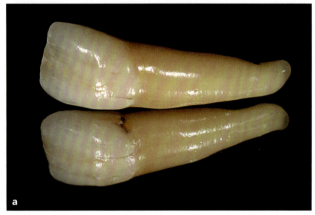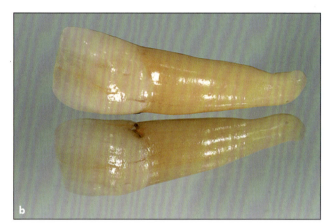

图3-19　一颗瓷牙在暗背景下（a）比在亮背景下（b）看起来更亮。

如果临床中修复体的周围是炎症牙龈组织，即为明度对比效应的一个例子（图3-20和图3-21）。红色（暗色）的牙龈（背景）干扰了对色彩的感知，使修复体（物体）看起来比实际亮。这样选择的牙冠色彩可能出现亮度过低（偏暗）。当组织炎症消退后这个错误就会变得十分明显：牙冠看起来比邻牙暗。

为了在牙体修复中避免明度对比效应的影响，应该为周围牙列和软组织色调较亮的患者制作相对较亮的修复体，而为牙列和软组织色彩较暗的患者制作较暗的修复体，因为牙齿在与亮色对比时显得较暗，而在与暗色对比时显得较亮。

色调对比

对色彩的感知会因周围环境的不同或者因为周围的对比色而发生变化。例如，牙齿或修复体在蓝色的背景下呈现橙色，而在黄色的背景下略带紫色（图3-22和图3-23）。

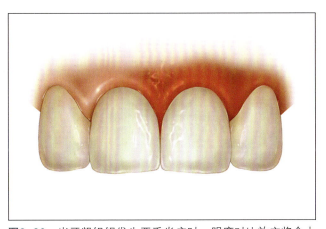

图3-20　当牙龈组织发生严重炎症时，明度对比效应将会十分明显。低明度的炎症牙龈会使人眼在比色时产生错觉，认为牙齿的色彩比实际的更亮。一旦组织痊愈，修复体的色彩会看起来过暗。

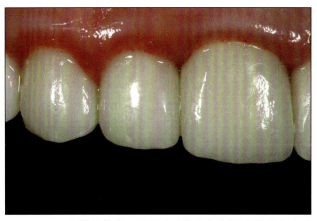

图3-21　一个常见的由于牙周病或修复体侵犯生物学宽度造成的牙龈炎症。为了避免因明度对比效应造成失误，应该在牙龈炎症治愈以后，再进行比色。

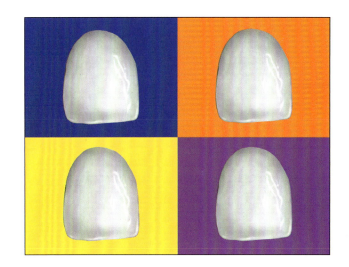

图3-22　色调对比效应。在不同色调的背景下观察牙齿时，牙齿的色彩会显得接近背景的互补色。

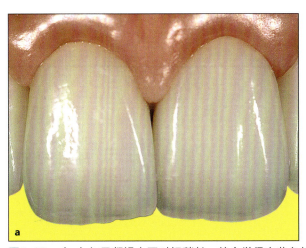

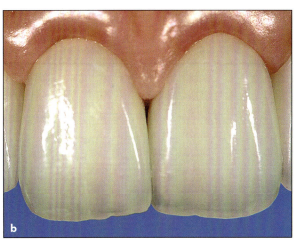

图3-23　（a）如果凝视本图时间稍长，就会觉得在黄色的背景下全瓷贴面看起来偏紫色。（b）同样的全瓷贴面在蓝色背景下呈现橙色。

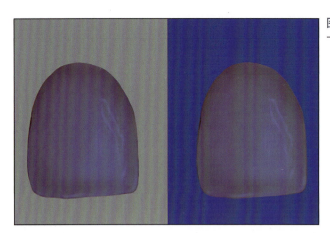

图3-24　饱和度对比效应。高饱和度的牙齿在低饱和度的背景下十分鲜明，而在接近牙齿饱和度的背景下显得不够突出。

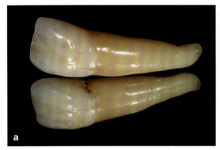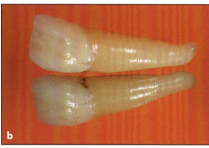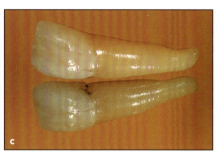

图3-25　（a）一颗瓷牙未受到背景饱和度对比效应的影响。（b）同一颗瓷牙放在橙红色背景中。请注意牙齿在饱和度接近的背景中看起来不那么明显。（c）同一颗瓷牙放在橙黄色背景中。请注意当牙齿被放在饱和度与其极为接近的背景中时，牙齿变得更加不明显。

　　当同时观看两种色彩的时候，最先感受到的色彩的色调会更接近后看到的色彩的互补色。利用这种对比效应，牙医可以在比色之前先看互补色，然后再进行牙齿比色。这样会使牙医的比色更为有效。

　　多数牙齿的色调属于橙色系[7]。为了在观察橙色系时双眼更为犀利，牙医可以先凝视淡蓝色再立即进行比色。牙齿的色调越接近蓝色的互补色（例如亮橙色），牙齿的色彩看起来越鲜明。

饱和度对比

　　饱和度对比和明度对比、色调对比有着相似的作用。一个物体被放在低饱和度的背景中，色彩会显得比较浓；被放在高饱和度的背景中，色彩则会显得比较淡（图3-24）。而且，如果物体的饱和度、色调和背景比较接近，物体会变得不明显，在比色过程中应牢记这一点。在同牙齿饱和度及色调接近的背景下，比色会变得困难（图3-25）。

面积对比

　　物体的尺寸也会对色彩的感知产生影响。例如，两个同样色彩的物体，较大的物

图3-26　面积对比效应。较大的图像由于表面积大，反射了更多的光线进入人眼，所以看起来会明亮一些。同理，一个较小的物体反射的光线少，看起来较暗。

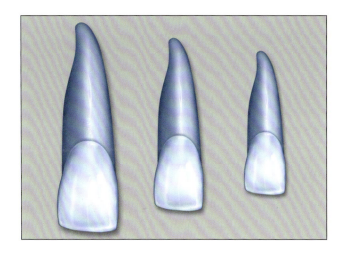

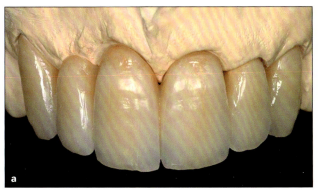
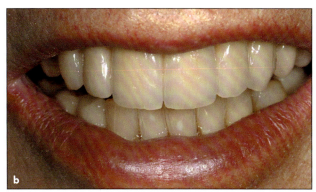

图3-27　（a和b）一个固定义齿修复病例，上中切牙很大。尽管所有的牙齿都是同一色型（VITA A3），但两颗中切牙由于面积对比效应看起来更亮一些。

体会比较小的物体看起来更亮；两个相同尺寸的物体，较亮的物体会比较暗的物体看起来更大（图3-26）。这种对比效应说明了为什么深色的衣服会使人看起来更小、更瘦，而浅色的衣服则会使人看起来更高、更胖。

　　如果牙齿或修复体过大，可以考虑降低其明度（图3-27）。如果它们看起来过小，可以增加其明度。牙齿或修复体因为尺寸较小而看起来比周围牙齿暗，可以通过漂白或重新制作修复体来使之看起来更明亮。

空间对比

　　一个接近观察者的物体会显得较亮、较大，同样，一个相对靠后的物体会显得较暗、较小（图3-28）。这种现象经常可以在重叠牙和扭转牙上看到。内陷的牙齿看起来更暗（图3-29）。后牙看起来较暗，而且口内的阴影加强了这种表现。

　　当决定修复体的色型时，牙医应和患者的口腔保持恒定距离以确保观察的一致性。为了补偿空间对比，内陷的牙齿可以将色彩做浅一些，而外突的牙齿则可以将色彩做深一些。

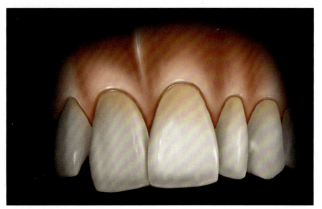

图3-28 空间对比效应。重叠和（或）相对内收的牙齿看起来会较暗。

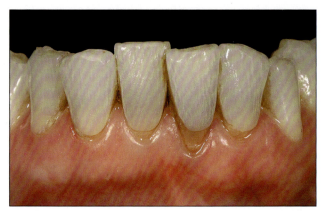

图3-29 空间对比的临床病例。右下中切牙由于其内陷的位置而看起来比其他牙齿色彩深。

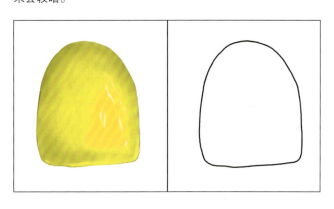

图3-30 连续对比效应。短暂或长时间地观看图左的彩色牙齿，再看图右的空白牙齿，会分别看到正像（相似）或负像（不同）。

连续对比

当连续观察不同的色彩时会产生连续对比效应。在视线离开物体后视觉感知仍继续存在。残像被分为正像（相似）和负像（不同）。正像和原始感知有着相同的色彩，负像则是原始感知的互补色。短暂的视觉接触产生正像残像，而长时间地凝视会产生负像残像（图3-30）。后者的产生是由于视网膜视锥细胞中的神经递质在长时间的凝视中被消耗，使得生理上无法看到特定的色彩。

理解了各种对比效应对于色彩感知的潜在影响，有助于牙科专业人员更加准确地比色。深入地理解互补色和邻近色如何影响大脑的色彩感知，会大大提高正确比色的概率。

观察者的相关影响

色觉障碍

患有色觉障碍的人在识别红色、绿色、蓝色或这些色彩的混合时会出现困难。由于多数有色觉障碍的人也可以看到一些色彩，所以现在多用"彩色视力障碍"一词代替"色觉障碍"。尽管有人认为这种情况的发生率不高，但实际上约8%的男性和0.5%的女性受色觉障碍影响[9]。绝大多数的视觉检查都包括色觉障碍的检测（图3-31）。

图3-31 （a）用于检查对绿色和黄色敏感的色盲测试。正常人可以看到数字"8"。（b）反向色盲测试。因为"8"的紫红色更容易被人眼的视锥细胞感受到，因此更容易看到数字"8"。

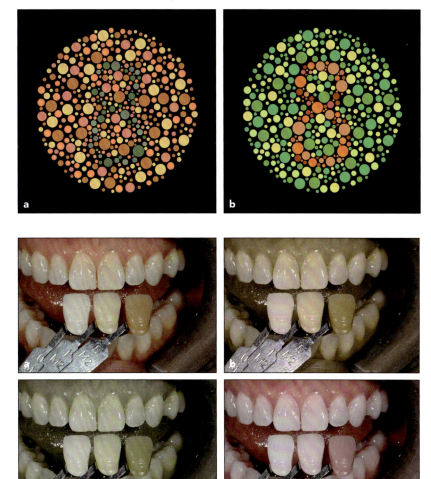

图3-32 正常色觉（a）和计算机模拟的色觉障碍视野：（b）红色盲、（c）绿色盲和（d）蓝色盲（在网站http://www.color-blindness.com/coblis-color-blindness-simulator可以找到色彩模拟器）。

　　色觉障碍是由于3种感受红色、绿色和蓝色的感光色素中的一种或几种缺陷或缺失造成的。这些色素存在于人眼内的视锥细胞中。色觉障碍造成的主要影响是所看到的色调和正常人看到的不一样，而正常人之间所看到的色调都是一致的。换句话说，一旦患有某种色彩的视觉障碍，就会造成对于这种色彩的分辨能力，饱和度、明度的感知能力减弱（明度所受的影响要小一点儿，因为视杆细胞负责部分视觉）。对于牙医来说，色觉障碍是一个严重的问题（图3-32），因为色调、明度和饱和度是展现修复体自然外观的关键点。

年龄

　　年龄也会影响比色能力，因为眼睛中的角膜和晶状体随着年龄的增长而变黄，会造成比色时的棕黄色误差，导致分辨白色和黄色变得越来越困难。这种症状在30岁时开始出现，50岁后变得更明显，60岁后会出现临床症状。许多人在60岁以后感知蓝色和紫色时会出现明显的色觉障碍[10-11]。

疲劳

　　一般而言，疲劳会影响色彩感知，但不同类型的疲劳（眼睛或全身）对色彩感知的影响是不同的。在眼睛疲劳的情况下，牙医可能倾向于色调适应，尤其是在长时间的临床治疗或长时间的比色之后。色调适应主要依靠色觉机制的独立敏感调节[12]，它能改变牙齿和修复体的色彩外观。视锥细胞受体被连接在一起，形成3对对立的色彩——蓝黄、红绿、黑白，任何一对色彩的刺激都会抑制另一对的活性。也就是说，疲劳的眼睛无法准确判断色彩，尤其是在被一种色彩过度刺激后。

　　近期一项研究中[13]，研究人员对色觉正常和患有色觉障碍的受试者进行了一系列基于临床与职业的疲劳色觉测试。剥夺一夜睡眠后，色觉正常受试者的错误评分远低于正常值，这为全身性疲劳对色彩感知的影响提供了证据。

明适应和暗适应

　　观察者的适应能力通常被定义为：当刺激强度增加时，对刺激变得不那么敏感的能力。适应的概念一般适用于包括色彩感知在内的所有感知领域[12]。影响色彩感知最重要的适应是明暗和色调适应（前一节讨论）。

　　明适应是指当整体照明水平增加时，视觉灵敏度降低。例如，当离开黑暗的房间后立即进入照明良好的房间，就会发生明适应。为了产生有效的感知，视觉系统变得不那么敏感，从而适应新的条件（照明良好）[12]。这个过程大约需要5分钟才能完全建立。暗适应是明适应的逆过程，在这种情况下，视觉系统通过变得更敏感以产生有效的感知来适应新的条件（照明较差）。这个过程大约需要30分钟才能完全建立。

营养

　　营养对身体的整体健康起着非常重要的作用，当然，眼睛也不例外。在所有的营养素中，维生素A与人的视觉系统和色觉机制有直接关系。在夜间，视网膜视杆细胞内的视紫质分裂成蛋白质（视蛋白）和维生素A，触发电脉冲，大脑将其解读为视觉图像[14]。维生素A与视蛋白结合，形成新的视紫质，与入射光发生作用，结束所谓的"视紫质循环"。同样，维生素A也参与视紫蓝质循环，这是视网膜视锥细胞中的主要光色素，它在良好的照明条件下负责色觉。所以，视觉系统的反应和敏感性主要取决于维生素A的供给。因此，在我们的日常饮食中及时补充维生素A很重要。成年人每日所需的维生素A最低量为900μg左右，每日不应超过3000μg。维生素A的主要来源（包括蔬菜、水果、肉类和鱼类/海鲜）列于表3-2。

　　虽然未经科学证明，但有报道称，食用深绿色多叶蔬菜（例如菠菜或新鲜欧芹）或某些橙色蔬菜及水果（例如胡萝卜、南瓜和一些浆果）可能对眼睛的整体健康有益。不过，这些建议似乎遵循相同的规则，即富含维生素A。

● 表3-2　维生素A的主要来源

食物	份量	维生素A（μg）–RAE
蔬菜		
熟红薯	1个中等大小	1096
罐装南瓜	125mL（1/2杯）	1007
胡萝卜汁	125mL（1/2杯）	966
水果		
杏干或罐装杏仁	600mL（1/4杯）	169～191
肉类		
熟火鸡肝	75g（2.5盎司）	16950
熟小牛肝	75g（2.5盎司）	15052～15859
煮熟的火鸡内脏	75g（2.5盎司）	8053
鱼类/海鲜		
熟鳗鱼	75g（2.5盎司）	853
生或熟金枪鱼	75g（2.5盎司）	491～568
鲱鱼	75g（2.5盎司）	194

RAE：视黄醇活性当量。（改编自加拿大营养学家[15]）

● 表3-3　色彩及其相关的主要情感

色彩	相关的情绪/状态
红	愤怒、危险、激情、勇气、爱、狂热、能量、决心、力量、欲望
绿	自然、清新、放松、新奇、快乐、平衡、和平、可靠、希望、独立、舒适
蓝	清新、和平、距离、永恒、安全、放松、舒适
黑	权力、个性、智慧、野心、坚持、权威、专注、忧郁、抑郁、高贵、悲观
白	清洁、单纯、尊重、纯洁、稳定、自信、希望、神圣、清晰、奢华、智慧、和平
灰	沉思、外交、压抑、严肃、尊重、无聊、悲伤
橙	社交、活力、兴奋、生机、幸福、快乐
黄	紧张、快乐、高调、高效、短暂、兴奋、智慧
粉	幸福、可爱、梦想、纯洁、爱心

（改编自Arik等[16]）

情绪

　　一个人的情绪状态会影响他（她）对色彩的判断。不同色彩与情感之间的联系如表3-3所示。除了情感和情绪，人们对色彩的偏好也可能因性别、年龄或地理位置而异[16-17]。所以，牙医在比色时应考虑这些因素。这方面的建议包括：在比色之前放松，或者尝试让其他牙科专业人员或牙科助理参与比色，从而减少色彩波动。

药物性色觉障碍

在视网膜光感受器、信号处理及传入神经视觉通路的细胞和突触的复杂级联化学反应中涉及的神经递质、蛋白质或酶发生变化时，视觉很容易受到干扰。一些嗜神经性药物、毒素，甚至某些食物能够干扰这些过程，或者改变其他维持人类视觉系统完整性的非神经代谢过程。所以，对牙医来说，了解某些药物对其比色的影响是很重要的。

药物可以通过作用于视觉系统的一个或几个机制来改变色觉。作用于光感受器的磷酸二酯酶抑制剂的药物，例如西地那非，会导致视力出现明显的蓝染（完全可逆）。生产商称服用100mg剂量后，在一些试验对象中发现轻微、短暂的分辨蓝色和绿色困难，可持续1~2小时[19]。茶碱和用于治疗心肺疾病的相关药物也会产生类似的效果。

药物改变色觉的另一种机制是通过影响细胞内钙含量的控制，例如钙通道阻滞剂和强心糖苷。据报道，在少数病例中，这些物质会导致分辨黄色困难[18]。与磷酸二酯酶抑制剂一样，这种色彩干扰是暂时的，而且完全可逆。

有些药物会改变轴突的传递，从而影响视神经，导致后天性红绿色盲。一些导致色彩失调的药物也已被报道，例如胺碘酮（Cordarone，Sanofi Aventis）和肺结核治疗药物乙胺丁醇（Myambutol，X-Gen）。需要强调的是，它们的作用是不可逆的，并且随着摄入量的增加和治疗时间的延长，其危险性也在增加[18]。

两眼差异

两眼差异是指左右眼之间的感知差异。由于视觉优势，我们有一只视觉上占主导的眼睛（视力稍好）和一只视觉上受支配的眼睛（视力稍差）。眼科检查时常规进行测验也经常可以发现两眼差异。即便两眼的色觉差异不大，也要注意是否有问题，必要时应进行矫治。当检查两眼差异时，应该把两个相同的物体并排放置在标准光源下，当两个物体看上去不同时，例如，感觉右边的物体比左边的色彩浅一些，如果两个物体的位置对调后仍然感觉右边的物体看上去浅一些，则存在两眼的色觉差异（图3-33）。

在比色时，比色板应该放在比色牙的上面或下面（不要放置在两旁），这样可避免因两眼差异而产生的误差。

其他外观属性和色彩感知

如前所述，牙釉质和牙本质的其他光学特性（外观属性）包括半透明/不透明性、荧光性、乳光性和光泽度。

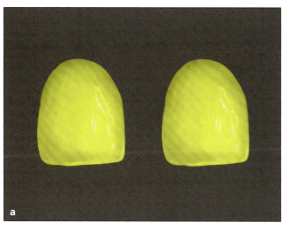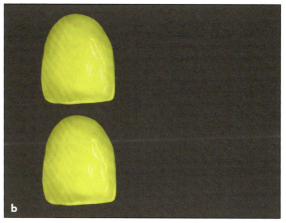

图3-33　（a）色彩感知中的两眼差异。如果并排放置两个形状和色彩相同的物体，它们可能看上去会有所不同。例如，某个物体可能看上去比另一个物体色彩浅一些。（b）如果把两个物体放在同一侧，差异就不明显了。

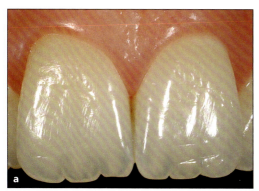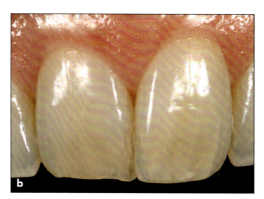

图3-34　（a）上颌中切牙切端呈蓝色半透明状。（b）上颌中切牙随着年龄的增长，切端逐渐呈蓝橙色半透明状。

　　半透明性并不是一个色彩维度，但这种外观属性与牙齿和修复体的色彩密切相关，并且是美学修复的关键因素。绝对半透明被称为透明（所有的光都没有反射和吸收）。天然牙的切缘是半透明的，准确的半透明性测定对美学修复的成功至关重要（图3-34）。

　　天然牙和修复体在半透明性上的巨大差异可能会严重影响其外观与美学效果。因此，比色牙齿和所选材料的半透明性必须一致（图3-35）。一些材料（例如玻璃陶瓷）具有很好的半透明性，另一些材料（例如氧化锆、氧化铝）具有很好的遮色性（表3-4），所以了解修复材料的内在特性对于正确比色非常重要。

　　需要格外注意的是，即使选择了正确的色彩和修复材料，还是有可能因为材料本身的不稳定性而导致误差，这种情况很难控制[20-26]。此外，不恰当的牙体预备，例如预备量不足，可能造成配色不准确。无论如何，根据本书第8章中的原则，错误应该在技工中心进行色型确定时即被发现，并在送往临床试戴前完成修改。

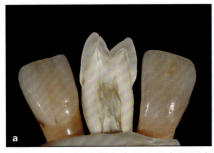 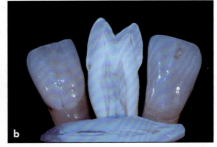 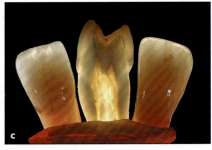

图3-35 （a）两颗离体牙（图中和图右）和一颗全瓷牙（图左）在自然光下的照片。现在的材料可以让技师模拟出天然牙的外观。（b）同样的牙齿在反射光下的照片。全瓷牙和天然牙完全一样。（c）同样的牙齿在透射光下的照片。全瓷牙表现出和天然牙一样的透光性。

● 表3-4　全瓷修复材料的弯曲强度及相关光学特性

材料	品牌（制造商）	弯曲强度（MPa）	透光性
长石质瓷	Creation（Jensen）	90	高
复合低熔石英玻璃陶瓷	HeraCeram（Heraeus Kulzer）	120	高
白榴石增强型玻璃陶瓷	Empress I（Ivoclar Vivadent）	180	从高到低
二硅酸锂玻璃陶瓷	IPS e.max CAD或Press（Ivoclar Vivadent）	360～450	从高到低
氧化锆增强型硅酸锂玻璃陶瓷	Celtra Duo CAD或Press（Dentsply Sirona）	500	中等偏高
聚合物增强型复合瓷	Enamic（VITA）	160	从高到低
氧化铝全瓷材料	In-Ceram（VITA）	630	从低到无
氧化铝增强型（渗透）全瓷材料	Procera（Nobel Biocare）	600	低
致密烧结氧化锆陶瓷	多种品牌	450～1200	从高到低

　　漂白过的牙齿特别不容易做到匹配（图3-36）。因为漂白牙是无色差的；缺少黄色和红色；低饱和度（苍白）和高明度（明亮）。值得注意的是，漂白不一定使牙齿变得更加不透明和反光；相反，去除内在色素使牙齿变得更白，仍有希望保持高度半透明性，这需要在修复中进行匹配（图3-37）。

　　光泽度是视觉外观的一种属性，与镜面反射的光量有关，是用来描述物体视觉外观的一个重要参数。光泽度取决于入射光线的角度以及牙齿、修复材料的表面粗糙度和折射率（图3-34）。不管是传统比色，还是用于交流和记录的数码影像，牙齿和修复体的光泽都覆盖了这些区域的色彩。

　　用光泽度单位（GU）表示测量光泽度的装置称为光泽仪。较高的光泽度与表面粗糙度成反比。这不仅对牙齿的美学修复意义重大，对修复体的寿命、色彩稳定性和减少牙菌斑的堆积也具有重要意义。

　　对美学修复医生而言，荧光性是一种重要的物质特性，尤其在全瓷材料领域。牙

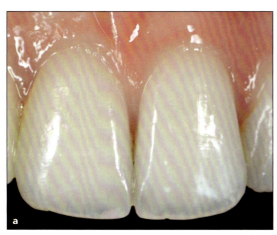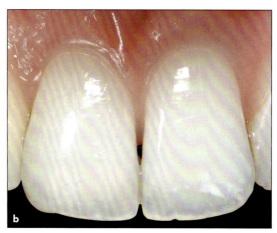

图3-36　天然牙漂白前（a）和漂白后（b）的临床表现。为漂白牙比色比较困难，因其缺乏色调和饱和度，只剩明度这一视觉参数。

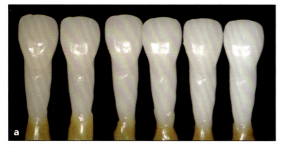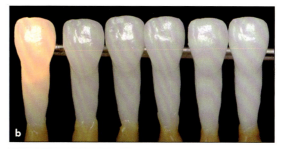

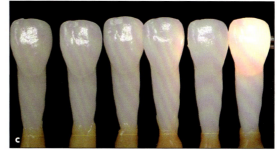

图3-37　（a）从B1（Vitapan）（左侧）到漂白色型010（Ivoclar）（右侧）的成品瓷牙。光照时B1（b，左侧）和漂白色型010（c，右侧）两种色型均有等量的透射光透过。因此，人工牙可以是白色或亮白色，同时保持高度的透光性。（由Jason Kim, CDT提供）

齿（特别是牙本质）具有紫外线照射下发出可见光的特性（图3-38）。陶瓷同样包含可使修复体产生荧光的物质。荧光使修复体看起来更自然，并能减少同色异谱效应。

　　乳光是指某些材料具有反射光呈蓝色而透射光呈红橙色的特性。天然牙的乳光效应基于其透光行为。在直射光源下，可见光谱中的短波即蓝色波长牙釉质或陶瓷反射，形成白色牙齿的淡蓝色外观，而长波（红橙波长）则被吸收（图3-39）。在透射光源下，由于长波被表面反射而使光线穿过牙齿后呈现橙色，相反，短波蓝光则被吸收（图3-40）。这种效应，在光物理学中被称为"丁达尔效应"，就是天然牙的乳光现象。荧光和乳光均是形成天然牙内在鲜明特色外观的原因，也是牙医和技师在制作修复体时竭力追求的目标[27]。牙齿的生动程度要靠透光性来表达（图3-41）。

　　避免过度的不透明性是很重要的，否则修复体会显得毫无生机；同样，过度透明会使修复体看起来过于灰暗。

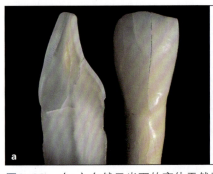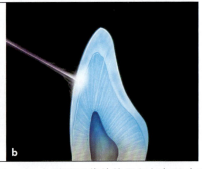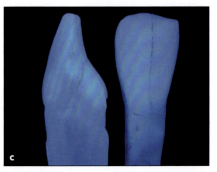

图3-38 （a）自然日光下的离体天然牙。（b）说明了紫外线是如何与牙本质层反应并发出反射光，即牙齿的荧光性。（c）同样的牙齿在紫外线照射下的影像，牙本质层的荧光比牙釉质层强。

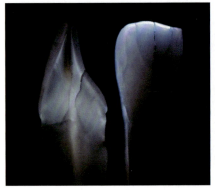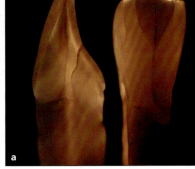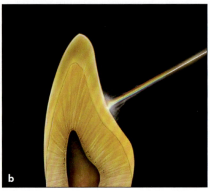

图3-39 图3-38中的牙齿在此展现蓝色乳光效应，是因光波中的蓝光部分穿过牙齿并反射而形成。

图3-40 （a）图3-38和图3-39中的牙齿因红橙色光穿过牙齿及被反射，蓝光被吸收而呈现橙色乳光效应。（b）长波橙色光穿过牙本质层和牙釉质层。

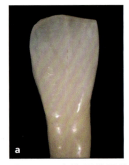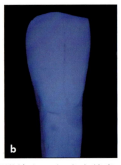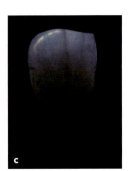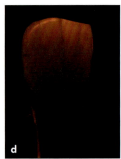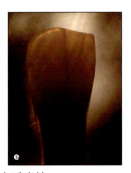

图3-41 离体天然牙的光学效应：（a）自然光；（b）荧光；（c）蓝色乳光；（d）橙色乳光；（e）透光性。

结论

有多种因素可以影响牙科专业人员对色彩的评估。在使用传统比色技术时，牙医必须意识到存在着很多的可变性。例如，光线的改变、视觉疲劳和多种对比效应可能造成视觉上的错觉。另外，男性色觉障碍高发病率也是一个值得关注的问题。虽然没有人能完美地分辨色彩，而且没有一种口腔操作是完全没有问题的，但对影响色彩感知的潜在因素进行深入了解，将有助于牙科专业人员尽可能地得到最精确的比色。

总结

- 光线在比色中扮演重要角色。色彩可能会在操作光线下和天然光线下表现出差异。牙医应该有校正这种现象所造成误差的准备。

- 多种对比效应（明度、色调、饱和度、面积、空间、连续）会造成视觉误差，影响色彩评估的准确性。不过，在某些情况下，对比效应如色调对比可以改善牙医对色彩的感知。

- 眼睛的健康与全身情况是有联系的，并能极大地影响观察者对色彩的感知。

- 牙医的年龄对其色彩感知能力有很大影响。

- 修复体的半透明性、光泽度、荧光性、乳光性以及修复材料的选择在确定修复体的色泽和整体美观方面起着至关重要的作用。

参考文献

[1] Sim CP, Yap AU, Teo J. Color perception among different dental personnel. Oper Dent 2001;26:435–439.

[2] Carsten D. Successful shade matching—What does it take? Compend Contin Educ Dent 2003;24:175–188.

[3] Lamb T, Bourriau J (eds). Colour: Art & Science. Cambridge: Cambridge University, 1995.

[4] International Commission on Illumination (CIE). Colorimetry, Official Recommendations of the International Commission on Illumination [Publication CIE No. 15 (E-1.3.1)]. Paris: International Commission on Illumination, 1971.

[5] Bunting F. The ColorShop Color Primer: An Introduction to the History of Color, Color Theory, and Color Measurement. Grand Rapids, MI: X-Rite, 1998.

[6] Chu SJ. Color. In: Gürel G (ed). The Science and Art of Porcelain Laminate Veneers. Chicago: Quintessence, 2003:158–206.

[7] Sproull RC. Color matching in dentistry. Part I. The three-dimensional nature of color. J Prosthet Dent 1973;29:416–424.

[8] Albers J. Interaction of Color. New Haven, CT: Yale University, 1971.

[9] Wasson W, Schuman N. Color vision and dentistry. Quintessence Int 1992;23:349–353.

[10] Quackenbush TR. Relearning to See: Improve Your Eyesight—Naturally! Berkeley, CA: North Atlantic Books, 1997.

[11] Rosenthal O, Phillips RH. Coping with Color-Blindness. Garden City Park, NY: Avery, 1997.

[12] Fairchild MD. Color Appearance Models, ed 3. West Sussex, England: John Wiley & Sons, 2013.

[13] Hovis JK, Ramaswamy S. Color vision and fatigue: An incidental finding. Aviat Space Environ Med 2007;78:1068–1071.

[14] Insel P, Turner RE, Ross D. Discovering Nutrition, ed 5. Sudbury, MA: Jones & Bartlett, 2015.

[15] Dietitians of Canada. Food Sources of Vitamin A. http://www.dietitians.ca/Your-Health/Nutrition-A-Z/Vitamins/Food-Sources-of-Vitamin-A.aspx. Accessed 20 November 2016.

[16] Arik B, Sato T, Sarikaya G, Ikiz Y. Seasonal and emotional associations of the colours and their effects on directing the Turkish fashion. Color Res Appl 2016;41:523–529.

[17] Nakamura T, Iwasa M, Sato T, Lis M, Valldeperas J. Season reminded from colour in Spain and Japan. In: Nieves JL, Hernández-Andrés J (eds). AIC Color 2005 [Proceedings of the 10th Congress of the International Color Association, 8–13 May 2005, Granada, Spain]. Granada: AIC Color, 2005:1445–1448.

[18] Schiefer U, Wilhelm H, Hart W. Clinical Neuro-Ophthalmology: A Practical Guide. Berlin: Springer, 2007.

[19] Pfizer. Product Information: Viagra Tablets. http://www.pfizer.com.au/sites/g/files/g10005016/f/201311/PI_Viagra_488.pdf. Accessed 21 November 2016.

[20] Reich S, Hornberger H. The effect of multicolored machinable ceramics on the esthetics of all-ceramic crowns. J Prosthet Dent 2002;88:44–49.

[21] Wee AG, Monaghan P, Johnston WM. Variation in color between intended matched shade and fabricated shade of dental porcelain. J Prosthet Dent 2002;87:657–666.

[22] Lichter JA, Solomowitz BH, Sher M. Shade selection. Communicating with the laboratory technician. N Y State Dent J 2000;66(5):42–46.

[23] Geary JL, Kinirons MJ. Colour perception of laboratory-fired samples of body-coloured ceramic. J Dent 1999;27:145–148.

[24] Rosenstiel SF, Porter SS, Johnston WM. Colour measurements of all ceramic crown systems. J Oral Rehabil 1989;16:491–501.

[25] Ecker GA, Moser JB. Visual and instrumental discrimination steps between two adjacent porcelain shades. J Prosthet Dent 1987;58:286–291.

[26] Seghi RR, Johnston WM, O'Brien WJ. Spectrophotometric analysis of color differences between porcelain systems. J Prosthet Dent 1986;56:35–40.

[27] Leinfelder K. Porcelain esthetics for the 21st century. J Am Dent Assoc 2000;131(suppl):47S–51S.

4

Chapter Four

第4章

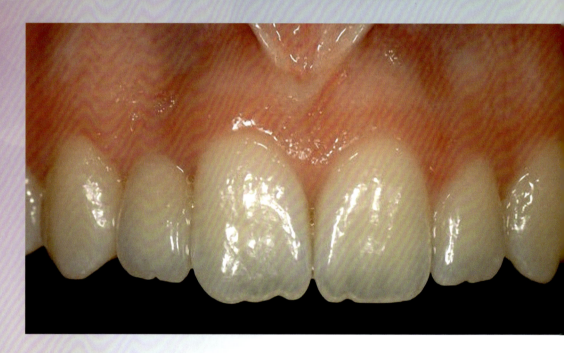

牙科的统一色彩：
白色、粉色和肤色

THE UNITED COLORS
OF DENTISTRY :
WHITE, PINK, AND SKIN

本章内容

- 牙齿的光学特性：白色
- 牙龈的光学特性：粉色
- 粉白美学的评估方法
- 皮肤的光学特性：多样性

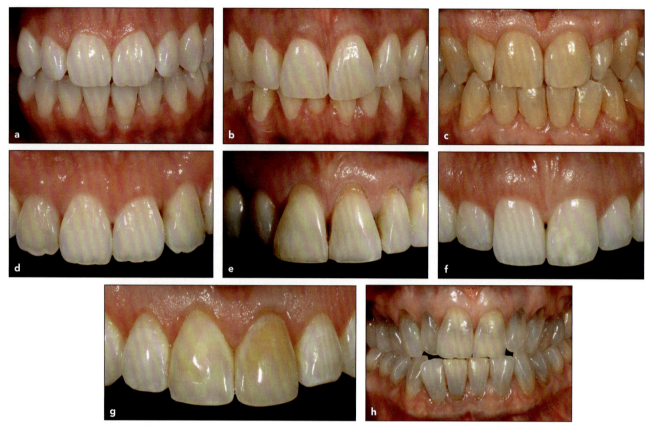

图4-1 牙齿的局部色彩特征增加了比色、沟通和复制的复杂性：（a）浅色牙齿；（b）中等深色牙齿；（c）深色牙齿；（d）切牙乳突；（e）牙釉质裂纹和楔状缺损；（f）牙釉质白斑；（g）变色牙；（h）四环素牙。

牙齿的光学特性：白色

人类牙齿解剖结构的复杂性影响牙齿的光学特性，从而增加了比色的难度。牙齿主要表现出淡白色、淡黄色和微红色。牙齿从颈部到切端，从近中到远中，从唇/颊侧到舌/腭侧呈现出一定的色彩过渡。这些变化源自牙釉质和牙本质厚度的差异。牙齿的局部色彩特征，例如牙裂纹、牙釉质发育不全、氟斑牙、四环素牙等，将增加牙齿比色、沟通和复制的复杂性[1]（图4-1）。

许多学者研究了牙齿色彩的范围和分布[2-13]。一项研究报告显示，天然牙的L*、C*和h°平均值分别为74.5（6.3）、21.0（5.8）和92.3（5.8）（图4-2）。当把图4-2a中人类牙齿的色调、明度和饱和度与整个色彩空间进行比较时，"牙齿色彩空间"仅占0.015%。

一般来说，色彩越深的牙齿具有更高的饱和度（C*）和色调（h°），而色彩越浅的牙齿则相反（图4-3）。目前，已有关于性别、口腔卫生、饮食习惯和漂白对牙齿色彩影响的相关报告。

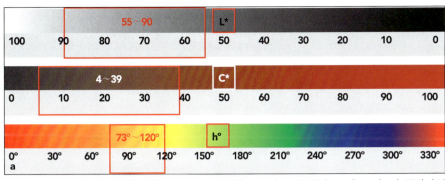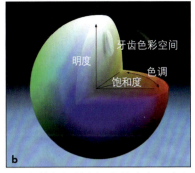

图4-2　（a）人类牙齿的明度（L*）、饱和度（C*）和色调（h°）。（b）牙齿色彩空间在整个色彩空间中的分布。（由VITA公司提供）

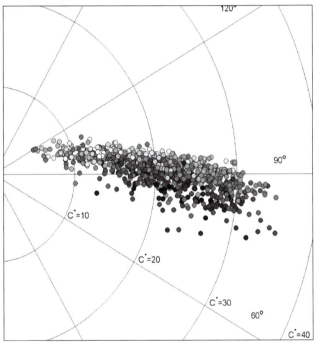

图4-3　人类牙齿的色彩分布（1064颗牙齿）：极性饱和度-色调图，每个圆圈以相应的明度绘制。（经由Paravina等许可转载[3]）

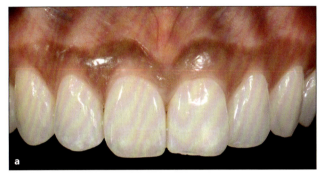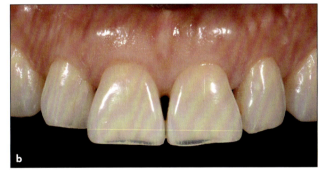

图4-4　当尝试制作一个仿天然牙外观的修复体时，一定要注意牙齿结构随年龄变化而变化。（a）青少年方圆形的牙齿。（b）老年患者锥形或三角形的牙齿。

　　除了上述影响因素外，牙齿色彩在整个生命周期中都会发生变化。因此，在制作修复体（尤其是陶瓷修复体）之前，选择适合患者年龄的修复体形状和色彩非常重要。在修复缺牙区时，剩余的天然牙是设计修复体的良好参考；由于天然牙随着时间推移会产生变化，可能还需要及时对修复体进行相应调整。在完全无牙颌患者中，选择合适的牙齿形状和色彩更具挑战性，制定参考标准是有意义的。

　　当尝试制作一个仿天然牙外观的修复体时，一定要注意牙齿结构随年龄变化而变化（图4-4）。随着年龄的增长，牙本质暴露增加，切牙边缘磨损，牙齿形态会变得更加偏锥形或三角形（图4-4b）。在青春期，牙齿表面特征比较突出，表面相对粗糙；随着年龄的增长，由于持续的磨损和磨耗，牙齿的表面纹理会变得更加光滑。

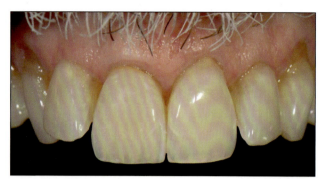

图4-5 在老年牙齿中，由于磨损引起的牙釉质透明度增加，牙本质结构会变得更加明显。

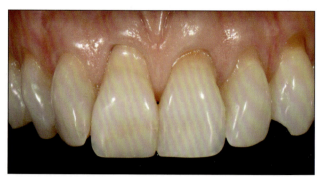

图4-6 牙齿钙化导致牙釉质的透明度降低。

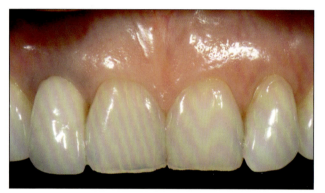

图4-7 光通过牙本质的扩散随着年龄的增长而减少。

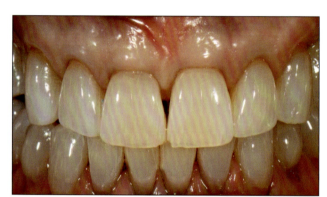

图4-8 随着年龄的增长，牙齿会变成橙色（低色调），然后变成棕色（低色调）。

年龄还会通过以下方式影响牙齿的色彩：

- 牙釉质变得更薄、更透明，牙本质结构变得更加明显（图4-5）。
- 牙齿钙化导致牙釉质的透明度降低（图4-6）。
- 光通过牙本质的扩散随着年龄的增长而减少，牙齿从不透明的浅色变为半透明的深色（图4-7）。
- 随着年龄的增长，年轻患者牙齿的高色调白色变为低色调橙色，最后变为低色调棕色（图4-8）。

另外，在口腔环境中，由外部因素引起的牙周支持组织和磨耗面发生的变化，也会影响牙齿的整体外观。

表4-1中的所有色差均高于50%：50%可接受阈限（ΔE^*=2.7，见第2章）。性别对牙齿色彩的影响最小，其次是吸烟史和漂白史。与男性相比，女性牙齿更亮、饱和度更低、色调更高；吸烟者的牙齿比不吸烟者的牙齿更暗、更红；漂白的牙齿比未漂白的牙齿饱和度更低。两组之间的差异均具有统计学意义。

牙齿美白

牙齿美白可能是目前牙科最流行的美容方法。牙齿美白有多种产品、方法和技术可供选择，但它们改变牙齿色彩的策略是一致的（图4-9和图4-10）：牙齿变亮（L^*

● 表4-1　性别、漂白和吸烟导致的牙齿CIELAB明度（L*）、饱和度（C*）、色调（h°）差异和总色差（ΔE*）

对比	ΔL*	ΔC*	Δh°	ΔE*
男性和女性	2.3	−1.9	1.8	3.0
未漂白和漂白	−3.4	3.0	−3.0	4.6
不吸烟和吸烟	3.1	−1.4	1.9	4.5

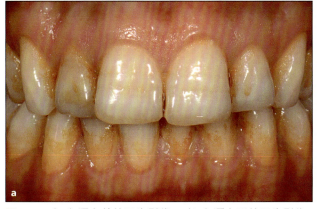 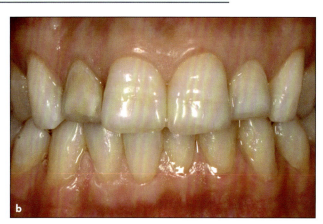

图4-9　（a）漂白前的牙齿影像。（b）漂白后的牙齿影像。

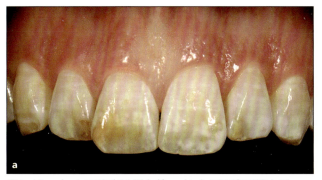

图4-10　（a）四环素牙漂白前。（b）四环素牙漂白后。

增加）、饱和度降低（C*减少）、色调变大（h° 增加）。就色彩坐标a*、b*而言，美白会导致a*值、b*值的减少。通常，美白对牙齿色彩最大的影响是饱和度，其次是明度和色调。因此，天然牙色彩的相关变化实际上既不是"漂白"也不是"美白"，最合适的术语应该是"去饱和"。饱和度计算为C*/L*，牙齿美白会使牙齿的饱和度降低，同时明度增加。

牙龈的光学特性：粉色

健康牙龈的色彩通常被描述为"珊瑚粉"。然而，不同的人对这种描述可能会有不同的理解。实际上，没有单一的"牙龈色彩"，人牙龈的色彩范围与上皮厚度、角化程度、色素沉着和血管分布有关[14]（图4-11）。准确的修复体比色非常重要，牙齿"白色美学"的进步有目共睹，但与牙龈或"粉色美学"相关的知识体系仍相对有

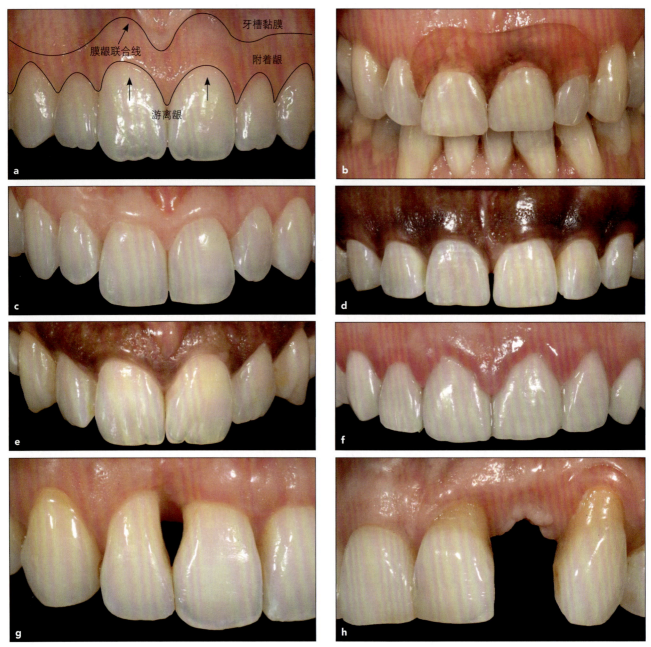

图4-11 人牙龈的多种色彩和表现：（a）正常牙龈；（b）修复体–牙龈不匹配；（c）浅粉色牙龈；（d）深色牙龈；（e）色素沉着牙龈；（f）发炎牙龈；（g）龈乳头缺失；（h）骨缺损。

限。我们应当重新认识粉色美学的重要性。

那么，牙龈的色彩到底是什么？它的范围和分布是什么？牙龈的基本光学特性及其光谱反射是怎样的？只有通过对这些问题的回答，我们才能提出系统的、高质量的解决方案，用于制定合适的比色指南和开发相应的牙科材料，使牙医能够准确实现粉色美学。

我们最常使用叙述性方法来描述牙龈色彩，因此无法实现不同研究的有效对比[14]。只有少量文献报道了牙龈色彩的相关研究[15-21]。

有一项238名受试者（18岁以上）参与的研究，其目的是根据年龄、性别和种族

● 表4-2　年龄、性别和种族的牙龈色差（ΔE*）

组别	ΔE*
第1组、第2组	2.2
第1组、第3组	3.5
第1组、第4组	3.9
第2组、第3组	1.6
第2组、第4组	2.1
第3组、第4组	0.9
F组、M组	1.3
AA组、AS组	2.2
AA组、CA组	5.0
AA组、HP组	4.9
AS组、CA组	4.3
AS组、HP组	1.4
CA组、HP组	1.1

第1组（18~30岁）、第2组（31~45岁）、第3组（46~60岁）、第4组（61岁以上）、M组（男性）、F组（女性）、AA组（非洲裔）、AS组（亚裔）、CA组（高加索人）和HP组（西班牙裔）。

制作一个关于人牙龈光学特性、色彩范围和分布的综合数据库[15]。受试者分组如下：第1组（18~30岁）、第2组（31~45岁）、第3组（46~60岁）、第4组（61岁以上）、M组（男性）、F组（女性）、AA组（非洲裔）、AS组（亚裔）、CA组（高加索人）和HP组（西班牙裔）。根据纳入和排除标准，对受试者进行上颌中切牙的牙龈健康筛查。使用光谱仪采集牙龈边缘2~3mm角化龈的光谱数据，并将其转换为CIELAB值。结果发现，随着年龄的增长，牙龈变得更亮、更少红、更少黄；男性的牙龈比女性更暗、更红、更少黄；非洲裔的牙龈色彩最深，但红色和黄色最少。另外，非洲裔和高加索人、非洲裔和西班牙裔之间的色彩差异是最大的[15]（表4-2）。

牙齿和牙龈的色彩兼容

在临床实践中，每天都可以看到牙齿（前牙、尖牙、前磨牙和磨牙）和牙龈不同区域（边缘、牙间和附着）之间的色彩差异。据报道，当比较对侧前牙之间的色彩差异时，其值低于50%：50%可接受阈限（ΔE*=2.7）[22]。在未公布的研究中，Chu等分别比较了对侧中切牙和对侧侧切牙中1/3的牙齿色彩。每组有13个配对，中切牙和侧切牙的平均ΔE*分别为0.7和1.0。

这就提出了一个问题：在上颌前牙区牙齿附近的牙龈色彩是否也是如此。当研究者将修复体人工牙龈的色彩与天然牙龈的相应区域进行比较时，他们发现色差始终高

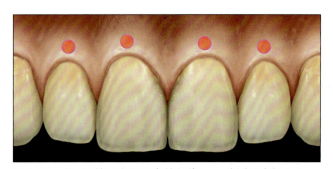 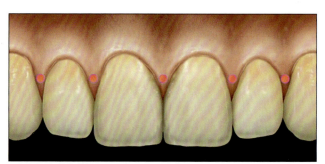

图4-12　从4颗前牙牙龈顶点的龈缘1mm处测量直径为2mm的圆形区域。　　图4-13　测量龈乳头直径为1mm的圆形区域。

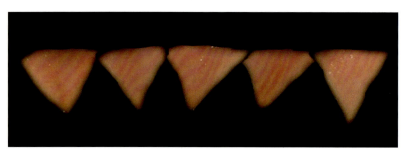

图4-14　比较同一患者不同牙位的龈乳头。

于50%：50%可接受阈限（ΔE*=4.6）[23]。

Chu等的一项未发表的研究也调查了上述问题。他们使用牙科分光光度计（SpectroShade Micro，MHT）对两个区域进行了研究：①牙龈顶点；②龈乳头。关于牙龈顶点的色彩数据采集，从4颗前牙牙龈顶点的龈缘1mm处测量直径为2mm的圆形区域（图4-12）。完成13名患者的4个部位（M1~M4）测量后，对6组数据进行了比较（N=78）。结果表明，所有组的色差都低于标准阈限（ΔE*=4.6）。然而，除上颌侧切牙牙龈顶点的色彩差异外，其他组的色差均可感知（ΔE*=2.9），且高于参考的可感知阈限（ΔE*=3.1）[24]。

关于龈乳头的色彩数据采集，测量龈乳头直径为1mm的圆形区域（图4-13）。完成13名患者的5个部位（P1~P5）测量后，对10组数据进行了比较（N=130）。结果表明，30%的对比部位有着不可接受的色差（ΔE*≤3.1），而70%的对比部位属于可接受阈限（ΔE*为3.1~4.6）（图4-14）。

因此，在每名患者的大部分时间内，牙龈顶点和龈乳头的色彩都表现出明显但可接受的差异。与牙齿比色不同，在使用牙龈修复材料时，不需要参照对侧牙龈部位进行精确比色。当使用包含粉色陶瓷的修复体修复软硬组织时，实现牙龈瓷与相应软组织部位色彩的匹配仍然是牙科专业人员面临的挑战。

粉白美学的评估方法

对美学进行评估是很难的，因为人们对美学的感知通常比较主观。口腔美学被定

专栏4-1　粉色美学评分（PES）和白色美学评分（WES）

PES[28]

近中龈乳头

  0：缺失

  1：不完整

  2：完整

远中龈乳头

  0：缺失

  1：不完整

  2：完整

龈缘顶点高度：参考对侧

  0：差异>2mm

  1：差异为1～2mm

  2：无差异（<1mm）

龈缘曲线曲度：参考对侧

  0：不自然

  1：比较自然

  2：自然

软组织丰满度

  0：明显

  1：轻度

  2：无缺损

软组织色彩：参考对侧

  0：明显不同

  1：中度不同

  2：无差别

软组织质地：参考对侧

  0：明显不同

  1：中度不同

  2：无差别

PES/WES[29]

PES

近中龈乳头

  0：缺失

  1：不完整

  2：完整

远中龈乳头

  0：缺失

  1：不完整

  2：完整

龈缘曲线*

  0：明显不同

  1：轻度不同

  2：相同

龈缘顶点

  0：差异 ≥1mm

  1：差异<1mm

  2：相同

软组织丰满度、色彩和质地

  0：有0～1处差异

  1：有2处差异

  2：3处均有差异

WES

牙冠形态*

  0：明显不同

  1：轻度不同

  2：相同

牙冠轮廓大小*

  0：明显不同

  1：轻度不同

  2：相同

牙冠色彩*

  0：明显不同

  1：轻度不同

  2：相同

表面质地*

  0：明显不同

  1：轻度不同

  2：相同

半透明性*

  0：明显不同

  1：轻度不同

  2：相同

*与对侧天然牙相比。

义为天然牙列和修复体之间表现出的和谐统一[25-26]。要实现相对客观的美学评估，需要仔细参考和对比邻近的牙齿和牙龈组织。

对于口腔美学的评估，除了分光光度法或比色法外，近年来还公布了几种基于视觉观察的评估工具。然而，大部分视觉观察法会表现出极大的多样性，只能在有限的范围内进行比较[27]。因此，两个更加客观和标准化的美学评价标准应运而生：粉色美学评分（PES）[28]和白色美学评分（WES）[29]。

PES指数和WES指数非常全面，常被用于口腔美学的标准化评估[27]（专栏

4-1）。这两个指标都要求对尺寸、光泽和表面特征进行客观评分。口腔软硬组织被划分为多个单独评估区域，允许对结果进行数字评分。基于数个单独评分会产生一个总评分，后者可被用于更全面地展示"可接受或折中的美学修复"结果[28-29]。

皮肤的光学特性：多样性

皮肤是人体最大的器官，它的光学特性在医学领域和工业领域引起了广泛关注，如科学成像、化妆品、舞台和影视业等。人类的肤色各不相同（图4-15），主要源于3种色素的活性水平差异：黑色素（由黑色素细胞产生；其活性水平造成不同个体皮肤浅色和深色之间的差异），胡萝卜素（高表达导致黄色外观）和血红蛋白（氧合良好的血液会呈现粉红色，而氧合不良的血液会呈现深蓝色/紫绀色）。日光、紫外线、温度、激素、年龄、吸烟、压力、空气污染、酒精、饮食、运动、皮肤护理和其他因素都会影响肤色。

颌面修复是口腔医学的一个重要领域，涉及与人体皮肤的色彩匹配。颌面修复主要用来治疗因癌症、创伤、出生缺陷或战争而失去部分面部的患者。头颈部缺陷或畸形会严重影响患者的生活质量，造成情感障碍和经济负担[30-32]。理想情况下，口腔颌面赝附体应精细再现缺损的面部结构，并保持与患者皮肤的良好色彩匹配[33]。有许多报告显示，患者对颌面赝附体的美学、颜色、功能或寿命表示不满[34-38]。多伦多颌面修复评测报告显示，在所有10个评估领域中，美学的恢复都是颌面缺损患者的首要需求[39-40]。

尽管口腔颌面赝附体的相关内容高度专业化，但由于其与美学息息相关，本章将其包括在内（图4-16）。美国癌症协会统计显示，2016年美国新确诊83510例皮肤癌和48330例口腔癌患者。得益于早期发现和先进的治疗方案，皮肤癌和口腔癌的死亡率分别为16%和20%。高存活率使更多的患者到口腔医院寻求颌面修复[41]。

与其他色彩一样，肤色可以通过视觉或仪器进行评估。20世纪初，Von Luschan创造了第一个由36块不透明玻璃砖组成的视觉色阶。1975年，哈佛皮肤病学家Thomas B. Fitzpatrick提出了另一种基于不同皮肤类型的肤色分类。表4-3比较了这两个量表[42]。

颌面修复中的常规比色技术包括所谓的艺术程序、内部色彩表征和外部着色。由于颌面赝附体的整体色彩与人类皮肤的视觉匹配主要基于反复试验，因此主观性强、耗时长且难以再现，也与临床医生的经验和技能成正比。修复效果可能会受到比色条件、可用材料以及医技沟通等因素的影响。人类皮肤缺乏科学比色指南，这给已经很复杂的情况增加了更多的不确定性。虽然目前出台了两个颌面修复皮肤比色指南，但都局限于白人面部皮肤。

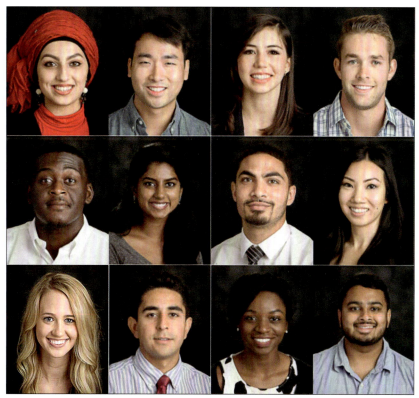

图4-15 人类皮肤的多种色彩：得克萨斯大学牙科学院的学生。

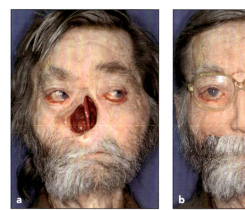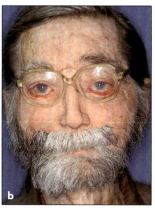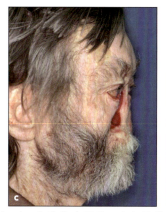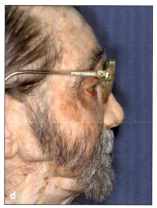

图4-16 使用硅橡胶制成的鼻假体修复前（a和c）和修复后（b和d）的临床影像，鼻假体借助磁铁和皮肤粘接剂固定。备注：修复获得了理想的配色和美学效果，所有外观参数和细节得以再现。

● 表4-3 Von Luschan量表（36个类别）与Fitzpatrick肤色分类（6个类别）之间的关系

Fitzpatrick肤色分类	Von Luschan量表	别称
I	0~6	非常浅/白色，"凯尔特"型
II	7~13	浅肤色的欧洲人
III	14~20	浅色–中等/深色皮肤的欧洲人
IV	21~27	深色中间色/"橄榄色皮肤"
V	28~34	深/"棕色"型
VI	35~36	非常深/"黑色"型

● 表4-4　按种族划分的人类皮肤平均L*a*b*值（SD）及其范围（ΔL^*_R、Δa^*_R、Δb^*_R）

种族	L* / ΔL^*_R	a* / Δa^*_R	b* / Δb^*_R
AS	60.0（4.8）/ 15.7	14.5（1.7）/ 11.3	20.8（1.6）/ 8.6
AA	42.1（8.1）/ 25.9	12.4（2.8）/ 6.5	17.3（5.2）/ 10.8
HP	60.1（4.5）/ 23.1	15.1（2.0）/ 6.9	19.2（2.2）/ 7.3
CA	62.4（3.9）/ 17.4	16.1（2.6）/ 8.6	18.0（1.7）/ 8.5

　　人类皮肤的色彩评估还可以使用各种色彩测量仪器。接触式设备的缺点包括：皮肤半透明性和边缘损失的误差，以及由于设备和皮肤接触而导致的皮肤变白。非接触式设备是相对更好的选择，包括分光辐射仪、分光光度计和成像系统。Kiat-Amnuay等最近未发表的一项研究中，基于性别、年龄（<45岁和>45岁）和种族［亚裔（AS）、非洲裔（AA）、西班牙裔（HP）和高加索人（CA）］的不同，使用了一种具有双向45°/0°光学几何结构的非接触式光谱辐射仪来评估116名个体的肤色范围和分布。色差通过皮肤50%：50%可接受阈限（AT）进行计算，其中，$\Delta E^*=3.1$和$\Delta E^*=4.4$分别适用于浅色和深色皮肤[43]；女性和男性之间的$\Delta E^*=4.6$高于上述AT值（女性皮肤较浅，红色较少，饱和度较低）；年龄相关的色差$\Delta E^*=1.9$，远低于上述AT值。在某些种族群体之间可以得到相对较小的色差，如AS-HP（1.8）、HP-CA（2.8）和AS-CA（4.0），而正如预期的那样，AA-HP（18.3）、AA-AS（18.5）和AA-CA（20.7）之间的ΔE^*值要大得多。表4-4列出了按种族划分的人类皮肤平均L*a*b*值（SD）及其范围。

　　为不同种族群体开发皮肤色彩指南，以及更可靠的比色、沟通和重现技术，将会有效改善颌面赝附体的美学效果，进而提高患者满意度。这只能通过比色技术的不断进步和深入研究来实现。

结论

　　牙齿的光学特性是独立的，取决于年龄，并以明度、饱和度、色调、半透明性和其他参数为特征。对于牙列缺损的患者，剩余牙列的特征可作为修复体的重要参考。对于无牙颌患者，充分考虑与年龄相关的牙齿特征有助于设计更加逼真的修复体。

　　软组织的光学特性高度依赖患者和位点，不太容易标准化。牙龈顶点和龈乳头呈现出明显的粉色差异。因此，用粉色陶瓷仿生修复软组织的技术要求很高，必须进行个性化定制。

　　由于口腔美学的主观性，对其进行评价相当困难。PES指数和WES指数允许对粉色和白色美学分别进行标准化的评级，常被用于牙科研究，作为美学修复效果可接受或不满意的衡量标准。

总结

- 牙齿的色彩随年龄变化，并受内在和外在因素的影响，例如牙釉质的厚度、表面纹理、裂纹和染色物质。

- 牙龈的色彩更加多变，使用修复材料进行牙龈组织的色彩重现非常复杂。除此之外，患者的种族背景和年龄也是影响因素，但最重要的是，同一受试者不同区域的牙龈色彩也会有所差异。

- 肤色也因种族而异。最近的研究集中于肤色的评估和测量，以改善皮肤比色的医技沟通和效果重现。

参考文献

[1] Paravina RD. Dental Color Matcher: An Online Educational and Training Program for Esthetic Dentistry. http://ec2-52-53-152-188. us-west-1.compute.amazonaws.com/. Accessed 2 December 2016.
[2] Paravina RD, O'Keefe KL, Kuljic BL. Colour of permanent teeth: A prospective clinical study. Balk J Stom 2006;10:93–97.
[3] Paravina RD, Majkic G, Imai FH, et al. Optimization of tooth color and shade guide design. J Prosthodont 2007;16:269–276.
[4] Clark EB. An analysis of tooth color. J Am Dent Assoc 1931;18:2093–2103.
[5] Hayashi T. Medical Color Standard, Part V. Tooth Crown. Tokyo: Japan Color Research Institute, 1967.
[6] Haga H. Tooth colour [in Japanese]. Nippon Hotetsu Shika Gakkai Zasshi 1958;2:139–144.
[7] Grajower RJ, Revah A, Sorin S. Reflectance spectra of natural and acrylic resin teeth. J Prosthet Dent 1976;36:570–579.
[8] Macentee M, Lakowski R. Instrumental colour measurement of vital and extracted human teeth. J Oral Rehabil 1981;8:203–208.
[9] Goodkind RJ, Keenan KM, Schwabacher WB. A comparison of Chromascan and spectrophotometric color measurements of 100 natural teeth. J Prosthet Dent 1984;52:105–109.
[10] O'Brien WJ, Hemmendinger H, Boenke KM, Linger JB, Groh CL. Color distribution of three regions of extracted human teeth. Dent Mater 1997;13:179–185.
[11] Rubino M, Garcia JA, Jimenez del Barco L, Romero J. Colour measurement of human teeth and evaluation of a colour guide. Color Res Appl 1994;19:19–22.
[12] Tsuchiya K. A colorimetric study of anterior teeth [in Japanese]. Shikwa Gakuho 1973;73:87–120.
[13] Goodkind RJ, Schwabacher WB. Use of a fiber-optic colorimeter for in vivo measurements of 2830 anterior teeth. J Prosthet Dent 1987;58:535–542.
[14] Fiorellini JP, Kim DM, Ishikawa SO. The gingiva. In: Newman MG, Takei HH, Carranza FA, Klokkevold PR (eds). Carranza's Clinical Periodontology, ed 10. St Louis: Saunders, 2006:46–67.
[15] Ho DK, Ghinea R, Herrera LJ, Angelov N, Paravina RD. Color range and color distribution of healthy human gingiva: A prospective clinical study. Sci Rep 2015;5:18498.
[16] Heydecke G, Schnitzer S, Türp JC. The color of human gingiva and mucosa: Visual measurement and description of distribution. Clin Oral Investig 2005;9:257–265.
[17] Schnitzer S, Türp JC, Heydecke G.. Color distribution and visual color assessment of human gingiva and mucosa: A systematic review of the literature. Int J Prosthodont 2004;17:327–332.
[18] Powers JM, Capp JA, Koran A.. Color of gingival tissues of blacks and whites. J Dent Res 1977;56:112–116.
[19] Dummett CO. Oral pigmentation. J Periodontol 1960;31:356–360.
[20] Dummett CO. Oral pigmentation—Physiologic and pathologic. NY State Dent J 1959;25:407–412.
[21] Huang JW, Chen WC, Huang TK, et al. Using a spectrophotometric study of human gingival colour distribution to develop a shade guide. J Dent 2011;39(suppl 3):e11–e16.
[22] Paravina RD, Ghinea R, Herrera LJ, et al. Color difference thresholds in dentistry. J Esthet Restor Dent 2015;27(1, suppl):1S–9S.
[23] Ren J, Lin H, Huang Q, Zheng G. Determining color difference thresholds in denture base acrylic resin. J Prosthet Dent 2015;114:702–708.
[24] Sailer I, Fehmer V, Ioannidis A, Hämmerle CH, Thoma DS. Threshold value for the perception of color changes of human gingiva. Int J Periodontics Restorative Dent 2014;34:757–762.
[25] Belser U, Buser D, Higginbottom F. Consensus statements and recommended clinical procedures regarding esthetics in implant dentistry. Int J Oral Maxillofac Implants 2004;19(suppl 1):73–74.
[26] Belser UC, Schmid B, Higginbottom F, Buser D. Outcome analysis of implant restorations located in the anterior maxilla: A review of the recent literature. Int J Oral Maxillofac Implants 2004;19(suppl 1):30–42.
[27] Benic GI, Wolleb K, Sancho-Puchades M, Hämmerle CH. Systematic review of parameters and methods for the professional assessment of aesthetics in dental implant research. J Clin Periodontol 2012;39(suppl 12):160–192.
[28] Fürhauser R, Florescu D, Benesch T, Haas R, Mailath G, Watzek G. Evaluation of soft tissue around single-tooth implant crowns: The pink esthetic score. Clin Oral Implants Res 2005;16:639–644.
[29] Belser UC, Grütter L, Vailati F, Bornstein MM, Weber HP, Buser D. Outcome evaluation of early placed maxillary anterior single-tooth implants using objective esthetic criteria: A cross-sectional, retrospective study in 45 patients with a 2- to 4-year follow-up

using pink and white esthetic scores. J Periodontol 2009;80:140–151.

[30] Gritz ER, Hoffman A. Behavioral and psychological issues in head and neck cancer. In: Beumer J, Curtis T, Marunick M (eds). Maxillofacial Rehabilitation: Prosthodontic and Surgical Considerations. St Louis: Ishiyaku EuroAmerica, 1996:1–14.

[31] Gotay CC, Moore TD. Assessing quality of life in head and neck cancer. Qual Life Res 1992;1:5–17.

[32] Gotay CC, Korn EL, McCabe MS, Moore TD, Cheson BD. Quality of life in cancer treatment protocols: Research issues in protocol development. J Natl Cancer Inst 1992;84:575–579.

[33] Moore DJ. Overview of materials for extraoral prosthesis. In: First International Congress on Maxillofacial Prosthetics [Proceedings of the 1st International Congress on Maxillofacial Prosthetics, 27–30 April 1994, Palm Springs, CA]. New York: Memorial Sloan Kettering Cancer Center, 1995:108–115.

[34] Han Y, Powers JM, Kiat-Amnuay S. Effect of opacifiers and UV absorbers on pigmented maxillofacial silicone elastomer, part 1: Color stability after artificial aging. J Prosthet Dent 2013;109:397–401.

[35] Nguyen CT, Chambers MS, Powers JM, Kiat-Amnuay S. Effect of opacifiers and UV absorbers on pigmented maxillofacial silicone elastomer, part 2: Mechanical properties after artificial aging. J Prosthet Dent 2013;109:402–410.

[36] Kiat-Amnuay S, Jacob RF, Chambers MS, et al. Clinical trial of chlorinated polyethylene for facial prosthetics. Int J Prosthodont 2010;23:263–270.

[37] Han Y, Zhao Y, Xie C, Powers JM, Kiat-Amnuay S. Color stability of pigmented maxillofacial silicone elastomer: Effects of nano-oxides as opacifiers. J Dent 2010;38(suppl 2):e100–e105.

[38] Montgomery PC, Kiat-Amnuay S. Survey of currently used materials for fabrication of extraoral maxillofacial prostheses in North America, Europe, Asia, and Australia. J Prosthodont 2010;19:482–490.

[39] Anderson JD, Szalai JP. The Toronto outcome measure for craniofacial prosthetics: A condition-specific quality-of-life instrument. Int J Oral Maxillofac Implants 2003;18:531–538.

[40] Anderson JD, Johnston DA, Haugh GS, Kiat-Amnuay S, Gettleman L. The Toronto outcome measure for craniofacial prosthetics: Reliability and validity of a condition-specific quality-of-life instrument. Int J Oral Maxillofac Implants 2013;28:453–460.

[41] American Cancer Society. Cancer Facts & Figures 2016. Atlanta: American Cancer Society, 2016.

[42] Von Luschan's chromatic scale. https://en.wikipedia.org/wiki/Von_Luschan%27s_chromatic_scale. Accessed 25 January 2017.

[43] Paravina RD, Majkic G, Del Mar Perez M, Kiat-Amnuay S. Color difference thresholds of maxillofacial skin replications. J Prosthodont 2009;18:618–625.

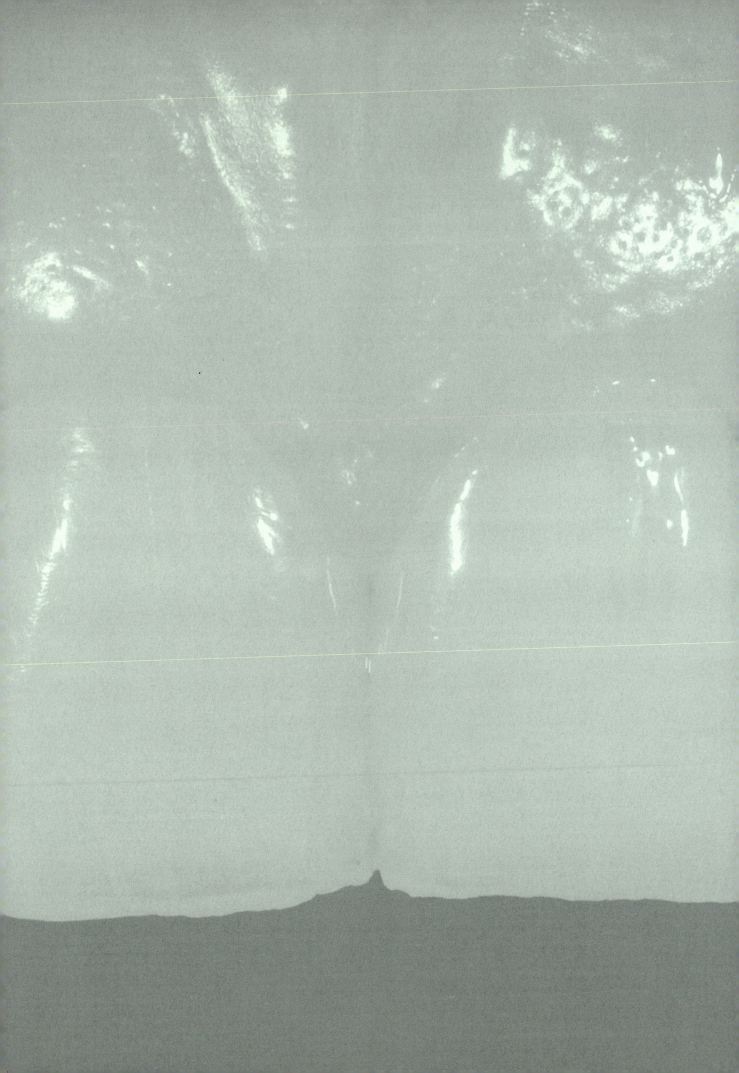

5

Chapter Five

第5章

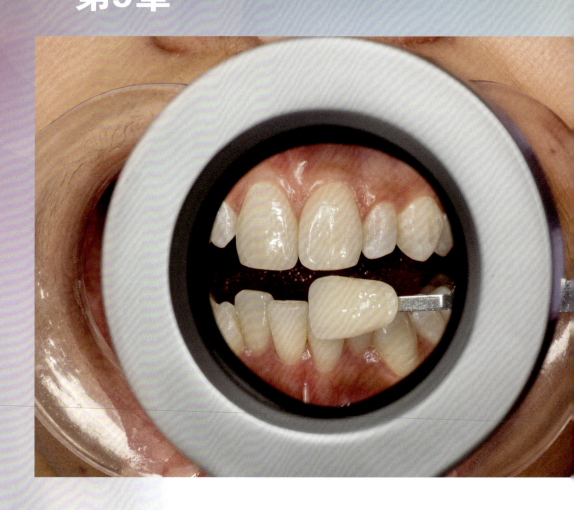

传统比色

CONVENTIONAL VISUAL SHADE MATCHING

本章内容

- 比色板
- 影响比色的因素
- 比色步骤

近1个世纪以来，牙医均利用比色板做"精确"比色。比色板是牙科常用的一套物理标准，用来与天然牙进行对比，以指导目标修复体的色彩和其他光学特性重现。但是，这种传统比色法包含了太多的主观因素，可靠标准太少。不过，这种传统比色方法仍然是有价值的，尤其是结合仪器设备基础上的比色更加有效（见第6章）。这一方法的价值还取决于牙医的教育和培训程度、所用比色板的质量、比色方法和条件等。

比色板

目前，市场上有多种牙科比色板。不论其数量多少，根据设计理念，可将其分为以下三大类：
- VITA A1-D4经典/传统比色板（经验为主）。
- VITA 3D比色板（以循证为基础）。
- 其他比色板（专用/经典-专用）。

比色板基本上是绝大多数牙医都在使用的唯一比色工具，但是比色板和实际牙科修复材料之间的色彩差异容易使最终修复效果不一致。虽然比色板主要是由陶瓷或树脂制作的，但是大多数不是由实际的修复体材料制成的。这将导致比色不准确或同色异谱现象。

VITA A1-D4经典比色板

从1956年开始，传统VITA A1-D4经典比色板就成为牙科比色的"金标准"。实际上，大多数修复材料，尤其是复合树脂，都与之密切相关。VITA A1-D4经典比色板中的标签根据色调的字母顺序排列成组（图5-1a）：
- A=红棕色。
- B=红黄色。
- C=浅灰色。
- D=红灰色。

每个色调组的饱和度和明度通过字母后面的数字来表示——数字越大，色彩就越暗、越深，因此，1表示饱和度最低、明度最高，而4表示饱和度最高、明度最低。

对于VITA A1-D4经典比色板经验主义的一些批评，尤其是关于标签排列和色彩分布的批评，至今依然存在[1-6]。另一种方法是，根据所谓的明度空间来排列比色片（图5-1b和表5-1）。在这种从亮到暗的排列中，标签可以附加标记数字1~16（分别对应于B1-C4排列），代表比色单元（SGU）。用SGU很容易计算出牙齿美白的效果：美白前色彩（例如，A3对应于9）减去美白后色彩（例如，D2对应于4）；因此，在这种情况下的美白效果是9-4=5（SGU）。虽然明度空间增加了比色板的通用性，但研究发现，使用它还是会出现不一致的情况[7]。

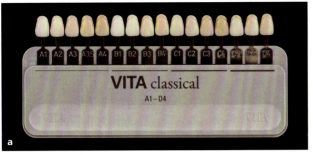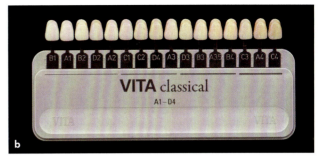

图5-1　VITA A1-D4经典比色板：（a）根据色调分组排列的原始比色片顺序（A1-D4）。（b）根据明度空间排列的比色片顺序（B1-C4）。

● 表5-1　VITA A1-D4经典比色板和每个标签对应的比色单元（SGU）

比色片	B1	A1	B2	D2	A2	C1	C2	D4	A3	D3	B3	A3.5	B4	C3	A4	C4
SGU	1	2	3	4	5	6	7	8	9	10	11	12	13	14	15	16

VITA 3D比色板

目前，主要有3种VITA 3D比色板：Toothguide比色板、Linearguide比色板和Bleachedguide比色板。VITA 3D比色板的比色片使用数字-字母-数字组合进行标记（例如，3M2），分别表示明度、色调和饱和度。Toothguide和Linearguide比色板主要以明度为依据分组：

- 组0=3张比色片（最亮）。
- 组1=2张比色片。
- 组2=7张比色片。
- 组3=7张比色片。
- 组4=7张比色片。
- 组5=3张比色片（最暗）。

组0、组1和组5仅由一个色调组成，用字母M标记。在组2、组3和组4中，具有不同色调的比色片分为3排，用字母标记：

- L（左）=淡黄色。
- M（中）=中间色调。
- R（右）=淡红色。

在组内，饱和度由字母后面的数字标记，这些数字依次递增：

- 1=低饱和度。
- 2=中饱和度。
- 3=高饱和度。

VITA Toothguide比色板（图5-2）与传统的字母/数字分类系统不同，有自己独

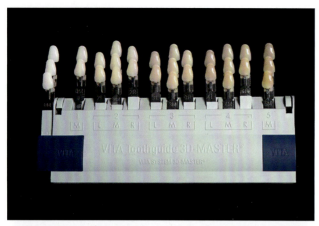

图5-2 VITA Toothguide比色板：按照明度分为6组（0～5，数字–字母–数字标记中的第1个数字），在组内按照色调（L、M、R，仅在第2组、第3组、第4组）和饱和度（1、2、3，数字–字母–数字标记中的第2个数字）排列。

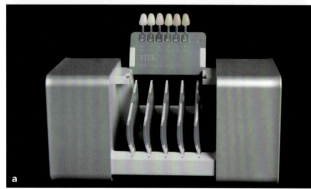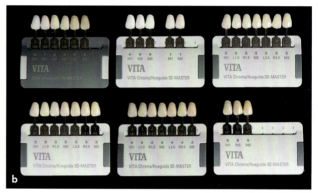

图5-3 （a）VITA Linearguide比色板。（b）与VITA Linearguide搭配使用的6组不同的比色片。

特的分类方式。这种比色板基于色彩业权威所做的研究制定[8-9]。通过改进传统比色板，消除了比色的主观性。使用VITA Toothguide比色板进行比色是比较合理的，但是对没有比色经验或对比色系统的物理背景了解不多的牙医来说，具有一定的难度。比色板厂商建议的比色方法包括3个步骤：

1. 确定明度（亮度）：选择接近比色牙齿明度的组［0～5：0最亮（高明度），5最暗（低明度）］，然后从所选的明度组中选择中间色调（M）。

2. 确定饱和度：从M组中选择接近比色牙饱和度的比色片（1～3：1最低，3最高）。

3. 确定色调：如果选择了组2、组3或组4，牙医要检查从第2步中选出的色调与天然牙相比是否需要调整，以使之偏黄或偏红。因为组0、组1、组5的色调没有变化，所以这些组的比色在步骤2中结束。选出了最佳比色片后，将比色信息及时记录。

VITA Linearguide比色板（图5-3）具有与VITA Toothguide相同的比色片，但设计不同，厂商建议将其比色方法简化为两个步骤：

1. 确定明度：使用仅包含6个中间比色片（0M2～5M2）的深灰色底板。数量较少、线性排列的比色片，简化了比色选择。

2. 确定饱和度和色调：使用浅灰色底板，它与第1步中的初始明度选择相对应，用于最终的饱和度和色调选择。

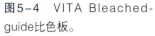

图5-4 VITA Bleached-guide比色板。

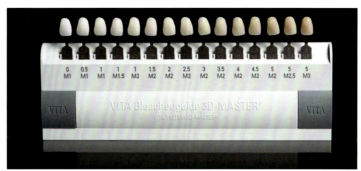

　　VITA Linearguide比色片排列相对简单且便于用户使用，因为它是一种"选择最佳匹配"的方法：首先从深灰色底板中（表示0组至5组的比色片，步骤1）进行选择，然后从与步骤1中所选组对应的浅灰色底板进行选择。总体而言，Linearguide比Toothguide有更好的色彩匹配效果，并且在主观评价方面优于Toothguide。研究发现，无论是Linearguide还是Toothguide，都比VITA A1-D4经典比色板更好地匹配天然牙色彩[10-15]。其中，Linearguide比色板由于其更佳的易用性，受到牙医广泛欢迎。

　　VITA Bleachedguide比色板（图5-4）是专门为牙齿美白的视觉评估开发的比色板。Bleachedguide实际上是一个色彩标尺（不是明度值），它从右到左准确模拟牙齿漂白时的色彩变化：明度和色调增加，而饱和度降低。这实际上是Linearguide和Toothguide比色板的综合版，从最亮的0M1到最暗的5M3。因此，它有29个SGU，其中15个比色片标记为1～29之间的奇数，14个标记为2～28之间的偶数。

　　与VITA A1-D4经典比色板和Trubyte Bioform（Dentsply）相比，Bleachedguide具有更宽的色彩范围和更一致的色彩分布。将其用于牙齿美白的视觉评估时，会发现目视确定的最亮到最暗的顺序与厂商推荐的漂白顺序相同[16-18]。此外，该比色板还能够监测并纳入牙齿较亮患者的美白研究。Bleachedguide的7号比色片对应于VITA A1-D4经典比色板的B1，然而后者缺乏比B1更亮的比色片，因此无法了解漂白较亮的牙齿会发生什么。

其他比色板

　　图5-5显示了用于比色的其他比色板。

　　Ivoclar Chromascop（见图5-5a）是另一款可行的比色板。与VITA A1-D4经典比色板一样，比色片最初根据色调进行划分，然后进行亚分类。Chromascop的三位数字编号系统有所不同，如下所示：

- 组100=白色。
- 组200=黄色。

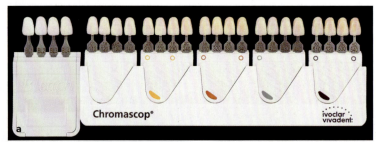

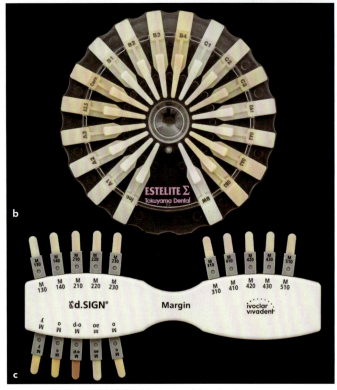

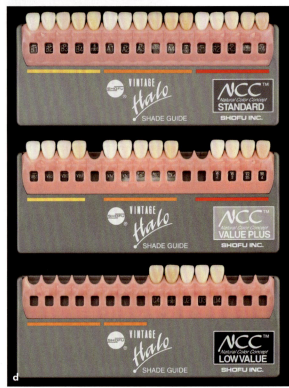

图5-5 其他不同材料和形状的比色板：（a）Ivoclar Chromascop；（b）Estelite S（Tokuyama）；（c）d.SIGN Margin（Ivoclar Vivadent）；（d）Vintage Halo（Shofu）。 →

•组300=橙色。

•组400=灰色。

•组500=棕色。

饱和度和明度通过特定的数字编入分组中。在VITA A1-D4经典比色板中，数字越低，对应的饱和度越低、明度越高。因此，Chromascop在色调的基础上（100~500），分别加上10、20、30或40，来表示从低饱和度、高亮度到高饱和度、低亮度的色彩变化。另外，漂白比色片（BL）也被纳入Chromascop比色板中，以满足日益增长的美白需求，按照明度变化依次标记为BL1（最亮）到BL4（最暗）。

其他比色板可能还会涉及光学特性，例如珍珠霜、天然珍珠、琥珀珍珠、烟、雾等分类，Vit-I-escence（Ultradent）就是这类比色板（图5-5e）。比色片通常为牙齿形状，也可以有不同的形状，用于完整牙齿、缺损牙齿或牙龈的比色（图5-5b~i）。

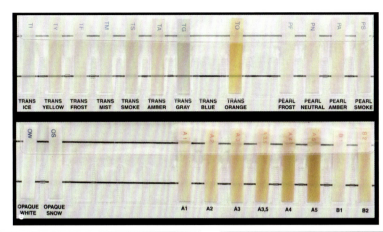

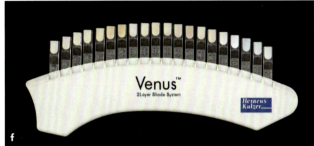

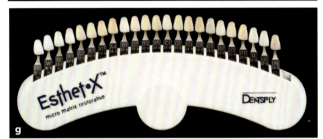

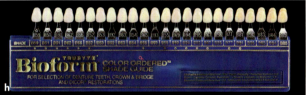

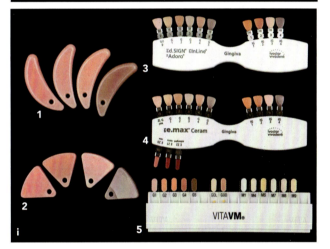

图5-5（续）　（e）Vit-I-escence（Ultradent）；（f）Venus（Heraeus Kulzer）；（g）Esthet-X（Dentsply）；（h）Bioform（Dentsply）；（i）牙龈比色板［1，Eclipse（Dentsply）；2，Lucitone 199（Dentsply）；3，IPS d. SIGN（Ivoclar Vivadent）；4，IPS e.max（Ivoclar Vivadent）；5，VITA VM］。

影响比色的因素

比色主要是将不同色彩的比色片与天然牙进行直接视觉观察比较，以确定哪个比色片或比色片组合最接近天然牙的色彩。在这个过程中，一些因素可能会影响比色效果。

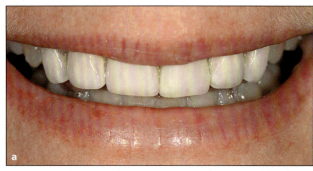 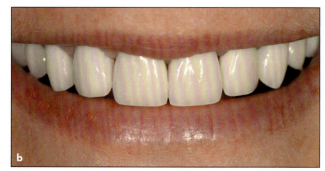

图5-6 （a）具有"好莱坞"期望值患者的治疗前临床影像，这类患者通常希望达到好莱坞大白牙的修复效果，诉求直接。（b）治疗后的临床影像。

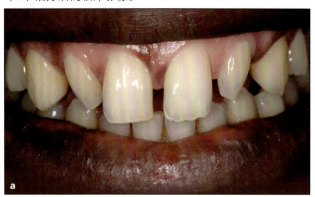 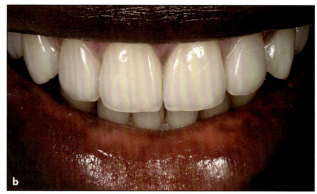

图5-7 （a）具有"Alfred E. Newman"期望值患者的治疗前临床影像，这类患者通常容易接受牙医的治疗建议和修复效果。（b）治疗后的临床影像。

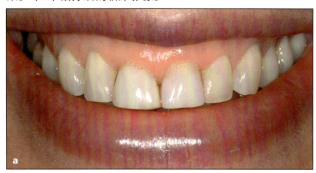 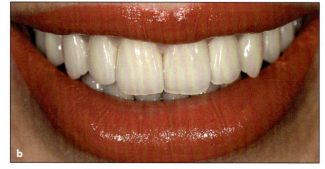

图5-8 （a）具有"自然主义者"期望值患者的治疗前临床影像。这类患者的美学要求通常比较苛刻，因为他们寻求完全仿真的美学修复效果。（b）治疗后的临床影像。该患者获得了修复体不规则、切端有乳突，以及轻微扭转的近似天然牙的修复效果。

患者期望值

　　首先，在比色期间确定患者对治疗的期望值是很重要的。通常，患者的期望值分为3类[22]：

　　1. 好莱坞：大白牙，这类患者通常诉求直接（图5-6）。

　　2. Alfred E. Newman：绝大多数患者属于此类，他们通常遵照牙医的设计进行修复（图5-7）。

　　3. 自然主义者：这些患者通常是最难治疗的，因为他们通常要求修复体完美匹配自身剩余牙体组织，包括牙齿磨损、磨耗、折裂和扭转等特征（图5-8和图5-9）。

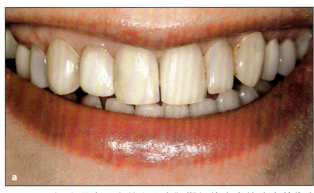
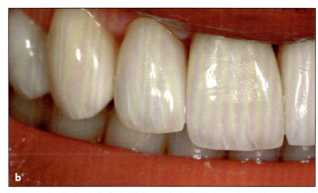

图5-9 （a）具有"自然主义者"期望值患者的治疗前临床影像。（b）治疗后的临床影像。该患者获得了仿天然牙裂纹特征的瓷贴面修复效果。

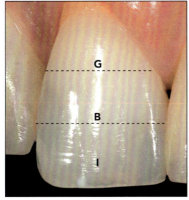

图5-10 牙齿的多色效应，建议对牙齿的3个不同色彩区域分别比色：颈部（G）、体部（B）和切端（I）。

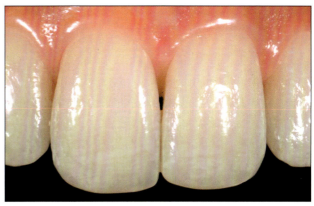

图5-11 上颌中切牙的临床影像，该牙齿呈现出半透明性较低的特点。

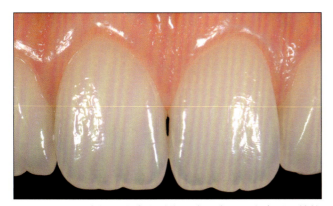

图5-12 上颌中切牙的临床影像，该牙齿呈现出半透明性较高的特点。

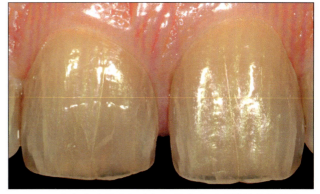

图5-13 老年患者的上颌中切牙具有半透明性较高的特点。随着年龄的增长，牙釉质层变得越来越薄，牙齿的饱和度也越来越高，形成了暖色调的琥珀色。

牙齿解剖特点

由于牙齿色彩的复杂性，包括色彩过渡、局部色彩特征和其他外观属性，只靠一个基本色调几乎不可能获得理想的色彩匹配。牙医必须对牙齿的3个部位分别比色：颈部、体部和切端（图5-10）。第一步先确定牙齿的半透明性（图5-11和图5-12），此信息将有助于修复材料的选择。然后，牙医必须找到牙齿每个部位的明度、色调和饱和度。例如，老年患者的牙齿通常具有低明度、高饱和度和橙色色调的色彩特征（图5-13）。

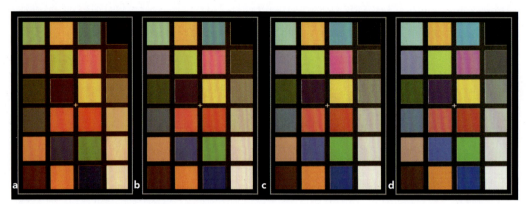

图5-14　用不同色温的光照射同一物体：（a）3000 K；（b）4000K；（c）5000K；（d）6500 K。从每个面板左上角的正方形开始，比较相对应的正方形。

比色条件

照明和环境

为了获得准确比色结果，应在色彩校正灯光下进行比色，理想色温为5500K（D55）~6500K（D65），显色指数（CRI）为90或更高（图5-14）。光的强度也很重要，因为合适的光强（入射光的强度）有助于减少眼睛疲劳。手术光和环境光之间的强度差太大会引起眼睛疲劳。对于视觉评估法来说，1000~2000lx的光强被认为是最佳强度[9,20]。此外，非常强的光线可能会"洗掉"牙齿和比色片之间的色差。

虽然许多牙医使用色彩校正灯，但其他类型的照明，例如地灯、台灯或便携式灯具也可用于比色（图5-15）。如果使用便携式灯具，环境光的影响会显著减少。另外，牙科诊所应避免使用浓烈的环境色彩。患者脸上的浓色（例如口红）也是如此，应该去掉。许多便携式灯具带有定位、距离和方法说明。

如第3章所述，同色异谱现象是指两个物体在一种光线下表现出一致的色彩，而在另一种光线下色彩不同的现象。有几个因素会导致同色异谱现象，包括照明条件、观察者、观察距离和角度[19]。在牙科中，同色异谱现象通常与牙齿和修复材料的不同特性有关。相反，当两个物体具有相同的光谱反射率或透射率时，它们被称为异构体[20]。

距离和位置

为修复体比色时，通常有3种情况：完美比色、可接受的比色、错误比色。其中，观察距离也是影响比色结果的因素之一。当在邻牙、牙龈和周围皮肤的背景下比色时，牙医应在距离牙齿25~35cm（10~14英寸）处观察。此距离适合牙齿和比色板的色彩比较。比色板的背景（直接环境）应为中性浅灰色。

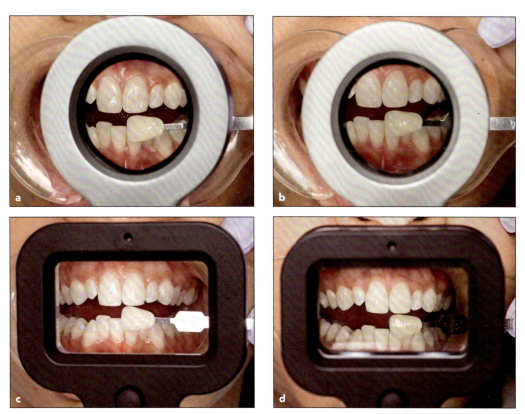

图5-15 用于比色的手持式灯具：（a）Rite-Lite（AdDent），无偏振滤光片；（b）Rite-Lite（AdDent），带有偏振滤光片；（c）Smile Lite（Smile Line），无偏振滤光片；（d）Smile Lite（Smile Line），带有偏振滤光片。偏振滤光片用于降低光泽度。

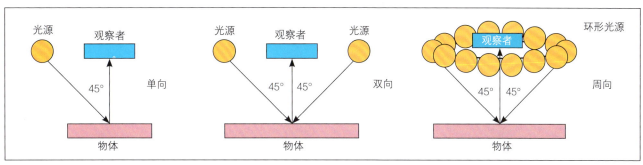

图5-16 45°/0°光学几何：单向、双向或周向。

比色时，光线角度和观察者视角的组合（称为光学几何）非常重要。这种组合的方式多种多样，但最适合牙科比色的是45°/0°。在45°/0°光学几何中，光线成45°角（单向、双向或周向；图5-16），观察者在正前方（0°）观察牙齿。如果患者坐直，而光线来自天花板，就会在比色区域投射出患者鼻子的阴影，进而影响比色效果。比色片应该尽可能靠近或接触目标牙齿，并尽量平齐，以便光线以同样的方式照射到天然牙和比色片上[21]。45°/0°光学几何也适用于技工室，光线垂直于工作区域，技师从45°角观察。

时机和时间

比色的时机和持续时间会影响比色结果，应予以控制。治疗时间过长，脱水的牙齿变得更亮、饱和度更低；因此，应在就诊早期进行比色。如有必要，打磨去除牙齿表面的牙菌斑和污渍后，即刻开始比色，可以帮助牙齿保持湿润。在就诊早期进行比色的另一个原因是可以避免牙医的眼睛疲劳。

如果连续观察一个物体超过几秒，视网膜就会表现出适应性，导致类似的色素看起来相同。为了避免这种现象，建议比色时采取短时间的注视和休息相结合的方式，而不是长时间的凝视。休息期间，应观察中性浅灰色卡片或窗帘。比色时，第一印象通常是最好的，因为感光色素在色彩感知机制中很快就被用完了。因此，比色应限制在每次5~7秒，以防止眼睛疲劳。

方法

牙医所采用的比色方法因使用的比色板不同而有所差异。如本章前面所述，比色片的排列顺序（基于色调、饱和度或明度）取决于比色系统的设计。然而，所有比色过程中都有一个相似之处，即宏观–中观–微观比色法（图5-17）：

1. 通常从宏观观察开始，利用整个比色板，选择并留出可能合适的比色片或组，同时去除不合适的比色片。这样可以迅速减少潜在选择的数量，使比色过程更容易。
2. 在中观阶段，利用在宏观阶段选择的比色片，进一步选择牙齿颈部、体部和切端的最佳比色片。
3. 微观阶段涉及天然牙与所选比色片在明度、饱和度和色调之间细微差别的分析和记录，还涉及修复体半透明性、表面纹理，以及其他色彩细节的信息传递。

根据比色方法、阶段和目标的不同，比色片的摆放位置也会不同。宏观阶段应将整个比色板尽可能靠近天然牙，而中观和微观阶段可使用一个或几个比色片即可。当目标牙齿缺失时，可以直接将比色片定位在缺牙位置，并与天然牙的方向相同。当存在天然牙时，可以在上下颌牙齿之间或者天然牙的旁边放置比色片（图5-18）。前一种方法的基本原理与这样一个事实有关：一个物体（例如牙齿），如果放在色彩相同的物体前面，可能会显得更亮。单个比色片的位置如下所示：

- 比色片的切端对应天然牙的切端（图5-18c）：非常适合切端比色，但不适合比较牙齿体部或颈部比色。
- 比色片的颈部对应天然牙的切端（图5-18a）：最不推荐。
- 横向（图5-18b）：比色片中1/3和天然牙切端的距离最近。

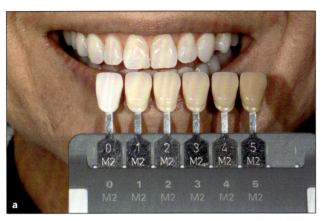
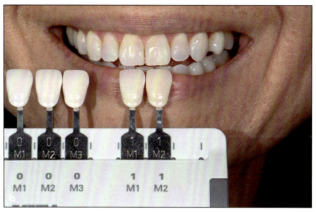
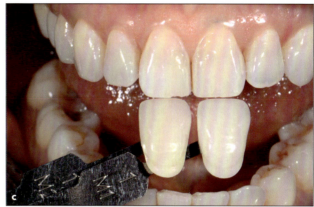

图5-17 "宏观-中观-微观"比色法：（a）在宏观阶段，整个比色板用于选择可能合适的比色片或组以供进一步比较。（b）在中观阶段，利用先前选择的比色片，进一步确定牙齿颈部、体部和切端的最佳比色片。（c）在微观阶段，分析天然牙与所选比色片在明度、饱和度和色调之间的细微差别。

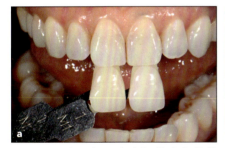
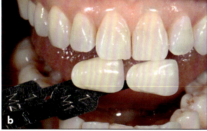
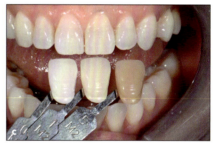
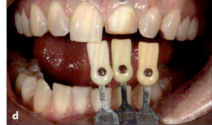
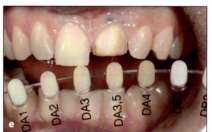

图5-18 上下颌牙齿之间的比色片放置：（a）牙颈部（比色片）对切端（天然牙）；（b）横向；（c）切端对切端；（d和e）牙本质比色。

如果使用后一种方法（将比色片放置于天然牙旁边），一种选择是将比色片与天然牙成120°角，并从其平分线的方向观察（图5-19和图5-20）。

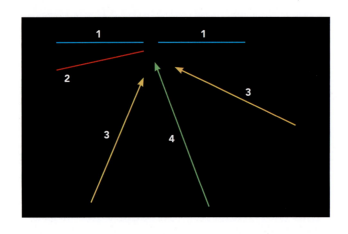

图5-19　比色片定位方案：1. 天然牙；2. 比色片；3. 照明；4. 视角。

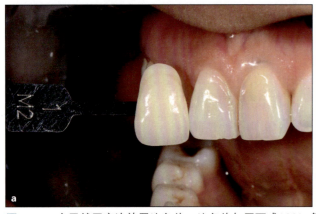
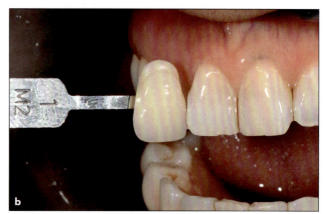

图5-20　在天然牙旁边放置比色片：比色片与牙面成120°角，并从其平分线的方向观察：（a）半干的牙齿；（b）湿润的牙齿。不要在干燥的牙齿上进行比色，因为脱水的牙齿会更亮、饱和度更低，需要时间来恢复正常的色彩。

修改比色片

修改比色片可以更好地定位比色片，消除干扰，从而使得比色更容易。

图5-21的比色片按照McLaren建议的方法，去除了牙颈部1/3。在牙颈部1/3处的肩台有助于将比色片放置在与天然牙相同的平面上（图5 21c）。

比色片的中1/3最能代表比色片底色和瓷粉色彩。图5-22的比色片只保留了中1/3，产生了一个方形的比色片。由于同一颗牙齿的比色目的不同，因此将几种方法结合起来可能是有利的。有可能的话，比色片手柄应与比色片成90°角，或与颈1/3重叠，从而避免与通透性较高的切1/3重叠。

没有任何方法可以完全控制复杂的心理生理过程，即视觉观察法比色。人类无法单独看到色调、明度和饱和度，但可以区分这些色彩维度造成的差异[21]。饱和度的增加很容易与明度的降低混淆[21]。例如，尽管VITA A1-D4经典比色板的A1明度较高，然而由于B1的低饱和度，使其成为整块比色板视觉上最亮的比色片（图5-23）。从这个角度来看，也许最好的方法就是前面所述的"宏观-中观-微观"比色法，而不直

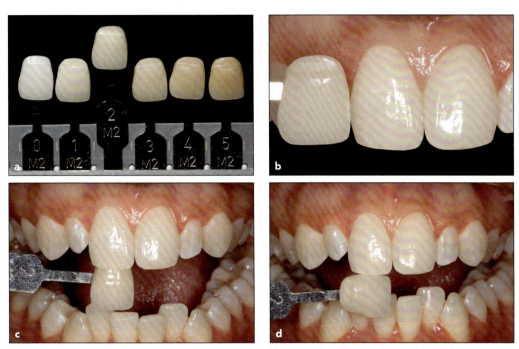

图5-21　（a～d）比色片去除了牙颈部1/3，产生的肩台有助于将比色片放置在与天然牙相同的平面上。

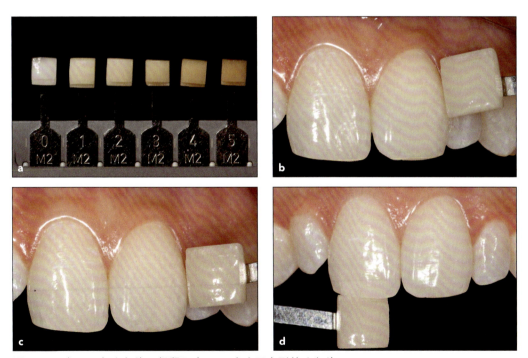

图5-22　（a～d）比色片只保留了中1/3，产生了方形的比色片。

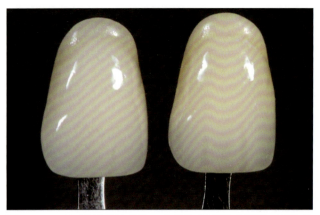

图5-23 对于较浅的比色片，色调和明度很难辨别，因为饱和度较低。很难确定哪个比色片是B1（左侧）、哪个比色片是A1（右侧）。

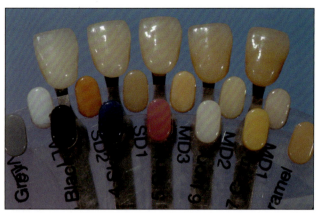

图5-24 将比色信息转换为瓷粉效果对于医技之间的色彩交流至关重要。

接进入3个色彩维度的复杂组合。选择修复体时，要特别注意明度的控制。这一点很重要，因为如第2章所述，明度的确定会直接影响所用修复体材料和类型的选择，这也与牙齿预备相关。此外，在修复最近漂白过的牙齿时应更加谨慎，因为这类牙齿明度高、饱和度低。一颗非常亮白的牙齿可能是最难修复的，因为它与大多数传统的比色板不匹配，而且漂白比色板的数量和范围也有限。

医技交流

在传统的比色系统中，技师接收到牙医提供的关于目标修复体的比色信息（明度、饱和度和色调），并将该信息应用于瓷粉的选择及瓷修复体的制作中（图5-24）。因此，技师和牙医之间的有效沟通对于实现成功的比色至关重要。色彩是牙医和技师之间的一种独特语言，对该语言的牢牢掌握是实现高效医技沟通的先决条件。

对于牙医来说，与技师及时讨论哪些材料最适合当前病例是很重要的。每种瓷修复体都有自己的配色系统。一些技工室和技师害怕更换材料，可能不是因为他们不信任材料，而是不信任他们对于不同瓷修复体"色彩语言"的驾驭能力。牙医最好与掌握多种修复材料"色彩语言"的技工室、技师合作。

建议牙医将包含比色片信息的临床影像一起发送给技师作为参考。口腔临床影像是牙医和技师之间的一种有价值的沟通方式，并增加了比色的可信度。一旦选择了牙齿颈部、体部和切端的比色片，应在比色牙齿旁边放置相应的比色片并拍照（图5-25）。使用两个极端色调（一个色调亮，一个色调暗）的比色片作为参考进行拍摄也是有意义的，这使技师能够具体了解色彩和参数的变化。最后，还应提供患者的面部影像和微笑影像，以便技师将修复体外观的设计融入患者的面貌中。

图5-25 牙齿各部分（颈部、体部和切端）的比色片的临床影像。此视觉传达工具可帮助技师评估明度和饱和度。

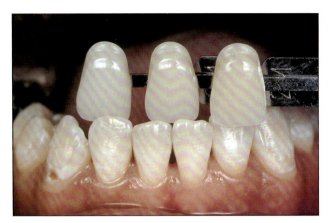

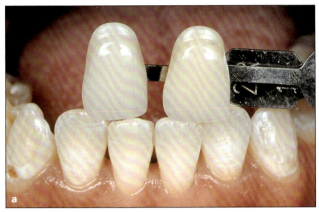

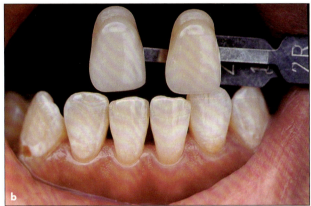

图5-26 （a）使用中性闪光灯拍摄的参考影像（色温5500K）。（b）使用色温为6500K的闪光灯拍摄相同的牙齿和比色片。注意影像的色彩是如何变化的，这可能会对技师的色彩理解产生负面影响。

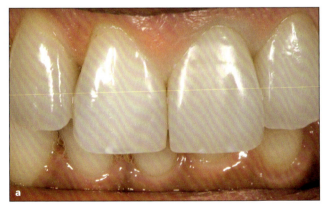

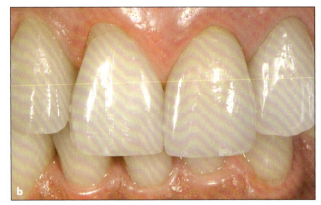

图5-27 修复体试戴后，牙医可在瞬间验证比色效果，匹配（a）或不匹配（b）。

　　当口腔临床影像发送到技工室时，请记住，由于色温的变化，相机上不同的闪光灯会改变牙齿和比色片的色彩呈现效果（图5-26）。因此，选择正确色温（5500K）的闪光灯对于捕捉无偏倚比色信息至关重要。

　　色彩的准确传达对于成功获得令人愉悦的美学修复效果至关重要。在传统比色系统中，大多数色彩的确定都是由牙医和技师目视确定的。色彩评估的主观性是医技之间准确沟通的最大障碍[22]。一旦牙医收到了技师制作的修复体，验证色彩准确性的最佳方法就是放入患者口内试戴，色彩与其他天然牙匹配与否，一目了然（图5-27）。

比色步骤

推荐步骤

1. 患者擦去口红或其他会影响比色的妆容。如果患者穿着明亮的衣服，应该用中性色的围巾遮盖。

2. 评估将要制作修复体的基牙的解剖结构（活髓牙、根管治疗后的牙齿或变色牙）。这会影响牙体预备和材料选择。

3. 确定患者天然牙的半透明性，这对材料选择有帮助。同时要注意天然牙的表面粗糙度、光泽度和局部色彩特征。

4. 患者刚开始就诊时，在牙医眼睛疲劳之前就进行比色。双眼应该和患牙保持25～35cm（10～14英寸）的水平距离。为避免视觉疲劳，比色时间应不超过7秒。比色时，应使用中性灰卡。

5. 比色片应保持对齐，以便光线以类似的方式从比色片上反射。比色要在牙齿最湿润的时候进行（牙齿在备牙和取模时会干燥）。应该根据本章前面所描述的"宏观–中观–微观"比色法进行（见第82页）。

6. 使用多个比色片对牙齿颈部、体部和切端分别比色。先分析明度，其次是饱和度，最后是色调。

7. 应尽快减少潜在比色片的数量（宏观比色阶段），通过个别比色片完成牙齿颈部、体部和切端的比色（中观阶段），然后对明度、饱和度和色调差异进行调整和分析（微观阶段）。

8. 比色时应使用不同的光线、观察角度和位置，在不同的就诊时间确定。

9. 一旦选中了理想的色彩，将明度最高和最低的比色片置于比色天然牙旁边拍照记录，同时拍摄微笑影像。

10. 收到修复体后，牙医通过试戴修复体来确认比色效果。为确保色彩匹配的精确性，应在不同照明条件下进行验证（例如，色彩校正光和自然光）。

注意事项

下面的比色方法虽然并非绝对错误，但目前普遍被认为不准确，应尽量避免使用：

1. 不要因为能辨别色彩就认为自己在比色方面很有天赋。要学的东西还很多，色彩训练可以提高比色能力。在这里，让我们再次回顾斯波尔的那句名言："比色技术不是不需要学习的简单事情；也不是牙医无法理解的复杂事情[23]。"

2. 不要认为女性牙医比男性牙医更擅长比色，不要认为有经验的牙医比新手好，不要认为北方的阳光和巨大的窗户构成了理想的比色条件。有确凿的证据表明，色彩校正灯光总是能提供比自然光线更好的比色条件，自然光线在质和量上都很不一致。

3. 不要在一臂距离进行比色。这种方法在初始宏观比色阶段可能有效，但是在一对一的中观比色中效果不佳。手臂的长度（约60cm或24英寸）对于比色来说太远了，从而降低了视觉精度[19]。

4. 不要对干燥的牙齿或漂白后的牙齿立即比色。脱水牙齿和刚漂白过的牙齿色彩更浅、饱和度更低，水分恢复和漂白几天后会有反弹。

5. 不要让比色片远离目标牙齿，不要将比色片切端的1/3重叠在比色片手柄上。

6. 一次比色时间请勿过长（超过10秒）。

7. 别为了"让眼睛休息"而在比色间隙观察蓝色。盯着蓝色，会放松红色和绿色视锥细胞，使蓝色视锥细胞在某种程度上感到疲劳，增加对黄色的敏感性，也会在随后的比色中可能会呈现出轻微的偏黄色。所以应该在比色间隙观察一张灰卡[20]。

8. 不要只通过一个比色片来完成比色。如前所述，人眼无法单独感知色彩维度，例如，将一颗牙齿与所有16个经典比色片逐一比色，会产生误导并浪费时间。如果一颗牙齿的色彩不是很深，4组中数字3和4的比色片可能都不需要考虑；如果牙齿色彩较深，可能只需要考虑这些比色片。

9. 不要眯着眼睛比色，或单独只对比明度。此外，暗视（弱光条件下的视力）并不能改善视觉，明视（光线充足条件下的视力）能够感知色彩，同时显著提高视觉敏锐度和分辨力。如果只想对比明度，只需将牙齿和比色片的数码影像转换为灰色（也可以把饱和度设置为0）。

10. 请勿使用非漂白专用比色板去检查漂白效果。否则，就没有办法去评估原来色彩较浅的牙齿。

病例报告

图5-28为使用该比色方案的病例报告。

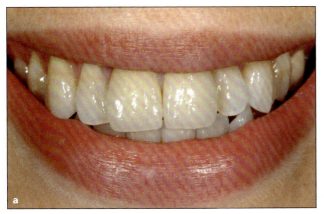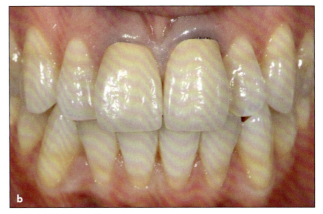

图5-28　（a和b）术前临床影像显示上颌中切牙全冠修复（旧修复体）。　　　　→

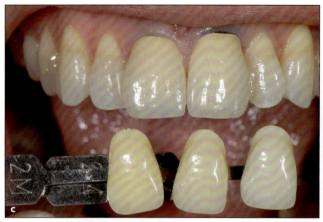
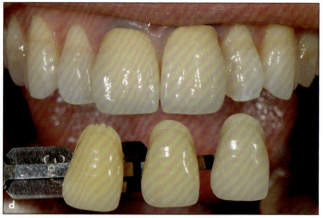

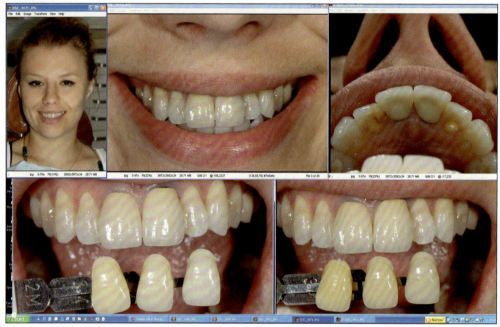

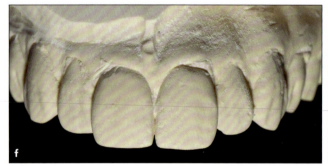
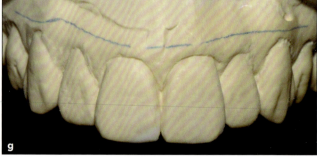

图5-28（续）　（c和d）消除所有可能对比色信息交流产生负面影响的干扰。（e）患者记录中包含了重要的美学信息和术前比色照。（f）术前研究模型。（g）对上颌中切牙的比例和形态进行个性化调整后的诊断蜡型。

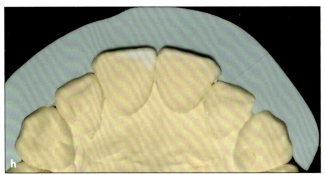

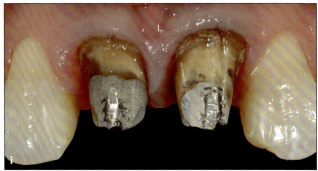

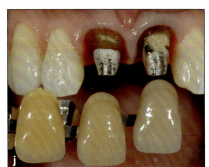

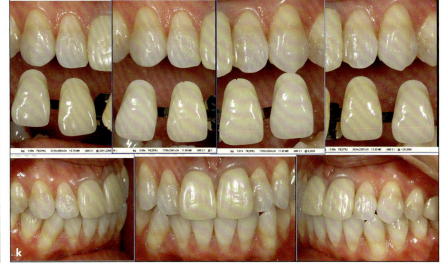

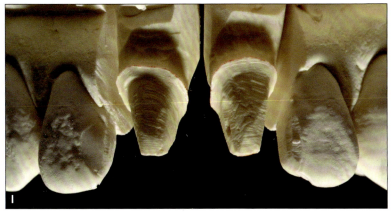

图5-28（续）　（h）用硅橡胶材料制作的唇侧牙体预备导板。（i）两颗上颌中切牙均为死髓牙，右中切牙变色更严重，并有桩核修复材料（银汞合金）。如果选择全瓷材料会影响修复体的美学效果。（j和k）临时修复体制作完成后，再次确认桩核和牙齿的色彩，确定牙齿的相对半透明性。用VITA Linearguide 3D比色板对上颌中切牙进行比色。另外，用VITA A1-D1经典比色板进行色彩的对比分析。使用多种比色板有助于更准确、全面地确定色彩。（l）制取终印模，灌制工作模型并制作修复体。　→

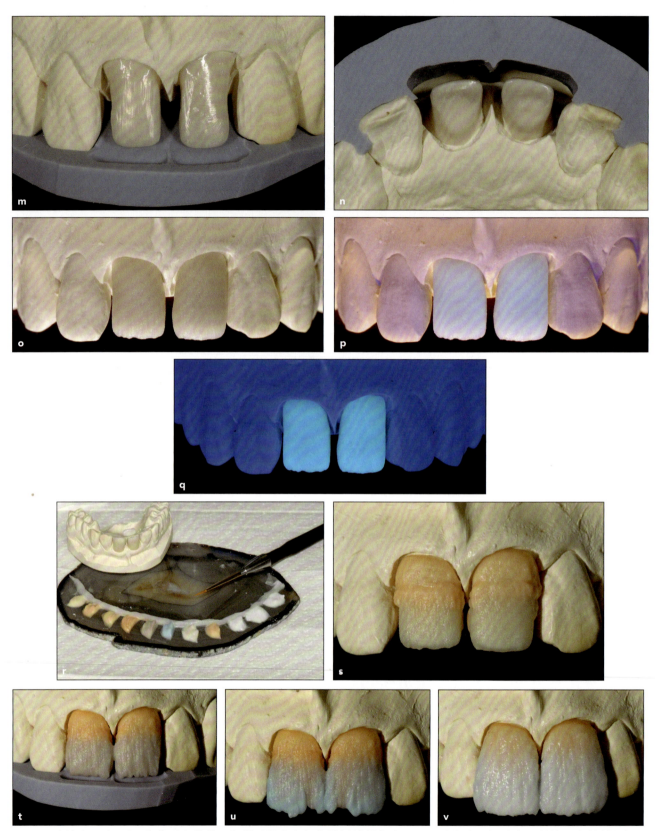

图5-28（续）　（m和n）代型上堆蜡，扫描后用遮色氧化锆材料制作内冠。用硅橡胶导板检查唇侧饰面瓷材料空间。（o～q）在代型上堆塑乳白色牙本质瓷，使修复体具有荧光特性。（r～v）将瓷粉根据比色片的色彩信息混合，然后分层堆塑到代型上，为最终修复体提供合适的色彩效果。

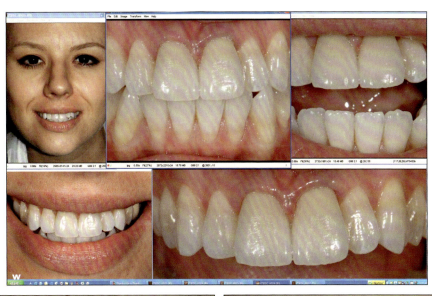

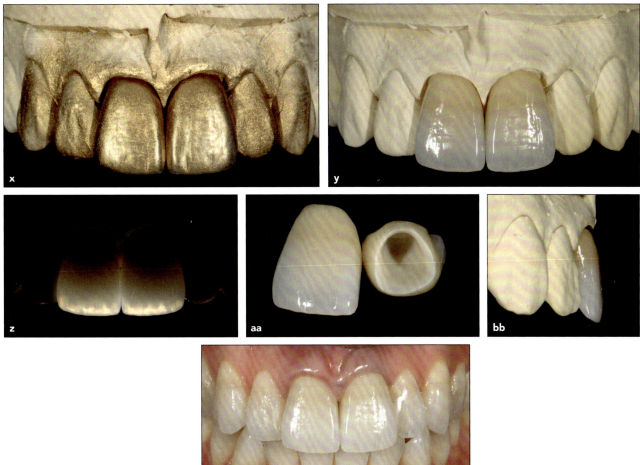

图5-28（续） （w）首次试戴最终牙冠，色彩信息再次得到验证。（x）金粉用于显示最终修复体的宏观和微观表面纹理。（y~bb）最终修复体抛光后，具有全瓷材料的良好透光性和半透明性。（cc）牙冠戴入口内并用树脂增强型玻璃离子水门汀粘固。

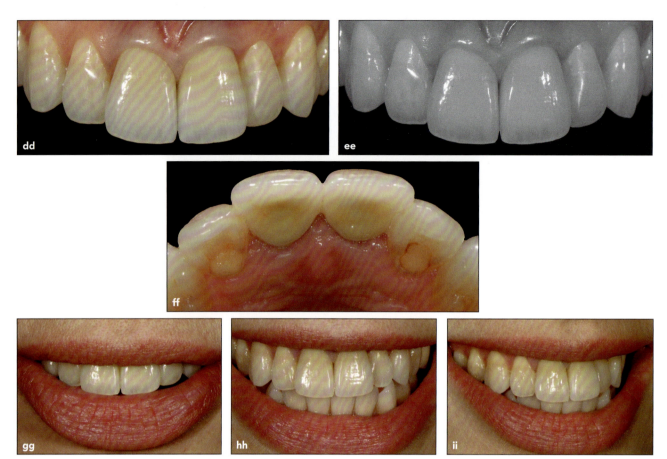

图5-28（续） （dd~ff）软组织愈合后，最终修复体的口内影像。（gg~ii）全瓷修复体粘接固位后的口外影像，显示出与邻近天然牙的美学融合。

结论

当使用传统方法比色时，牙医的知识储备和技术都非常重要。在比色时，由于主观性过高会产生明显的多变性。修复材料的发展伴随着物理性能和光学性能的提高，同时也强烈需要比色方法的改进，包括合适的比色条件和新型高质量、人性化的比色板。此外，为了更好地教育和培训牙科专业人员进行比色，还需要进一步发展教学和实践活动。

总结

- 传统比色法是最常用的比色方法，但其存在许多主观性，常导致比色失败，效率低。
- 目前使用的传统比色板用不同的方法来确定色彩。建议采用"宏观－中观－微观"比色法选择最佳色彩，或者采用明度－饱和度－色调比色技术。
- 传统比色结果应充分详细地提供给技师，包括口腔临床影像。

参考文献

[1] Sproull RC. Color matching in dentistry. II. Practical applications of the organization of color. J Prosthet Dent 1973;29:556–566.

[2] Preston JD. Current status of shade selection and color matching. Quintessence Int 1985;16:47–58.

[3] Goodkind RJ, Loupe MJ. Teaching of color in predoctoral and postdoctoral dental education in 1988. J Prosthet Dent 1992;67: 713–717.

[4] Hall NR. Tooth colour selection: The application of colour science to dental colour matching. Aust Prosthodont J 1991;5:41–416.

[5] Paravina RD, Powers JM, Fay RM. Color comparison of two shade guides. Int J Prosthodont 2002;15:73–78.

[6] Paravina RD. Evaluation of a newly developed visual shade matching apparatus. Int J Prosthodont 2002;15:528–534.

[7] Paravina RD, Powers JM, Fay RM. Dental color standards: Shade tab arrangement. J Esthet Restor Dent 2001;13:254–263.

[8] Miller LL. Shade matching. J Esthet Dent 1993;5(4):143–153.

[9] McLaren EA. Provisionalization and the 3-D communication of shade and shape. Contemp Esthet Restorative Pract 2000;4(5):48–60.

[10] Paravina RD. Performance assessment of dental shade guides. J Dent 2009;37(suppl 1):e15–e20.

[11] Analoui M, Papkosta E, Cochran M, Matis B. Designing visually optimal shade guides. J Prosthet Dent 2004;92:371–376.

[12] Li Q, Yu H, Wang YN. In vivo spectroradiometric evaluation of color matching errors among five shade guides. J Oral Rehabil 2009;36:65–70.

[13] Paravina RD, Majkic G, Imai FH, Powers JM. Optimization of tooth color and shade guide design. J Prosthodont 2007;16:269–276.

[14] Paravina RD. Critical appraisal. Color in dentistry: Improving the odds of correct shade selection. J Esthet Restor Dent 2009;21:202–208.

[15] Paravina RD. Color in dentistry: Match me, match me not. J Esthet Restor Dent 2009;21:133–139 [erratum 2009;21:142].

[16] Paravina RD, Johnston WM, Powers JM. New shade guide for evaluation of tooth whitening—Colorimetric study. J Esthet Restor Dent 2007;19:276–283.

[17] Paravina RD. New shade guide for tooth whitening monitoring: Visual assessment. J Prosthet Dent 2008;99:178–184.

[18] Ontiveros JC, Paravina RD. Color change of vital teeth exposed to bleaching performed with and without supplementary light. J Dent 2009;37:840–847.

[19] Berns RS. Billmeyer and Saltzman's Principles of Color Technology, ed 3. New York: John Wiley & Sons, 2000.

[20] Paravina RD, Powers JM. Esthetic Color Training in Dentistry, ed 1. St Louis: Mosby, 2004.

[21] Goodacre CJ, Paravina RD, Bergen SF, Preston JD. A Contemporary Guide to Color and Shade Selection for Prosthodontics [DVD]. Chicago: American College of Prosthdontists, 2009.

[22] Avery D. New shade-matching technology: The final piece of the shade communication puzzle. J Dent Technol 2003;20:34–35.

[23] Sproull RC. Color matching in dentistry. 3. Color control. J Prosthet Dent 1974;31:146–154.

Chapter Six

第6章

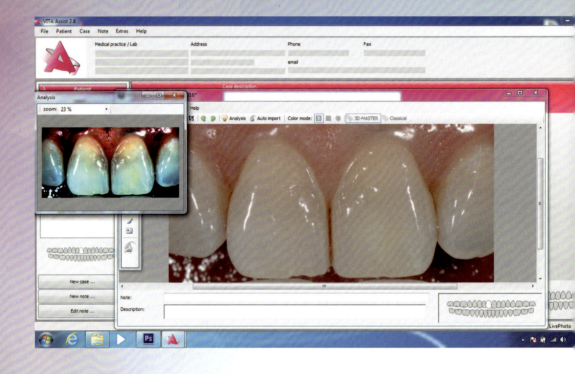

科技比色

TECHNOLOGY-BASED SHADE MATCHING

本章内容

- 科技比色系统的发展
- 牙科中的色彩测量
- 科技比色流程
- 结合科技的有效比色策略

为了克服口腔诊疗中传统比色方法固有的主观性，基于新科技的比色系统已被开发出来，并投入使用。本章概述了目前的市场状况以及结合新技术的有效比色策略。

精确的色彩交流是修复体美学和谐和整体成功的一个重要组成部分。在传统比色过程中，只有部分比色信息可以传递，而如今的比色分析设备在色彩感知过程中作为光线–物体–观察者中的"观察者"，使更精确、标准化、可重复的比色成为可能（见第2章）。

多项临床研究已经证实，和人眼视觉观察法相比，计算机辅助比色分析更为准确且一致性更高[1]。研究表明，约80%的患者能够觉察到他们的修复体和天然牙之间的差异，这表明口腔诊疗需要更精确的比色[2]。这种普遍缺乏精确性的比色方法不应作为标准。牙医应该竭力追求修复体美学质量的提升。

科技比色的优势包括：

• 无环境干扰。

• 无光线干扰。

• 结果可重复。

• 易于记录。

• 数据传输可靠。

科技比色系统的发展

计算机、互联网以及通讯系统的技术发展极大地影响了当今社会。与此同时，现代口腔修复技术也得到了迅猛发展：近10年来，牙科专业经历了新一代比色分析、交流与验证技术的发展。

最早用于牙科的比色仪器是滤色比色计。Chromascan（Sterngold）于20世纪80年代初推出，但由于其设计和精度较差，并未取得成功[3-4]。20世纪80年代末和90年代初，一些研究人员发表了利用色度计和分光光度计测量、复制色彩的论文[5-7]。一项研究使用点光源分光光度计对离体牙的色彩和现有比色板进行校正[8]，其他几名学者也发表了这方面的文章[9-11]。20世纪90年代末，引入并评估了Shofu ShadeEye比色仪[12-13]。

Chu和Tarnow[14]报告了Cortex Machina公司RGB数码相机技术在检测色彩性质方面的临床应用。他们发现科技比色系统能提供更多精确数据，使各种技术经验层次的技师制作出色彩匹配良好的修复体。Cortex Machina公司后来和Cynovad公司合并。

第一代全牙表面色彩地图测量分析系统是由MHT光学研究所研制的Spectro-Shade系统（一种分光光度计），X-Rite公司推出的ShadeVision和Shade-X系统（色度计）以及Olympus公司的Crystal Eye（一种分光光度计）。第一代VITA Easyshade分光光度计测量牙齿表面的面积并显示平均值，没有整合牙齿图像。由于种种原因，这些仪器已经全部退出市场。

牙科中的色彩测量

如今，比色技术已发展到能够获取精确的色彩信息，改善技师与牙医之间的沟通，最终推动美学修复的实践。这些创新模仿人类的视觉系统，希望能消除由负面视觉幻想效应所带来的干扰，从而获得精确、可重复的信息，使技工中心能够制作出精确比色的修复体。此外，科技比色设备不仅能传递修复体的比色信息，而且能记录美白前后的治疗效果。

色彩测量仪器

色彩测量仪器包括分光光度计、光谱辐射计和色度计。无论常规使用还是在牙科中，前两种类型的仪器都是最可靠、精确和实用的。

分光光度计测量物体表面许多点在可见光谱上反射的光波长（在完整可见光谱中1~25nm的范围）。所测得的光谱色彩数据通常是以光谱曲线的形式显示（图3-8）。分光光度计测量和记录可见光谱中任何色彩的可见辐射能量[1,2,7,15-17]。牙科分光光度计使用的典型光学几何是45°/0°，即光线自45°射入，观察者位于0°（图5-16）。

分光光度计所获得的大量信息必须经过处理，精简数据量并将其转换成可供牙科专业人员使用的格式[18]。一般情况下，由比色板上相应的比色片解释数据。由于设备过于昂贵和复杂，限制了分光光度计在牙科研究及临床中的应用，目前用这些设备在口内测量牙齿色彩仍然是一个难题。

与只有26.6%匹配率的视觉观察法（传统）相比，用分光光度计来比色匹配率高达83.3%。此外，93.3%的病例中，靠视觉观察法选择的比色片与相应的牙齿之间的色差（ΔE*）高于分光光度计比色的色差[1]。德国美因茨大学进行的一项未发表的体外研究也得出了相似的结果：30名受试者（牙医、技师、学生和助手）在不同的时间，用视觉观察法和数字化方式（Easyshade）分别对20个牙冠各进行了3次比色。传统比色方法的重复率为50%，而Easyshade的重复率高达90%。

这些研究结果突出了比色仪器的优点，特别是在技师由于比色失误而增加操作费用时。据报道，德国每个技工室的平均每月费用为1270美元（约8700元），德国每年的总费用就超过1.23亿美元（约8.5亿元）。传统比色占55%，而色彩校正占剩余的45%[19]。

Easyshade V是VITA公司第5代接触式分光光度计，用于比色和信息交流（图6-1）。它每次测量5mm区域的色彩信息进行平均值计算。Easyshade V采用LED光源、无线连接、电池供电、体积小，且便于携带。其结果被转换为VITA A1-D4经典比色板、VITA Toothguide/Linearguide 3D比色板和VITA Bleachedguide 3D比色板的对应比色片（图6-2）。通过计算机软件VITA Assist和智能手机应用程序VITA

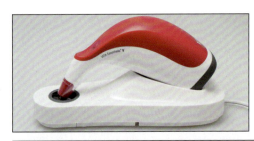

图6-1 VITA Easyshade V是一种接触式分光光度计，用于比色和信息交流，每次测量5mm区域的色彩信息并计算平均值。

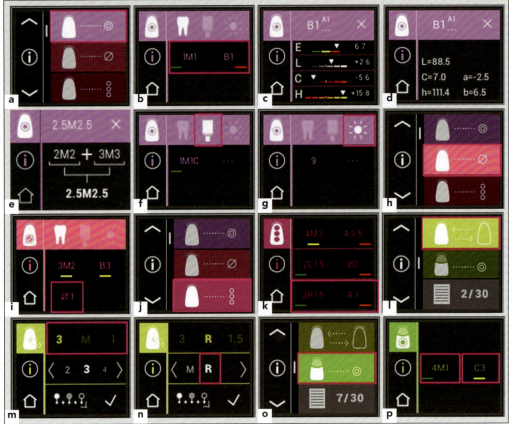

图6-2 （a）选择上方图标中的牙齿符号来测量天然牙的色彩。（b）测量结果以VITA 3D比色板（左）和VITA A1-D4经典比色板（右）的格式显示。要获取其中一个比色系统的详细信息，请触摸相应的比色片。（c和d）在VITA A1-D4经典比色板的详细信息中，显示了总体色差，并且通过类似于交通信号灯的色彩编码系统（红色=调整，黄色=一般，绿色=良好）来表示色彩匹配的质量。还会显示明度（+偏亮，-偏暗），饱和度（+偏高，-偏低）和色调（+偏黄，-偏红）的差异，以及天然牙的色彩坐标值。（e）对于VITA 3D比色板的详细显示，如果所测牙齿色彩在两个3D比色片之间，那么可以通过将它们以1∶1的比例混合，从而达到完美匹配；显示器底部显示的是最接近的改良色彩。（f）通过选择顶部的VITABLOCS符号，可显示建议的CAD/CAM材料（VITA 3D比色板或VITA A1-D4经典比色板）色彩的信息。在选择VITABLOCS色彩时，有以下4种情况：①活髓未变色牙——牙体预备前比色，修复体一般不具有附加的特征；②活髓变色牙——牙体预备前比色，修复体一般具有附加的特征；③死髓未变色牙——与①相同的原理；④死髓变色牙——需要测量相邻的牙齿。（g）在美白监测时，应选择顶部的太阳符号。显示的数字与VITA Bleachedguide 3D比色板的SGU（比色单元）相对应，为1~29。（h和i）牙齿色彩、VITABLOCS和漂白色的几个测量值可以取平均值。（j和k）通过测量牙齿不同区域，可以将颈部、体部和切端的色彩信息与VITA 3D比色板或VITA A1-D4经典比色板结合在一起。（l）瓷修复体的比色中，可以进行修复体和牙齿之间或修复体和先前测量的色彩之间的比较，并可确定最终修复体的色彩（用户标准）。（m和n）在测量修复体之前需要选择目标色彩。选定目标色彩后，应测量修复体的中1/3。使用所描述的红-黄-绿色彩编码来说明匹配的质量。使用显示器底部的按钮切换到扩展模式，可以选择改良后的色彩。（o和p）同理，天然牙的牙冠也可采用这种比色方法。这种红-黄-绿色彩编码也适用于VITA A1-D4经典比色板。（由VITA提供）

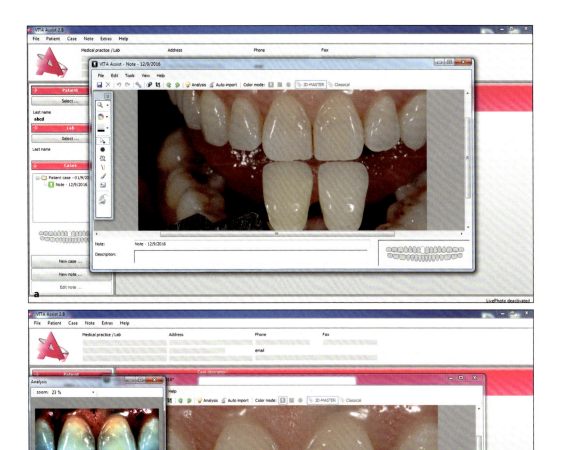

图6-3 （a和b）VITA Assist是一款辅助Easyshade V分光光度计的软件，支持牙医与患者、牙医与技师之间的实时电子通信（包括智能手机应用程序VITA mobileAssist）。牙医可以通过该系统对患者数据进行登记和管理，对图像进行编辑和评价，对牙齿的色彩和透明度进行记录（b），它还可以用于全口义齿和可摘局部义齿。

mobileAssist实现了信息交流与色彩分析（图6-3）。该应用包括天然牙、CAD/CAM材料、直接充填材料和修复体的比色；分层瓷修复中的牙体比色；牙齿美白效果监测；瓷修复中的口内外比色；质量控制（例如试戴修复体，以及瓷修复体的预期色彩与实际色彩之间的比较）。Easyshade V有以下测量模式：基本色彩测量，平均色彩测量，局部色彩测量（颈部、体部和切端），修复体色彩验证（包括明度、饱和度和色调的比较）和比色片模式（练习/培训模式）[20]。

　　另一种临床使用的分光光度计是MHT公司开发的SpectroShade Micro。它是一款全牙面色彩测量设备，使用光纤连接数码相机，并配有分析软件和液晶触摸屏。

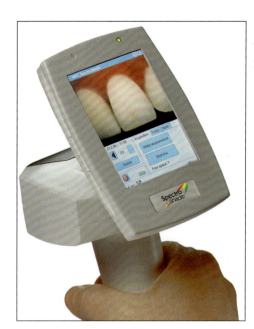

图6-4 SpectroShade Micro是测量完整牙齿表面的分光光度计。校准后，选择"开始运行"可以进行测量。（由MHT提供）

牙齿定位引导系统便于色彩测量（图6-4）。校准后，选择"开始运行"进行测量（图6-5a）。SpectroShade Micro结果可显示整个牙齿、1/3或多个比色区域，以及半透明性（图6-5b~e），而手动功能可对特定区域进行色彩分析。此仪器可以对两个图像进行观察和比较（图6-5f）。例如，可以比较天然牙和牙冠之间或漂白前后的临床影像。图像和数据保存在存储卡上，可以通过互联网传输到计算机。

准确度和可靠性是色彩测量仪器最重要的特性之一，并且必须在产品规格中提及相关信息。据报道，Easyshade的准确度超过92%，而SpectroShade的准确度高于80%，这两种仪器的可靠性均超过96%[21]。表6-1给出了Easyshade V和SpectroShade Micro之间的详细比较。

光谱辐射计可实现非接触式体内和体外测量[22]。光谱辐射计可以提供高质量、可靠的色彩测量，可达到1~2nm的光谱灵敏度。光谱辐射计已经在牙科的许多研究中使用[23-27]。由于目前临床上尚无可使用的光谱辐射计，因此不做详细介绍。

色度计近似于标准观察者。但是，色度计不记录光谱反射率；它们只过滤可见光谱中几个区域的光［最常见的是红色、绿色和蓝色（RGB）］，以确定观察对象的色彩。色度计的准确度通常低于分光光度计和光谱辐射计。此外，过滤器的老化也会影响测量精度。色度计在体内和体外的牙科研究中经常使用[28-32]。目前市场上可用的牙科色度计是ShadeStar（DeguDent），这是一款集成软件的无线可供电便携式设备。通过它来测量牙齿色彩比较简单，结果显示在比色片中（VITA比色板以及Dentsply Ceram. X Mono和Ceram. X Duo比色板）。

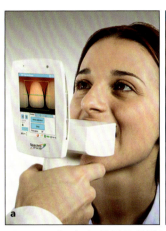
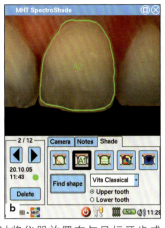
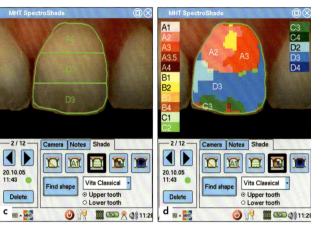
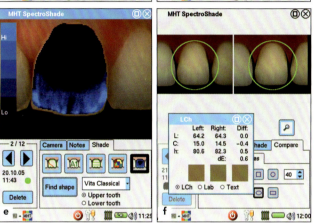

图6-5 （a）色彩测量是通过将仪器放置在与目标牙齿成90°角并与牙龈齐平的位置进行的。轻微移动仪器使其刻度框居中，完成此操作后刻度框会变为绿色，按下"测量"按钮。（b）在显示器中单击"比色"，然后选择A1（左侧第2个图标），以获得整个牙齿的平均色彩信息。（c）要获得3个不同部位（牙齿颈部、体部和切端）的色彩，请单击相应的图标（左侧第3个图标），可以根据需要移动绿色边框。（d）要获得详细的色彩地图，请单击色彩地图（左侧第4个图标）。（e）要查看半透明性，请单击半透明图标（最右侧）。蓝色越浅，表明透明度越高。（f）单击"比较"命令可以比较两颗牙齿或修复体的总色差和色彩坐标差。（由MHT提供）

● 表6-1 目前使用的牙科分光光度计比较

	Easyshade V	SpectroShade Micro[a]
产品类型	分光光度计	成像分光光度计
测量	5mm直径探头	全牙面
便携式	是	是
PC 成像	是[b]	是
PC 软件	是	是
模拟试戴	是	是
联网功能	是	是
备注	显示ΔE*以及色调、明度和饱和度的差异；兼容WLAN	显示ΔE*以及色调、明度和饱和度的差异；兼容WLAN
精确度/可靠性[21,c]	92.6% / 96.4%	80.2% / 96.9%
优点	轻便；简单；"交通信号灯"式的比色解释：绿色＝良好，黄色＝一般，红色＝调整；可用于磨牙区	轻便；在虚拟试戴时测量最接近的比色片和实际色彩之间的差异
缺点	对错位牙取像困难	无法用于磨牙区
成本	低	中等

[a]也适用于ShadePilot（DeguDent）。
[b]需要从另一台设备（数码相机、手机等）上传。
[c]是前几代仪器的报告数据。

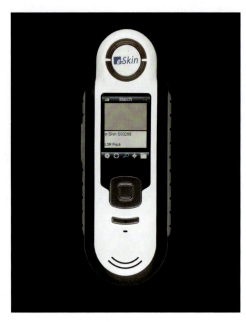

图6-6　e-Skin色度计（Spectromatch）使用近22000种肤色的数据库来匹配患者的皮肤。数据库中的所有选项都有对应的染色方案（http://www.spectromatch.com/products/technologies/e-skin/）。

到目前为止，这些仪器都是为临床测量牙齿色彩和相应的修复体而设计的。此外，还有几种用于人体皮肤色彩测量的仪器（分光光度计、光谱辐射计和色度计）。其中包括Spectromatch公司的e-Skin（图6-6）、Cortex Technology公司的DSM Ⅱ皮肤色度计和Courage+Khazaka Electronic公司的CL400皮肤色度计。

用于色彩测量的其他工具

用于色彩测量的其他设备和工具包括录像机、数码相机、计算机软件、手机应用程序，以及混合设备。很多工具正在牙科诊所和技工室日益流行，有些色彩测量的质量尚可，但有些尚未得到验证。

数码相机

可以通过获取红色、绿色和蓝色图像信息形成彩色照片的装置，例如家用录像机或数码相机，通常被称为RGB设备。数码摄影将在下一章中详细讨论。将数码影像用于科学成像是数码相机在色彩方面最先进、最合适的用途。其中包括但不限于光谱彩色影像、高动态范围影像、色貌建模、彩色图像质量评价等。但是，这些方法目前尚未用于临床。目前，数码相机的临床应用仅限于最基本的比色功能[1]。

数码相机常与计算机软件（通常是Adobe Photoshop）一起使用。目前，在牙科中使用这些系统固有的问题是：它们无法控制某些关键变量来精确测定色彩。通常，色彩是由诸如相机等多种途径获取的RGB数据及采集的影像中的参考信息合成的。数码相机不是测量色彩的设备，而是根据拍摄到的影像推断其色彩属性。此外，还存在相机和照明条件的可变因素，以及处理从非色彩测量设备（数码相机）获取信息的软件和方法的限制。然而，数码影像对色彩和外观的视觉传达是至关重要的。

在牙科领域，数码影像主要用于使用传统比色板时增强牙医与技师之间的交流。与直观地确定牙齿色彩数据相比，这套影像更能给技师提供参考依据。有许多方法可以把这些数据转换成有用的牙齿色彩信息[33]。

软件和手机应用程序

软件和手机应用程序在色彩管理领域越来越受欢迎。除Adobe Photoshop外，Corel Photo-Paint也是色彩管理的常用软件。Techkon公司的ColorCatcher是一款通用的移动应用程序，而X-Rite公司的CAPSUREme、Konica Minolta公司的CM-SA皮肤分析软件、Techkon公司的Color & Appearance Mapping都是专门用于评估肤色的应用程序和软件。

混合设备

最近[3]，3Shape Trios RealColor提出了一种利用口内光学印模来评估牙齿色彩的方法。该扫描仪采用LED光源，覆盖视觉光谱，扫描时自动测量牙齿色彩。利用牙齿的三维几何形状和扫描角度来生成色彩信息。选取最匹配的色彩，所测量的色彩被转换为VITA 3D比色系统。色彩信息可以与扫描数据和修复数据一起发送到技工室。一项临床研究表明，3Shape Trios RealColor和MHT SpectroShade分光光度计的比色可靠性相似[34]。另一项研究报告称，由于色彩参数与色度计相比存在显著差异，因此这种数字化口内扫描仪尚不能用作口腔诊疗中的主要比色方法[35]。

这仅仅是初步的开发工具，未来具有色彩评估功能的口内光学印模设备的数量还会进一步增加。相对于已被证实的数字化比色工具，这些新设备需要更多的研究来验证[34-35]。

牙科色彩测量中的挑战

值得注意的是，比色时具有最小ΔE*值（仪器获得的比色结果）的比色片并不总是观察者的首选（视觉比色结果）[23]。这一点在CIELAB（CIE76）公式中尤为明显，它是目前牙科领域最常用的公式。虽然色差公式（CMC l∶c；CIE94和CIEDE2000）的发展已经提高了视觉和仪器之间结果的一致性，但是仍然有必要加以改进。

如前所述，牙齿表面形貌会影响明度的感知。牙齿表面越光滑（反射越强），就会显得越亮。为了克服这一问题，一些系统使用滤镜去除表面眩光。不使用滤镜的比色系统经常会将色彩的明度记录得过高，造成误差。

由于光线穿过半透明的牙齿和牙釉质层时发生变化，接触式色彩测量仪器的精度会受到边缘丢失现象的影响。虽然在软件中可以通过算法来适应牙齿、牙冠和比色片的不同光散射特性，但很难完全弥补这些差异，这可能是造成误差的主要原因之一。仪器探头的位置对测量结果的精确性和可靠性至关重要。采用小直径接触式探头的设备无法提供整个唇/颊面的详细色彩分布图。此外，基于详细色彩分布图的色彩再现极具挑战性。而较大的探头仅限于前牙区色彩的测量[30]。

复制牙齿半透明性仍然是再现牙齿外观中最具挑战性的工作。将三维特征转换为二维的示意图几乎没有益处。结合数字化图像的科技比色系统是首选，因为可以呈现出高质量的视觉效果。

科技比色流程

就修复体的色彩和外观而言，科技比色流程包括：
- 分析。
- 交流。
- 解释。
- 修复体的制作。
- 验证。

分析

绝大多数科技比色系统使用国际照明委员会（CIE）L*a*b*系统中的ΔE*来决定牙齿和为其选定的色彩之间的差别（见第3章）。ΔE*和色彩坐标（色调、明度和饱和度）在Easyshade V系统和SpectroShade Micro系统中由图形结合数字表示。

使用数码色彩分析，目的是得到尽可能小的ΔE*值，即为牙齿颈部、体部和切端分别获得最精确的比色。需要注意的是，ΔE*值没有方向性，例如，它无法显示一个色彩比另一个色彩亮或暗。数码色彩分析比传统方式更迅速和客观。色度计或分光光度计将色彩电子化，自动生成色彩地图，可直观地进行确认并发送给技师。

交流

在修复过程中，医技之间的高水平交流是最终修复结果可预测性和临床病例成功的基础。医技交流主要有两个方面：
1. 管理交流：例如支付协议、修复体返工制度、交付时间和费用。
2. 技术交流：例如研究模型、诊断蜡型、咬合记录、比色片、科技比色信息和数码影像。

尽管有效的管理交流对于医技保持良好的工作关系也非常重要，但本节主要介绍技术交流。由于应用科技比色系统可以获取标准色彩分析报告，所有交流可以通过电子形式来完成，明显提高了交流效率。利用色彩测量设备，可以很方便地采集这些图像，或者通过数码相机或手机导入到软件，然后上传数据到医师的个人计算机中进行处理。这些信息可以很方便地通过电子邮件等方式发送到技工室，技师可以依据客观数据来制作美观的修复体。

尽管科技比色系统采集了大量的色彩信息和细节，但是数码影像也应与色彩数据一起发送给技师，使技师能够获得足够的信息来精确地制作修复体。

解释

技师应在制作修复体之前分析色彩分布图和数码影像。由于对比色系统所提供报告的解读取决于技师的知识和技术，仍带有主观性，因此对其解读会有很大的不同。另外，有很多影响修复体色彩感知的因素，例如表面质地、解剖形态、表面光泽、边缘完整性和荧光性。数字化采集的牙齿色彩分布图的解读非常复杂。因此，技师团队需要在信息获取和解释（不同的设备有所不同）以及将获取的信息转换为修复材料的色彩方面接受培训。

修复体的制作

在制作修复体时，技师除了要考虑修复体的色彩选择和固有特性（例如金属烤瓷与全瓷）之外，还要达到适当的半透明性。通过分析半透光性分布图，可以确定修复体透光区与不透光区的比例。每颗牙齿都有不同的半透明性，这需要依靠修复材料来模拟。

同样重要的是，制作的修复体（尤其是瓷修复体）要正确显示与患者年龄相符的色彩和形态。在口腔环境中，牙周支持组织的变化和牙齿的磨耗等外部因素都会影响牙齿的整体外观。

另外，年轻人的牙齿特征都很明显，表面较为粗糙。而老年人的牙齿因持续的磨耗和磨损使表面质地更光滑、更平整。在第4章，已阐述了年龄对牙齿色彩的影响。

验证

通过先进科技技术的应用，修复体色彩验证效果得到明显改善。在Easyshade V系统和SpectroShade Micro系统中，修复体的试戴和验证功能使技师可以在将修复体交给牙医之前，对其美学效果进行数字化验证。这就保证了修复体色彩的准确性，减少了返工和不必要的患者复诊。

结合科技的有效比色策略

对前牙的色彩和半透明性进行比色是一项令人望而生畏的临床工作。即使是经验丰富的牙医，色彩的视觉评估和观察的一致性也很有限，最多只有25%[1]。单凭技术可能还不够[22,36]。因此，本节介绍治疗单颗前牙时比色的3个临床要点。

这些步骤可以总结如下：

1. 将传统的比色方法，包括两个方向的比色片，与数码影像配合使用。
2. 将数码影像转换为黑白色，可以更好地显示所选比色片对应牙齿的明度/半透明性。这可以使用图像处理软件（例如Photoshop Elements，Adobe）或演示软件（例如PowerPoint，Microsoft）来完成。
3. 使用Easyshade V系统或SpectroShade Micro等科技比色仪器获取色彩信息和细节。

如果上述3个过程中有两个结果是一致的，则可以获得可预测的比色结果。

病例报告

一名29岁白人女性患者，高位笑线，发现左上颌中切牙牙髓病变已波及根尖区（图6-7a和b）。根尖片显示一个大的金属桩，未见足够的牙胶根尖封闭区（图6-7c）。该牙齿被认为中期存活率很低；因此，采用了即刻种植和临时修复方案[37]。

微创不翻瓣拔除患牙（图6-7d），并把平台转移种植体（Biomet 3i）植入在拔牙窝偏腭侧（图6-7e）。用自凝丙烯酸树脂（Super-T，American Consolidated）制作了螺丝固位的临时修复体（图6-7f）。旋入愈合基台，并将同种异体骨材料放入跳跃间隙中（图6-7g）。愈合期间，临时修复体可以容纳、保护和维持骨移植材料和血凝块，起到密封牙槽窝的作用（图6-7h）。愈后5个月旋出临时修复体，并用丙烯酸树脂（GC Pattern Resin LS，GC America）制取种植体水平印模，记录种植体周围软组织轮廓。在技工室制作模拟软组织的模型，并用金合金制作螺丝固位个性化基台，并镀金（Gold Plating Solution，Dentsply）（图6-7i）。检查基台-冠界面的冠根向位置，并制作树脂转移杆制取印模。

比色分3个步骤进行：

第1步，用比色板（VITA A1-D4经典比色板）和单反相机（Nikon D200）（图6-7j）拍摄数码影像，目测法评估色彩，比色片需要朝冠根方向放置。

第2步，使用Photoshop Elements 10（图6-7k）将数码影像转换成黑白影像。

第3步，使用SpectroShade系统和完整的牙齿色彩分布图（包括颈部、体部和切端色彩）进行数字化比色分析[37]（图6-7l）。

对这3条信息进行评估和比较。由前两个步骤确定匹配的色彩。修复体在技工室由技师制作完成。用长石质瓷[38-39]（HeraCeram，Heraeus Kulzer）（图6-7m和n）

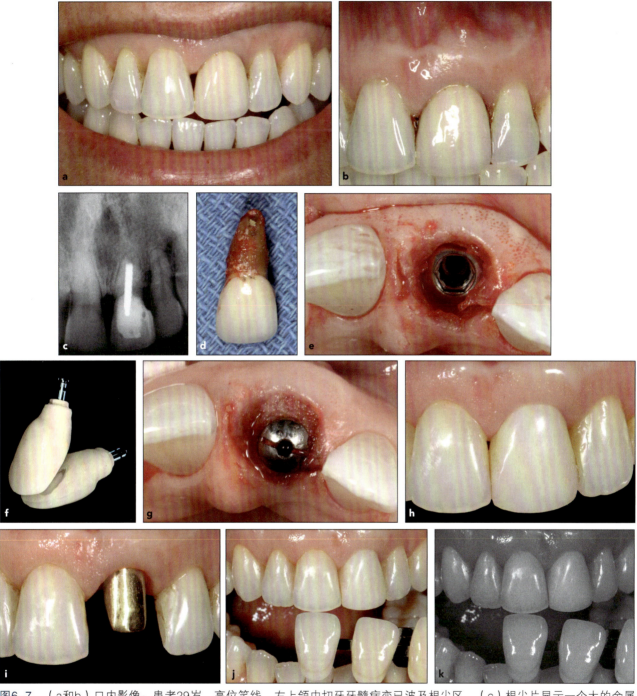

图6-7　（a和b）口内影像：患者29岁、高位笑线，左上颌中切牙牙髓病变已波及根尖区。（c）根尖片显示一个大的金属桩，未见足够的牙胶根尖封闭区。（d）微创不翻瓣拔除患牙。（e）在拔牙窝内偏腭侧植入一颗平台转移种植体。（f）螺丝固位临时修复体。（g）旋入愈合基台。（h）旋入临时修复体；愈合5个月后，旋出临时修复体。（i）旋入金合金螺丝固位个性化基台，检查基台-冠界面的冠根向位置，并制取印模。（j）冠根方向放置VITA A1-D4经典比色板的比色片，目测法评估色彩。（k）将数码影像转换成黑白影像。　　　　→

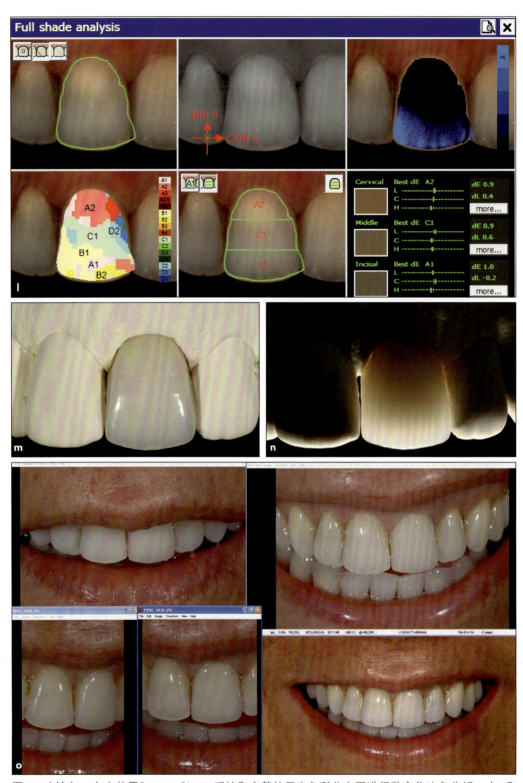

图6-7（续） （l）使用SpectroShade系统和完整的牙齿色彩分布图进行数字化比色分析。（m和n）制作金属烤瓷单冠。（o）临床上试戴修复体，再次拍摄数码影像。

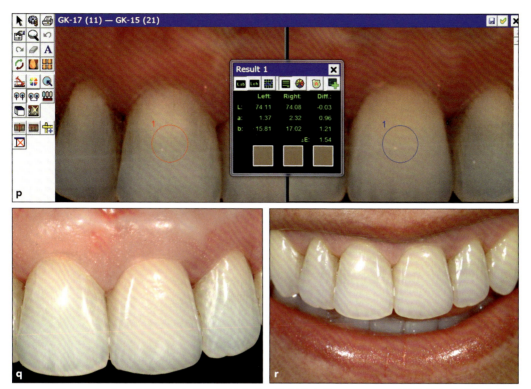

图6-7（续） （p）口内数字化扫描，评估色差，修复体色差ΔE*=1.5，对最终修复体进行上釉、抛光和粘固。（q和r）戴入最终修复体，可见其具有和谐、可预测的色彩和半透明性。

制作金属烤瓷单冠。在临床上试戴牙冠，并再次拍摄数码影像（图6-7o），数字化扫描来评估色差。在美学上获得了令人非常满意的修复体，色差ΔE*=1.5，这远低于报道的50%：50%可接受阈限（ΔE*=2.7）[27]（图6-7p）。对最终修复体进行上釉、抛光和粘固。图6-7q和r显示，最终修复体具有和谐、可预测的色彩和半透明性。

致谢

感谢Ed McLaren博士在色彩科学、技师教育和比色流程方面所做的贡献。特别感谢Dennis Tarnow医生提供的病例报告。

结论

科技比色系统为口腔修复医生完成高美学仿真修复体提供了明显的便利。科技比色提供了无偏差的色彩数据，并能消除操作干扰和人类视觉系统引起的误差。报告更加客观，采集图像的时间更短，而且多数系统都可以在修复体送回临床前进行色彩的确认。要使这一方法更有效，技工室必须拥有这一系统，事实上，许多商业化技工室都提供比色服务。科技比色的优势在于质量控制，技师可以在一些功能复杂的设备上验证色彩再现过程的精确性，还可以对修复体进行"虚拟试戴"。不过，这类工具和设备最大的缺点是，目前缺少关于其有效性的证据。

总结

- 科技比色系统增强了色彩分析与交流。
- 3种主要的色彩采集设备包括：分光光度计、光谱辐射计和色度计。
- 用于色彩测量的工具包括录像机、数码相机、计算机软件、手机应用程序，以及混合设备。
- 结合科技的有效比色策略为比色评估建立了更客观的标准，消除了操作中的误差。

参考文献

[1] Paul S, Peter A, Pietrobon N, Hämmerle CH. Visual and spectrophotometric shade analysis of human teeth. J Dent Res 2002;81:578–592.
[2] Ishikawa-Nagai S, Sato R, Furukawa K, Ishibashi K. Using a computer color-matching system in color reproduction of porcelain restorations. Part 1: Application of CCM to the opaque layer. Int J Prosthodont 1992;5:495–502.
[3] Goodkind RJ, Keenan K, Schwabacher WB. A comparison of Chromascan and spectophotometric measurements of 100 natural teeth. J Prosth Dent 1985;53:105–109.
[4] Goodkind RJ, Schwabacher WB. Use of a fiber-optic colorimeter for in vivo color measurements of 2830 anterior teeth. J Prosthet Dent 1987;58:535–542.
[5] Seghi RR, Hewlett ER, Kim J. Visual and instrumental colorimetric assessments of small color differences on translucent dental porcelain. J Dent Res 1989;68:1760–1764.
[6] Seghi RR. Effects of instrument-measuring geometry on colorimetric assessments of small color differences of dental porcelains. J Dent Res 1990;69:1180–1183.
[7] Ishikawa-Nagai S, Sato RR, Shiraishi A, Ishibashi K. Using a computer color-matching system in color reproduction of porcelain restorations. Part 3: A newly developed spectrophotometer designed for clinical application. Int J Prosthodont 1994;7:50–55.
[8] Miller LL. A scientific approach to shade matching. In: Preston JD (ed). Perspectives in Dental Ceramics [Proceedings of the Fourth International Symposium on Ceramics]. Chicago: Quintessence, 1988:193–208.
[9] Goldstein GR, Schmitt GW. Repeatability of a specially designed intraoral colorimeter. J Prosthet Dent 1993;69:616–619.
[10] Hotta M, Yamamoto M, Oguchi K, Kimura K. Color shades of visible light-cured composite resins [in Japanese]. Gifu Shika Gakkai Zasshi 1989;16:216–219.
[11] van der Burgt TP, ten Bosch JJ, Borsboom PC, Kortsmit WJ. A comparison of new and conventional methods for quantification of tooth color. J Prosthet Dent 1990;63:155–162.
[12] Yamamoto M. Development of the vintage halo computer color search system. Quintessence Dent Technol 1998;21:9–26.
[13] Wee AG, Monaghan P, Johnston WM. Variation in color between intended matched shade and fabricated shade of dental porcelain. J Prosthet Dent 2002;87:657–666.
[14] Chu SJ, Tarnow DP. Digital shade analysis and verification: A case report and discussion. Pract Periodontics Aesthet Dent 2001;13:129–136.
[15] Trushkowsky RD. How a spectrophotometer can help you achieve esthetic shade matching. Compend Contin Educ Dent 2003;24:60–66.
[16] Ishikawa-Nagai S, Sawafuji F, Tsuchitoi H, Sato RR, Ishibashi K. Using a computer color-matching system in color reproduction of porcelain restorations. Part 2: Color reproduction of stratiform-layered porcelain samples. Int J Prosthodont 1993;6:522–527.
[17] Horn DJ, Bulan-Brady J, Hicks ML. Sphere spectrophotometer versus human evaluation of tooth shade. J Endod 1998;24:786–790.
[18] Freedman G. Communicating color. Dent Today 2001;20:76–80.
[19] Corcodel N, Zenthöfer A, Setz J, Rammelsberg P, Hassel AJ. Estimating costs for shade matching and shade corrections of fixed partial dentures for dental technicians in Germany: A pilot investigation. Acta Odontol Scand 2011;69:319–320.
[20] Tung FF, Goldstein GR, Jang S, Hittelman E. The repeatability of an intraoral dental colorimeter. J Prosthet Dent 2002;88:585–590.
[21] Kim-Pusateri S, Brewer JD, Davis EL, Wee AG. Reliability and accuracy of four dental shade-matching devices. J Prosthet Dent 2009;101:193–199.
[22] Chu SJ, Trushkowsky RD, Paravina RD. Dental color matching instruments and systems. Review of clinical and research aspects. J Prosthet Dent 2010;38(suppl 2):e2–e16.
[23] Pecho OE, Pérez MM, Ghinea R, Della Bona A. Lightness, chroma and hue differences on visual shade matching. Dent Mater 2016;32:1362–1373.
[24] Ho DK, Ghinea R, Herrera LJ, Angelov N, Paravina RD. Color range and color distribution of healthy human gingiva: A prospective

clinical study. Sci Rep 2015;22:5:18498.

[25] Pop-Ciutrila IS, Ghinea R, Colosi HA, Dudea D. Dentin translucency and color evaluation in human incisors, canines, and molars. J Prosthet Dent 2016;115:475–481.

[26] Acar O, Yilmaz B, Altintas SH, Chandrasekaran I, Johnston WM. Color stainability of CAD/CAM and nanocomposite resin materials. J Prosthet Dent 2016;115:71–75.

[27] Paravina RD, Ghinea R, Herrera LJ, et al. Color difference thresholds in dentistry. J Esthet Restor Dent 2015;27(1, suppl):S1–S9.

[28] Okubo SR, Kananwati A, Richards MW, Childress S. Evaluation of visual and instrument shade matching. J Prosthet Dent 1998;80:642–648.

[29] Jahanbin A, Basafa M, Moazzami M, Basafa B, Eslami N. Color stability of enamel following different acid etching and color exposure times. J Dent Res Dent Clin Dent Prospects 2014;8:67–70.

[30] Yap AU, Sim CP, Loh WL, Teo JH. Human-eye versus computerized color matching. Oper Dent 1999;24:358–363.

[31] Swift EJ Jr, Hammel SA, Lund PS. Colorimetric evaluation of Vita shade composites. Int J Prosthodont 1994;7:356–361.

[32] Dancy WK, Yaman P, Dennison JB, O'Brien WJ, Razzoog ME. Color measurements as quality criteria for clinical shade matching of porcelain crowns. J Esthet Restor Dent 2003;15:114–121.

[33] Morris AC, Mabrito CA, Roberts MR [inventors]. Dentech Llc, assignee. Automated tooth shade analysis and matching system. US patent 6,190,170 B1. 20 February 2001.

[34] Gotfredsen K, Gram M, Ben Brahem E, Hosseini M, Petkov M, Sitorovic M. Effectiveness of shade measurements using a scanning and computer software system: A pilot study. Int J Oral Dent Health 2015;1(2):1–4.

[35] Yoon HI, Bae JW, Park JM, Chun YS, Kim MA, Kim M. A study on possibility of clinical application for color measurements of shade guides using an intraoral digital scanner [epub ahead of print 7 November 2016]. J Prosthodont doi:10.1111/jopr.12559.

[36] Chu S, Devigus A, Paravina R, Mieleszko A. The Fundamentals of Color: Shade Matching and Communication in Esthetic Dentistry, ed 2. Chicago: Quintessence, 2011.

[37] Chu SJ, Salama MA, Salama H, et al. The dual-zone therapeutic concept of managing immediate implant placement and provisional restoration in anterior extraction sockets. Compend Contin Educ Dent 2012;33:524–332,534.

[38] Chu SJ. Use of a synthetic low-fusing quartz glass-ceramic material for the fabrication of metal-ceramic restorations. Pract Proced Aesthet Dent 2001;13:375–380.

[39] Chu SJ, Ahmad I. A historical perspective of synthetic ceramic and traditional feldspathic porcelain. Pract Proced Aesthet Dent 2005:17:593–598.

7

Chapter Seven

第7章

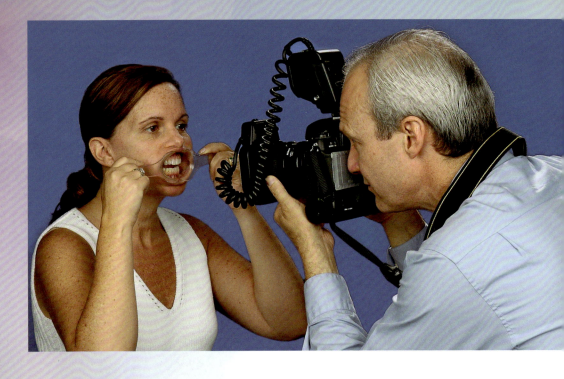

数码摄影

DIGITAL PHOTOGRAPHY

Stephen R. Snow, DDS

本章内容

- 摄影设备
- 摄影原则
- 影像管理
- 色彩交流

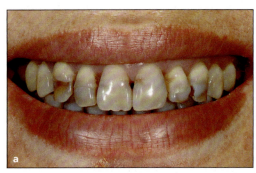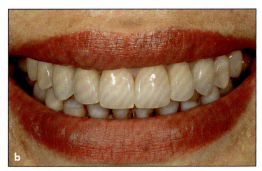

图7-1　（a）治疗前微笑影像。（b）治疗后微笑影像。

摄影是传达视觉信息的最有效方法。如今，口腔临床数码摄影已成为牙科记录、评估、诊断和治疗标准操作中必不可少的一部分[1]。

牙医可以使用临床影像来显示检查结果，向患者解释治疗注意事项，并获得患者的同意[2]。临床影像还可以帮助转诊时传达患者的情况，有助于患者得到准确的治疗方案[3]。

术前及术后的临床影像不仅可以记录牙医的个人成长进步，还为患者的病情记录以及促进牙科发展提供了有意义的证据[4]。数码影像对于相关科学研究的记录和出版至关重要。

再现天然牙结构和牙龈组织的外观是当代修复学治疗的关键目标，尽管修复体的轮廓、纹理和比例都很重要，但是重现相似的色彩可能最为困难。医技合作想要制作出高度美观的间接修复体，必须进行口腔临床摄影[5]。

只有准确地记录了治疗前后的临床影像，口腔临床数码摄影才有意义（图7-1）。选择合适的设备并严格遵循摄影原理，才可以获得可预测、可重复的临床影像[6]。

摄影设备

在数码摄影中，光线通过镜头进入相机，然后聚焦在光电传感器上。为了模拟人类视网膜的色彩感应功能，传感器内的感光元件覆盖有红色、绿色和蓝色滤光片。感光元件可以将光信号转换为电信号，然后将其发送到内部处理器。处理器将传感器采集的数据组装成色彩点阵列，这就构成了最终影像。每个色彩点称为一个像素[1]。

从技术上讲，任何具有镜头、光电传感器和色彩处理器的设备都是数码相机。以下是当前可用的3种最常见的相机类型：

• 数码单反相机（DSLR）：这是一种传统风格的相机，摄影记者和其他专业摄影师通常选择这种相机（图7-2）。几乎所有数码单反相机的正面都有一个圆形安装环，可以更换镜头。每个镜头具有特殊的光学特性以用于特定的摄影目的，

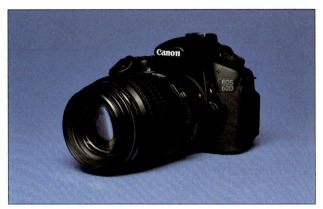

图7-2　大多数数码单反相机都可以更换镜头。这样，牙科专业人员可以选择最适合口腔临床摄影的镜头。

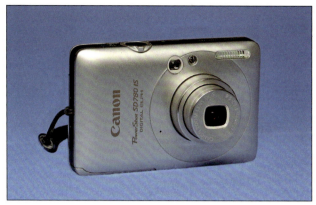

图7-3　卡片相机比数码单反相机小。镜头和闪光灯组件通常永久集成在相机机身内，无法更换。

图7-4　智能手机像卡片相机一样，镜头和闪光灯组件都是内置的。智能手机的镜头（左侧黑色）和闪光灯（右侧白色）排列如图所示。集成在智能手机和卡片相机中的多用途镜头通常不具有拍摄可重复口腔临床影像所需的特定聚焦或放大倍率的功能。

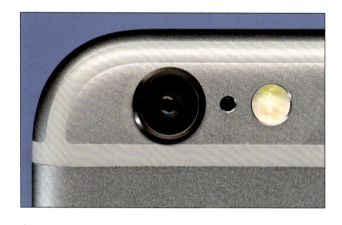

牙医通常会选择用于微距摄影和人像摄影的镜头。相机机身通常具有多个按钮、开关和旋钮，它们可在影像拍摄过程中控制相机的多种功能。数码单反相机通常具有一个额外的连接插槽（称为"热靴"），可以安装并触发闪光灯。

• 卡片相机：这类相机是专门为摄影而设计的，但它们比数码单反相机轻便很多（图7-3）。与数码单反相机相比，卡片相机的镜头被内置于机身内，不可更换，机身控制键较少，设计比较简化。此类相机由于体积的减小和自动化程度的提高，受到了消费者的青睐。

• 便携式电子设备：智能手机、平板电脑甚至笔记本电脑都可以拍摄数码影像（图7-4）。随着摄影能力和图像质量的提高，智能手机正迅速取代卡片相机，成为最常用的数码摄影设备。由于大多数人随身携带智能手机，因此这类设备的便利性无与伦比。此外，智能手机、平板电脑和笔记本电脑还可以用于摄影以外的其他应用程序。数码影像可以立即进行编辑、存储和分享。

对于没有经验的用户来说，为口腔临床摄影选择合适的相机设备似乎是一项艰巨的任务。一些人可能会根据尺寸选择相机，毕竟较大的相机可能会让人感觉体积庞大或沉重，而较小的相机似乎更易于管理。其他人可能会根据应用复杂性来选择相机，具有很多按钮和控件的相机看起来"太复杂"或不方便，而具有自动功能和"傻瓜"性能的相机在逻辑上似乎更易于使用。

当然，节省成本也是选择的重要参考指标，因此，有些人可能会选择最便宜的相机设备。尽管以上要素都值得关注，但它们会分散我们的注意力。

面对众多选择，我们不应该忽视口腔临床摄影最重要的两点：

- 拍摄可重复的微距和人像的能力。
- 捕捉并且再现准确色彩的能力。

其他都是次要的。从这个目的开始，可以优先选择具备这些功能的相机设备，以满足我们的需求。

设备评估

为了拍摄可重复的数码影像，需要对相机的各个组件进行进一步评估。

镜头

口腔临床影像必须聚焦才能有效拍摄，并且镜头可以控制拍摄效果。所有镜头都具有"最近的焦距"。对于口腔临床摄影，镜头必须具有微距能力。

- 通用镜头：卡片相机和智能手机的镜头不可更换。它们可用于多种用途，一部分确实具有"大光圈"聚焦功能，可以放大被摄体，但是它们都没有任何方法或标记来确定距被摄体的可重复焦距。两张影像的放大倍率很难做到完全一致，因此不适合行业中的法律文件和色彩精度要求。
- 微距镜头：由于数码单反相机允许选择和安装专用镜头，最适合使用焦距约为100mm的微距镜头拍摄牙齿和牙龈组织，同时具备合适的工作距离[7]（图7-5）。除了具有近距对焦功能外，专用微距镜头在镜筒上还具有校准标记，以指定准确的距离（图7-6）。为了获得放大倍率和曝光的一致性，必须使用具有已知放大倍率设置的手动对焦镜头。这样，焦距始终可以选择并可重复[3]。

由于手动对焦微距镜头只用于特定场景，因此大多数相机并未附带该镜头。通常，微距镜头需要单独购买，然后由牙医安装。这意味着所选的相机机身必须能够更换镜头，并且所选镜头是专门为该相机机身制作的。

闪光灯

口腔临床摄影在口内进行时也是一项挑战，牙齿等结构在很大程度上会被口腔内暗影所掩盖。因为在大多数口腔摄影条件下，自然环境光不足以照亮口内，所以最实用的光源来自辅助电子闪光灯系统。

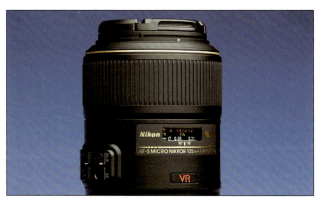

图7-5　该镜头是专为微距摄影而设计的，具有在相对近距离时聚焦的能力。

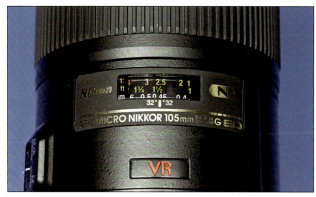

图7-6　镜头侧面的窗口显示标记，以毫米（白色标度）或英尺（黄色标度）指示精确的对焦距离，具有相应的放大倍率标识（橙色标度）。当设置为"手动聚焦"时，可以选择特定的对焦距离或放大倍率，以实现一致的色彩重现。

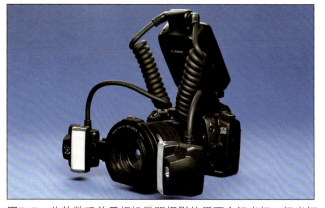

图7-7　此款数码单反相机微距摄影使用两个闪光灯，闪光灯通常安装在专用微距镜头的末端。控制单元安装在相机机身顶部的插槽中。拍摄口腔临床影像时，会将电子信号发送到控制单元，该控制单元又会与影像曝光配合触发闪光灯。

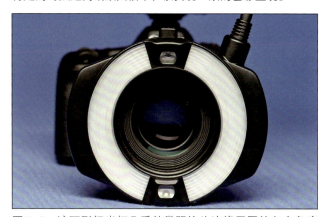

图7-8　该环形闪光灯几乎从微距镜头边缘周围的各个角度照亮物体，这种设计几乎消除了最终影像中的阴影。

　　在数码摄影中，照明效果取决于光源的形式和布置。在口腔临床摄影中，闪光灯必须位于专用微距镜头周围（图7-7）。口腔临床摄影主要有4种类型的电子闪光系统：单点闪光灯、环形闪光灯、双点闪光灯和双头闪光灯。

- 单点闪光灯：单点闪光灯组件安装在数码单反相机专用微距镜头的前面。圆形连接适配器可以旋转，因此可以围绕镜头以任意角度放置闪光灯，就像钟表指针一样。闪光灯对准镜头前居中的对象，通过从特定方向投射光，被摄体的一侧被照亮，而另一侧则被投射在阴影中。单点闪光灯的优点是可以增强轮廓、表面纹理以及前牙内在特征的可见性，但仍需要大量的经验和方向调整[8]。
- 环形闪光灯：环形闪光灯采用环形的闪光灯管配置，该结构安装在数码单反相机专用微距镜头的正面，完全包围镜头（图7-8）。通过各个角度将光投射到被摄体上，影像内的阴影将被最小化甚至消除。环形闪光灯的优点是能够同时照亮不同方向的区域，而无须任何特殊的调整。缺点是识别纹理和尺寸的能力降低。此外，前牙表面的反光可能会显示为大的白色区域，这将不利于拍摄牙齿

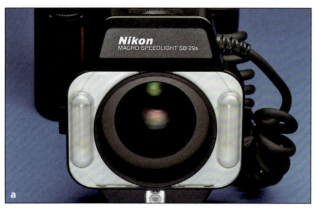
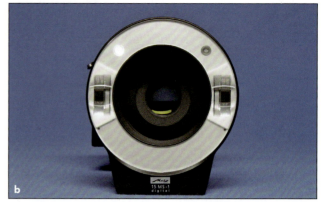

图7-9 （a）双点闪光系统在镜头的两侧用两个垂直管照亮被摄体。这样可以减少口腔前部和后部的阴影，同时仍保留牙齿的表面纹理。（b）尽管双点闪光灯看起来像环形闪光灯，但双点闪光灯仅从嵌入在安装环两侧的两个垂直闪光灯管发出光。注意，这种闪光灯未使用安装在"热靴"中的控制单元。取而代之的是，采用无线电子信号从相机机身直接发送到闪光灯进行拍摄。

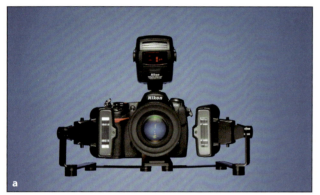
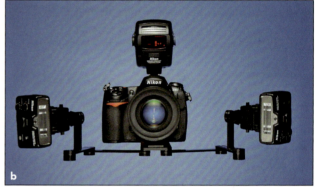

图7-10 （a）可以使用可调节的支架将双头闪光灯安装到相机上，闪光灯组件在不同的位置可获得不同的摄影效果。闪光灯的位置靠近镜头时，可减少口腔后部的阴影。（b）通过对支架调整，可使闪光灯组件距镜头更远，闪光灯以相对于镜头成45°角照亮被摄体时，可以获得准确的色彩细节。

的基础色彩[7-8]。

- 双点闪光灯：双点闪光灯设计为安装在数码单反相机专用微距镜头的正面两侧。使用单个支架在水平方向上固定两个单独的闪光灯，它们彼此相对，紧挨着镜头（图7-9）。此设计旨在将单点闪光灯和环形闪光灯的光学优势结合到一个设备中。像环形闪光灯一样，双点闪光灯可以照亮口腔的前部和后部，而无须任何特殊的调整。但是，通过使用两个垂直光源而不是环形灯管，减少了大量的镜面反射，可以看到牙齿的表面纹理[7-8]。

- 双头闪光灯：双头闪光灯是双点闪光灯设计理念的扩展。除了使用安装环将两个闪光灯固定在与镜头紧邻的固定点之外，双头闪光灯还允许单个光源相对于镜头横向移动。通常，两个单独的闪光灯由可调节的延伸臂组件固定，该组件安装在相机上而不是镜头上。光源可以放置在靠近镜头的位置（最大限度地减少口腔后部的阴影时）或远离镜头的位置（最大限度地表现纹理和色彩精度时）（图7-10）。想要在照明分布上获得灵活性，就得放弃便利性。在所有闪

图7-11 牵拉器将患者嘴唇和脸颊抬起，以进行口内摄影。

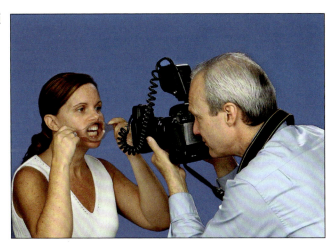

光灯系统中，双头闪光灯系统被认为是最庞大、最复杂和最昂贵的。

设备选择

在技术日趋复杂的时代，人们可以简化过程，这是可以理解的，在摄影中也不例外。但是，傻瓜相机的自动化功能在口腔临床摄影中效果不佳。口腔临床影像的一致性需要基本的摄影原理和手动摄影技术的应用。

推荐的口腔临床摄影设备包括以下内容：

- 镜头：单反微距镜头（焦距约100mm）。外部标记必须指定可重复距离的精确放大倍率，这对于病历记录和色彩精度是必不可少的。

- 闪光灯：用于单反相机的双点闪光灯。双点闪光灯提供了照明、色彩记录和便利性的最佳组合。但是，要获得更高级、更高质量的口腔临床影像，则需要双头闪光灯系统。

- 机身：数码单反相机。尽管尺寸较小的卡片相机甚至是智能手机很流行，但是专用微距镜头和闪光灯只能与相应的数码单反相机机身一起使用。

除此之外，口腔临床摄影还需要其他配件：

- 牵拉器：用来抬起嘴唇和脸颊以捕捉口内影像（图7-11）。将牵拉器放入嘴角，然后握住向上外或向下外拉伸嘴唇和脸颊。这样可以拍摄到被嘴唇遮挡的牙齿和牙龈组织。

- 反光板：要拍摄后牙的咬合面或侧面影像，需要借助反光板以更好地拍摄目标区域；但是，反光板的边缘和助手手指不应被拍摄到[8]。

- 颈带：可以使相机保持在手边，而不会掉落。

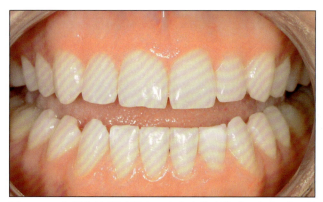

图7-12　在影像拍摄过程中，当太多的光线进入相机时，所得到的临床影像会曝光过度，并且图像的色彩细节会明显减少。

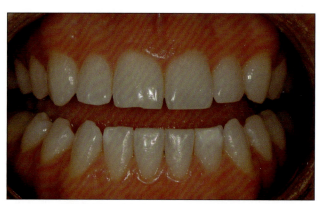

图7-13　在影像拍摄过程中，当太少的光线进入相机时，所得到的临床影像曝光不足，并且会影响影像暗色差异的感知。

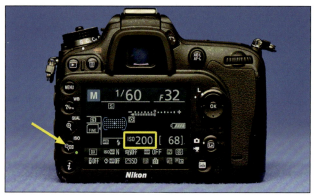

图7-14　相机背面的"信息"显示屏中可以查看相机参数，并且可以通过机身的便捷按钮来调整常用设置。相机的ISO设置确定其对光的相对灵敏度。按下"ISO"按钮（黄色箭头）可以更改ISO设置（黄色框）。数字越大表示感光度越高。

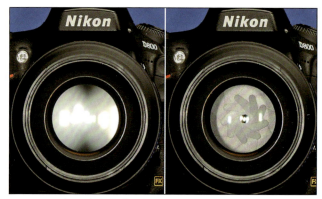

图7-15　光通过镜头进入相机的光圈直径有助于控制临床影像的曝光。较大的光圈（左）可以使图像更亮，而较小的光圈（右）可以使图像更暗。

摄影原则

大多数相机都有一个"拍摄"按钮，可以开始拍摄临床影像。按下时，相机背面的传感器暴露在通过镜头进入的光线中，对落在传感器上的光总量的控制称为曝光。

如果过多的光线进入相机，影像将曝光过度（图7-12）。在这种情况下，浅色调的相邻像素比较相似，并且最终图像显示的细节将无法区分。另一方面，如果进入相机的光线太少，则影像可能曝光不足（图7-13）。

有3个因素可以控制口腔临床影像的曝光。第1个因素是光电传感器本身的感光度。传感器越敏感，最终影像将越亮；传感器的灵敏度越低，最终影像将越暗。相机的感光度记作ISO（图7-14）[6]。

第2个因素是光通过时镜头开口的大小。数码单反相机的镜头具有圆形的内部挡板，这些挡板可以扩展或缩小以改变光进入相机的孔的多少。孔直径的大小称为光圈，并由带f的数字表示（图7-15）[6]。

图7-16 测光表可以测量落在物体上的光量。不管何种设计，这3个设备都可以测量落在光球（白色圆顶）上的入射光。通过手动输入两个变量（例如，快门速度1/60秒，ISO 200），测光表可以计算出完美曝光所需的第3个变量（光圈f32）。

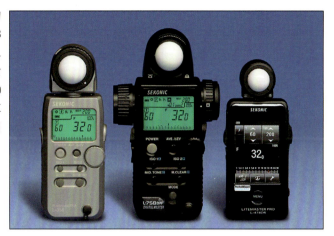

第3个因素是曝光时间。当按下相机的"拍摄"按钮时，遮挡相机光电传感器的幕帘会滑向一侧，传感器启动图像曝光。经过设定的时间后，幕帘关闭，图像曝光停止。该幕帘称为快门，其打开的时间称为快门速度。

口腔临床摄影时，阴影会掩盖口腔后部区域。必须使用电子闪光灯来补充光照射到口腔中。由于闪光灯提供的光几乎是最终口腔临床摄影所需光的100%，因此，闪光的持续时间也是曝光的真实时间，而不是快门速度[6]。闪光的时间通常由闪光灯控制器控制。

曝光模式

大多数数码单反相机都包括自动曝光模式和一个测光系统，该系统可以测量通过镜头（TTL）进入相机的光量，然后自动选择相应的闪光灯和光圈设置以获得理想的曝光。所有"自动曝光"模式均利用了反射技术[3,6]。相机经过精心设计，可以为拍摄对象设置适当的曝光。当然，比平均水平更亮的被摄体将反射更多的光，而较暗的被摄体将反射更少的光。

为了消除不稳定的曝光，我们需要"自动曝光"模式的TTL测光替代方案，应该测量落在被摄体的入射光[3,6]。这可以通过手持式测光表实现（图7-16）。测光表显示适当的光圈以产生完美的曝光。牙医会选择相机的"手动曝光"模式，并手动设置光圈。然后在相同距离下使用相同的闪光灯拍摄所有后续临床影像，这将具有完全相同的曝光量，从而获得出色的摄影效果。

获得准确的临床影像曝光量的唯一可重复且可预测的方法是通过手动设置由测光表计算出的曝光变量（光圈和闪光灯）[3,6]。

白平衡

不同来源的光通常具有完全不同的色彩含量，例如燃烧的物体发出的光。色彩科学家采用了根据理论温度来测量和描述光源色彩含量的方法，这个概念称为色温，以开尔文为单位。

为了控制相机的色彩算法以获得最准确的色彩效果，牙医必须手动设置白平衡功能，以匹配光源并与特定色温配合。尽管自定义白平衡配置文件可提供最佳的相机响应，但是"闪光灯"白平衡设置对于初学者来说是一个不错的起点。大型相机制造商经常使用"闪电"图标表示最适合闪光灯的白平衡设置。

影像管理

文件格式和压缩

相机内部的数字处理器将来自传感器的电子信号转换为数据，这些数据为临床影像中的每个像素指定了红色（R）、绿色（G）和蓝色（B）。整个图像中每个像素的完整RGB构成了一个数字文件，可以将其存储在计算机上，然后进行访问并查看。

由处理器以初始格式存储的原始数据文件称为Raw文件。由于数字色彩解释是每个相机制造商所专有的，因此如果没有通过计算机程序进行额外的数据处理，则无法直接查看Raw文件。数字转换器将每个像素的色彩"映射"到宽色域的色彩空间中，以便计算机设备识别，以显示在显示器上或印刷品上。

转换后的影像数据最常见的是以JPEG文件格式保存。除了存储色彩信息外，JPEG格式还"压缩"数据。JPEG压缩的程度比较大，使用的是有损压缩算法，以牺牲质量的方式来换取较小的文件大小。因此，压缩率越高，丢弃的色彩信息细节越多（图7-17）。JPEG有两个主要描述符，允许在存储大小和影像质量之间进行折中的选择。

在完成拍摄并将Raw文件上传到计算机后，牙医可以手动进行原始文件转换，从而最大限度地保留色彩准确性。拍摄影像时，也可以在相机中自动进行原始文件转换，从而最大限度地节省时间。

牙医所需的文件格式是在使用数码单反相机拍摄之前必须选择的关键设置。牙医应选择压缩程度最低的JPEG格式来处理大多数临床影像。但是，对于色彩敏感的影像，Raw文件可以让后期的影像处理留有余地。

影像处理

临床影像需要计算机软硬件结合才能查看。无论牙科专业人员还是他人，都需要

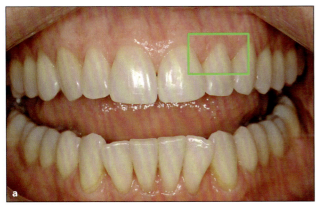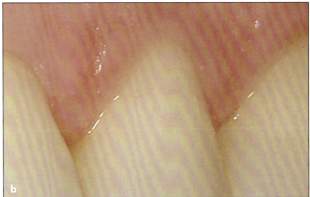

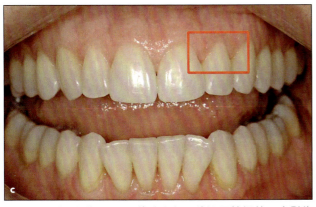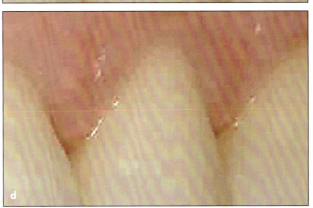

图7-17　（a）使用JPEG格式和低压缩设置拍摄的口内影像。（b）a中绿色矩形框的放大视图，显示清晰的边缘且具有平滑的连续色调渐变。使用低压缩的JPEG格式可减少图像中的伪影。（c）使用JPEG格式和高压缩设置拍摄的口内影像。（d）c中红色矩形框的放大视图，显示了高压缩JPEG格式的图片质量较差，会出现"拼凑而成"的马赛克外观。

某种形式的影像处理来将图像数据发送到显示器或打印机[6]。

影像处理由一系列步骤组成，数据库管理是其中一个组成部分。不仅要评估和筛选影像，而且还必须按照一致的归档协议对其进行存储，以便将来可以轻松找到它们[4]。

Global software可转换整个影像中的所有像素，并修改临床影像的亮度[6]。这个软件可以对自动TTL曝光进行"校正"，并作为补偿初始曝光的一种方法。这些变化是通过更改每个像素的RGB组成来实现的。重新分配像素时，某些色彩数据会集中在一起（消除细节），而其他数据会被拉开（产生数据间隙）。不论曝光校正的意图如何，影像亮度的任何改变都会使其中的色彩细节降级[6]。

色彩交流

如果患者的前牙区需要美学修复，长期健康、功能良好且美观的修复效果是大家所追求的。患者通常根据外观来评价牙科治疗的成功与否。为此，修复体的色彩必须尽可能模仿相邻天然牙的色彩[9]。牙医必须将这种色彩记录准确并传达给技师，以制造出理想的修复体。

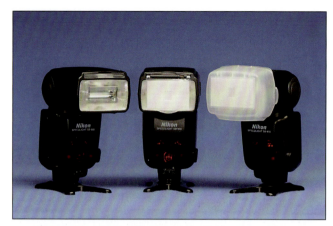

图7-18 双向45°/0°光学几何最适合口腔临床摄影，以使整个对象均匀发光。不扩散闪光灯（左侧）很容易引起场景内局部过度曝光；许多闪光灯在闪光灯管内置了漫射器（中间）以漫射光；也可以在闪光灯头上放置柔光箱（右侧），以进一步漫射光源。

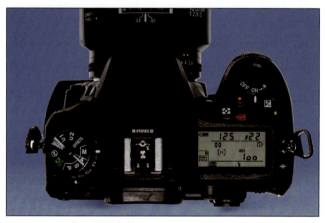

图7-19 正确的相机参数设置。

专栏7-1　相机基本设置

曝光模式：手动（M）
对焦：手动（M）
光圈：f22～f32
快门速度：1/125秒
感光度（ISO）：100
文件格式：Raw或JPEG fine
白平衡：标准或闪光灯（色温约5500K）
闪光灯功率：1/2或1/4

口腔临床摄影不仅要传达牙本质色彩和外观，而且要传达牙釉质的半透明性和表面纹理的组合。要记录和展示准确的牙齿色彩都要求在拍摄时具有出色的精度，并且需要在编辑和查看影像时严格遵守流程。

双向45°/0°光学几何最适合口腔临床摄影[10]。使用这种策略，观察者可以直视被摄体（0°），而光源以一定角度（45°）照亮被摄体。利用双头闪光灯对于色彩动态观察至关重要。内置的漫射器或柔光箱有助于将光线均匀散布（没有"过爆点"）（图7-18）。

带有手动对焦微距镜头的数码单反相机完善了相机系统。无线电发射器可以触发闪光灯。选择"手动曝光"模式并随后参照测光表读数设置闪光灯功率和相应的光圈。应该选择标准白平衡。必须确保Raw文件格式的输出和存档（图7-19和专栏7-1）。

进行比色时，应将比色片与其进行比较的牙齿保持在同一平面上，并保持在相同的角度（图7-20）。在第5章中详细介绍了用于色彩交流的比色片的摆放（图5-17～图5-22）。除了这些口内比色影像之外，牙科专业人员还必须在相同的照明设置中拍摄标准色卡的影像（图7-21）。在随后的计算机处理过程中，色彩校准软件分析来自标准色卡的色彩数据，该色彩配置文件可应用于所有影像（在相同的照明条件下拍

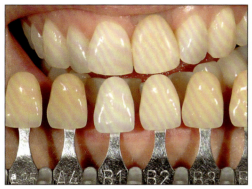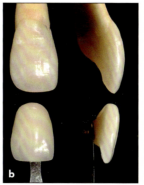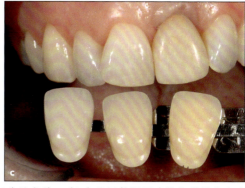

图7-20　（a）使用15mm微距镜头（1：2放大倍率）足以拍摄约6颗牙齿和6个比色片。（b）为了获得正确的色彩信息和表面反射，应将比色片与牙齿放在同一聚焦平面内进行拍摄。（c）在临床影像中使用多个比色片可帮助牙医和技师观察色彩差异与相似性。

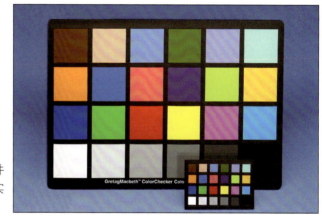

图7-21　通过拍摄具有已知色彩信息的标准色卡，计算机软件可以分析临床影像的准确性并匹配出客观的校正文件，以真实反映临床影像的色彩信息。

摄）的校正以产生最准确的色彩。使用经过校准的计算机显示器上查看这些影像时，牙科诊所和技工室之间的色彩交流会得到增强，从而制作出出色的修复体。

　　尽管可以使用Adobe Photoshop软件生成RGB或L*a*b*色彩坐标，来描述数码影像中任何单个像素的色彩，但精确值在很大程度上受照明情况、反射和色温的影响。此外，牙齿的表面解剖结构、质地和光泽也会显著影响成像效果。与其期望口腔临床摄影传出牙齿修复中色彩的精确数值，不如传达光与牙本质、牙釉质和牙齿表面特征相互作用而产生的整体色彩效果。

结论

　　临床数码影像是口腔诊疗中交流、记录、评估、诊断和治疗的重要组成部分。数码单反相机为创建可重复的曝光、放大倍率和色彩准确性提供了可能。摄影完成后必须使用软件处理影像并及时存储，以供计算机显示或打印查看。尽管可以用特定公式来识别并计算影像文件中的每个色彩信息，但是口腔临床影像仍是记录光与牙齿特征相互作用产生的整体色彩的最佳方法。

总结

- 准确的数码影像对于牙齿或修复体色彩和外观的高质量交流至关重要。
- 带有手动对焦微距镜头（约100mm焦距）和双点闪光灯的数码单反相机是口腔临床摄影获得一致性效果（尤其是色彩准确性）的最佳选择。
- 需要手动设置曝光、对焦、白平衡和压缩设置，以获得可靠的口腔临床影像。
- 反光板和牵拉器是有益的辅助工具，有利于整个口内影像的拍摄。
- 对临床影像的每次软件处理都会导致质量下降，因此应拍摄最佳影像，并及时保存Raw文件。

参考文献

[1] Terry DA, Snow SR, McLaren EA. Contemporary dental photography: Selection and application. Compend Contin Educ Dent 2008;29:432–436,438,440–442,passim.

[2] Swift EJ Jr, Quiroz L, Hall SA. An introduction to clinical dental photography. Quintessence Int 1987;18:859–869.

[3] Snow SR. Dental photography systems: Required features for equipment selection. Compend Contin Educ Dent 2005;26:309–310,312–314,316,passim.

[4] Bengel W. Mastering Digital Dental Photography. London: Quintessence, 2006.

[5] Terry DA, Moreno C, Geller W, Roberts M. The importance of laboratory communication in modern dental practice: Stone models without faces. Pract Period Aesthet Dent 1999;11:1125–1132.

[6] Snow SR. Assessing and achieving accuracy in digital dental photography. J Calif Dent Assoc 2009;37:185–191.

[7] Bengel W. The ideal dental photographic system. Quintessence Int 1993;24:251–257.

[8] McLaren EA, Terry DA. Photography in dentistry. J Calif Dent Assoc 2001;29:735–742.

[9] Miller LL. Shade matching. J Esthet Dent 1993;5:143–153.

[10] Gozalo-Diaz DJ, Lindsey DT, Johnston WM, Wee AG. Measure of color for craniofacial structures using 45/0-degree optical configuration. J Prosthet Dent 2007;97:45–53.

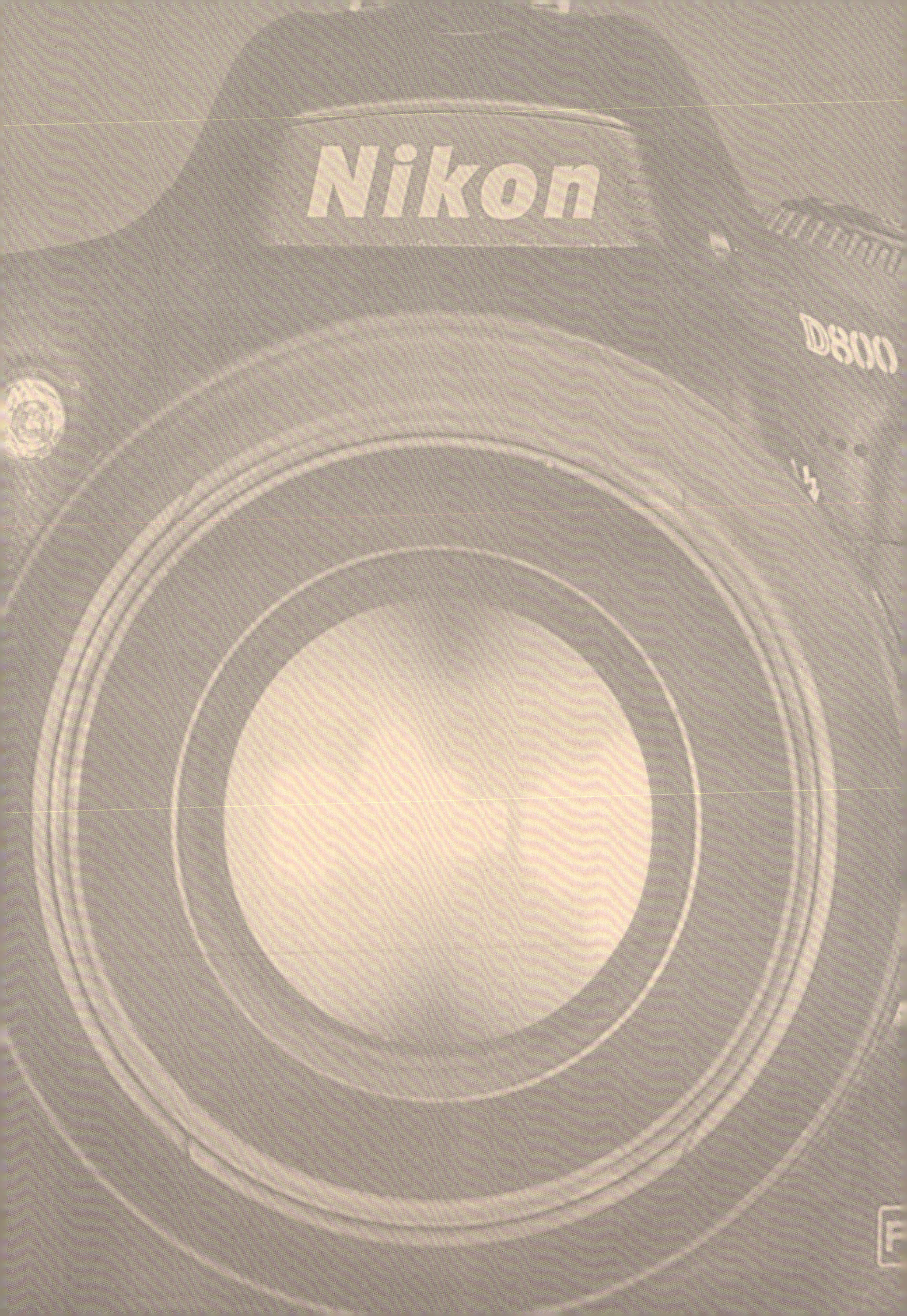
Nikon
D800

8

Chapter Eight

第8章

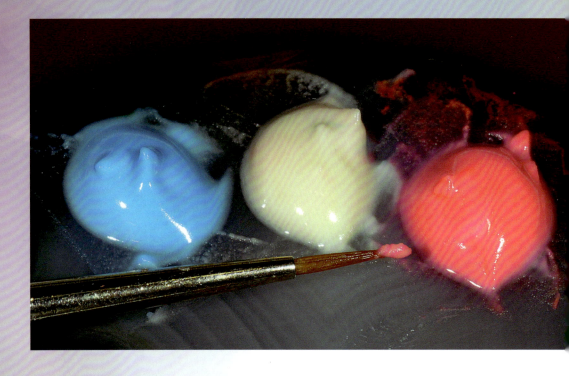

材料选择

MATERIAL
SELECTION

本章内容

- 色彩兼容性
- 色彩稳定性
- 色彩交互作用
- 混合修复时的色彩匹配

想象一下，在同一名患者的两颗上颌中切牙上使用两种不同的复合树脂进行修复。复合树脂与邻牙的色彩匹配是完美的，两种复合树脂的色彩匹配也是完美的。患者很兴奋，对修复效果非常满意。1年后，其中一种树脂完好无损，而另一种树脂则变成了黄褐色。这就会在患者的脑海中引发许多问题：牙医在修复这颗牙齿时是否忘记了什么？治疗是不是太匆忙了？牙医是累了还是工作过度？这样的结果会导致患者质疑牙医的能力，并影响医患关系。

这种"同手异果"的情况受到材料选择的影响，材料在很大程度上决定了修复体的美学和寿命。许多公司在成本吸引力上相似，并在广告中做出同样高度肯定的断言，导致很难辨别不同的修复材料。个人经验、继续教育和专业文献是提高材料选择技能和避免出现上述情况的最佳途径。美学牙科材料与人类牙齿的色彩相关特性可分为3类：

1. 牙科材料与牙齿之间以及各种牙科材料之间的色彩兼容性。此类包括比色的色彩兼容性。
2. 使用牙科材料完成修复后的色彩稳定性（是否老化和染色）。此类包括美白对牙齿和牙科材料的影响。
3. 色彩交互作用。此类包括由于混合（被称为变色龙效应）、物理半透明和掩蔽/分层而产生的美学修复材料的色彩变化。

为了更好地理解色彩的兼容性、稳定性和交互作用，通过可感知阈限和可接受阈限来首先理解色彩差异在牙科中的意义是有益的。正如第2章所述，色差ΔE^*是确定正确色彩匹配的关键部分。虽然ΔE^*方程对于某些领域已经足够了，但对于牙科领域还有一个更具体的标准。50%：50%可感知阈限（PT）和更重要的50%：50%可接受阈限（AT）是牙科色彩差异的重要参考[1-6]。一般情况下，PT的色差很明显，而AT的色差是可以接受的，牙齿美白是个例外[1]。

色彩兼容性

具有相同色彩的牙科材料的色彩兼容性有时是不被接受的（图8-1和图8-2）。有一项研究表明，同一色彩标识的不同制造商的复合树脂的ΔE^*大于AT[7]。另一项研究报告称，由不同制造商制造的同种色彩的陶瓷修复材料可以发现色彩的差异[8]。与单色聚合物材料相比，陶瓷材料的色彩变化更为明显。此外，陶瓷和树脂比色片往往不是由实际的修复材料制成的，这可能会导致色彩兼容性欠佳[9-10]。通常需要用所选修复材料的同批次产品制作比色片，以克服同一材料不同批次之间的色彩差异[11]。

覆盖误差（CE）指每个比色的天然牙与特定比色系统中最匹配比色片之间的平均色差（ΔE^*）。CE是评估色差的一种简便方法，可以指导如何匹配人类牙齿的色彩。CE越小，比色片指示作用越好，为修复体选择合适色彩的机会就越大。一个合适的固定或活动义齿的比色片，其CE应该≤50%：50%AT。由于混合效果和物理

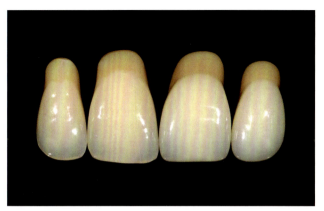

图8-1 由同一厂商生产的相同色彩的树脂（左侧）和陶瓷（右侧）修复体。树脂牙的明度较低，红色色调较高，饱和度较高。

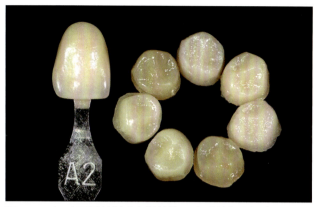

图8-2 由7个不同的制造商提供的A2色彩的复合树脂样品。

半透明导致的色彩变化，一个具有更少比色片和更高CE的比色板对于直接修复材料可能足够了。由于色彩测量仪器和技术的不同，目前可用比色系统的CE是不同的：VITA A1-D4经典比色板和Trubyte Bioform（Dentsply）比色板的CE最大，而VITA Toothguide 3D比色板的CE最小（即它与天然牙最匹配）。其他比色板的CE则介于这两个极端之间：Vintage Halo NCC（Shofu）更接近VITA 3D比色板，而Chromascop（Ivoclar Vivadent）和Vintage Halo（Shofu）更接近VITA A1-D4经典比色板[12]。

色彩稳定性

牙科材料在制造过程中会发生色彩变化。以牙科陶瓷为例，烧制和上釉会引起色彩变化[8,13-14]。戴牙后的色彩变化与修复材料的性质有关[15]。全瓷冠在戴牙后会表现出良好的色彩稳定性，但复合树脂、玻璃基聚合材料的色彩变化非常明显（$\Delta E^*>10$）[16-17]。

戴牙后色彩的稳定性与老化、染色、漂白等因素有关。当牙科材料（复合树脂、玻璃离子、粘接剂、临时材料等）暴露在食品、漱口水、家用漂白剂、氟化物和香烟烟雾中时，就会发生外部色彩变化（染色）[18]。与基线相比[19]，复合树脂加速老化产生的色彩变化（ΔE^*）非常明显。复合树脂在漂白后还会发生色彩和外观的变化，如果复合树脂和天然牙色彩变化的方向一致，给人的感觉就不会那么突兀[20]。还有研究报道了树脂和临时材料老化后的色彩变化情况[21-22]。

表面粗糙度和光泽度对于修复体的长期美观也很重要[23]。修复体表面光滑，减少了牙菌斑的积累，抑制了继发龋和牙周病的发生，进而保证了修复体的使用寿命[24-25]。

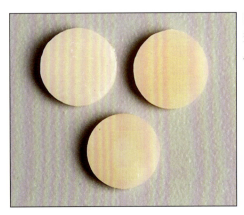

图8-3 Estelite S（Tokuyama）复合树脂材料的混合效应：A1（左上）、A3（右上），以及中部充填了A1树脂的A3树脂（下）。

色彩交互作用

牙齿、树脂材料、修复体等不同材质之间的色彩交互作用，通常有利于修复效果的展示（图8-3）。这种交互作用使修复效果更加逼真，并能减少材料和牙体硬组织之间的色彩差异。当然，金属或牙体变色另当别论。目前，分层技术就是基于色彩交互作用提出的，可用于瓷修复体，直接或间接修复。不同瓷层产生的色彩效果可以被量化，例如，在不透明陶瓷上放置一层1mm的体瓷可以更加模拟天然牙的色彩[26]。这一原则也适用于其他修复材料。

混合效应（即变色龙效应）指的是牙科材料和牙体硬组织互相影响产生近似色彩的现象。两种材质一起观察时，色差要比单独观察时小[27-28]。混合效应对牙医很有利，因为它在一定程度上弥补了人为错误引起的色彩不匹配情况。研究结果表明，复合树脂的混合效应随修复体尺寸的减小、初始色差的降低和透明度的增加而增加[29-30]。

混合修复时的色彩匹配

在微创牙科时代，经常在部分牙体预备的条件下进行瓷粘接修复[31-34]。牙医常遇到多种修复方式集中于同一名患者的情况，例如在同一牙列内使用牙冠和贴面。了解全冠牙体预备的美学和生物学原则，并认识到全冠的适应证是很重要的。随着患者对牙科的进一步了解，他们也开始反对为达到理想的色彩匹配而进行大量的全冠修复。这使不同类型的修复体之间的色彩匹配变得更加具有挑战性。

新材料和新技术的发展让不同类型的修复体之间的完美色彩匹配成为可能。技师认为，瓷贴面修复时，如果牙本质或剩余牙体组织没有明显的色彩瑕疵、牙体预备量也比较均一，那么很容易获得良好的色彩表现。相反，剩余牙体组织色彩不一致或牙

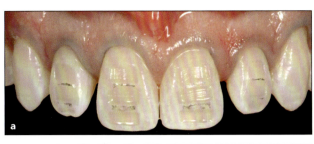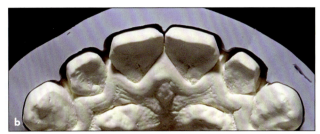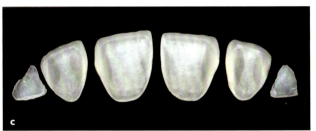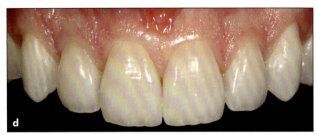

图8-4 （a）瓷贴面牙体预备时，均一的定深沟可以保证最小的牙体预备量，剩余牙体组织作为底色，来匹配瓷贴面。（b）使用硅橡胶印模来验证牙体预备量。（c）瓷贴面默认采用均匀厚度的瓷材料制作，从而有效控制最终修复体的色彩。（d）通过均匀的牙体预备和相同厚度的瓷贴面实现了可预测的美学修复效果。

体预备量不均一的情况下，精准控制色彩匹配才能有效协调牙体预备量和瓷层厚度的问题[35]。在单颗或多颗瓷贴面修复时，牙本质比色有助于实现正确的色彩匹配（图8-4）。牙本质或剩余牙体组织可以想象成一幅画布，技师可以在上面分层涂塑并制作出理想的瓷贴面。当牙体组织一侧缺损时，牙体预备量通常无法做到均匀一致，此时必须在瓷贴面自身色彩转换上下功夫（图8-5）。技师已经掌握了牙体预备量和瓷层厚度对最终修复体色彩的影响规律，因此可以通过调整光与瓷的相互作用来控制色彩。与陶瓷材料打交道是一门微妙的艺术，掌握色彩和半透明性的影响对于可预测的比色结果至关重要。

牙医和技师有时候会面临先制作瓷贴面，再制作牙冠的临床情况。瓷贴面和牙冠色彩的匹配是一项艰巨的任务。技师试图让瓷贴面不那么透明，以便与更不透明的牙冠相匹配，但这需要患者多次就诊。瓷贴面修复的比色概念也可以应用于牙冠-瓷贴面联合修复[36]。基牙的色彩必须校准或平衡，基牙均衡技术（CET）是根据3个主要因素（3S）来对基牙进行精确比色：尺寸（size）、形状（shape）和颜色（shade）。

一旦根据3S原则对基牙结构进行了修正，就可以在基牙上设计均匀厚度的瓷贴面，进而控制修复体的最终色彩（图8-6）。CET通用性强，不局限于特定材料。值得注意的是，由于石膏模型并不能反映基牙的真实底色，石膏模型上不匹配的色彩可能在口内试戴时表现良好（图8-6g）。CET可以简化就诊次数和所需流程，以实现可预测的色彩匹配。

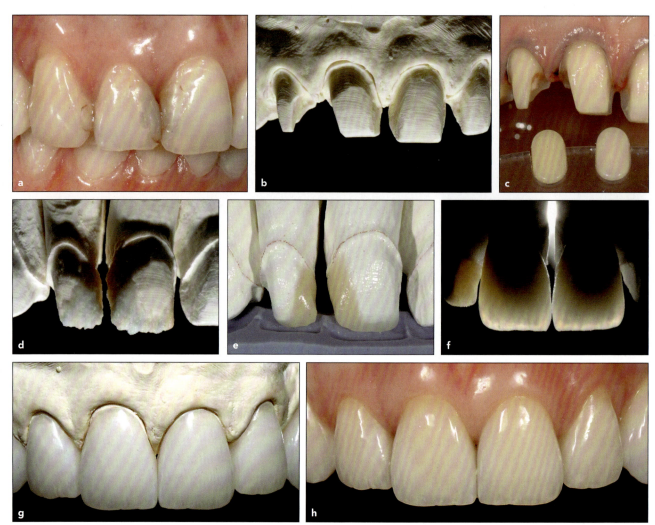

图8-5　（a）牙体组织近中的复合树脂充填材料需要去除，并通过瓷贴面改善前牙美学表现。（b）右上颌中切牙和侧切牙近中区域有继发龋和缺损，此处的牙体预备量较大。（c）进行牙本质比色。（d）瓷粉堆塑，以达到与左上颌中切牙和侧切牙相同的大小、形状和阴影。（e）对耐火代型进行烧制，并参照备牙导板评估基牙色彩。（f）了解牙体预备量和瓷层厚度对最终修复体色彩的影响规律非常重要。（g）尽管右上颌中切牙和侧切牙的牙体预备量不一致，但瓷贴面的色彩和透明度一致。（h）粘接固位后，显示出统一的色彩混合和完美过渡。

直接修复时的特殊考量

　　虽然许多牙医将陶瓷作为修复材料的首选，但复合树脂因其优异的美学表现、可接受的使用寿命和相对较低的成本也受到广泛青睐[37-38]。此外，直接修复只需要微创预备或不预备，适用于3类、4类、5类洞的牙齿形状、尺寸和色彩的美学修复。现代复合树脂修复技术主要基于层塑概念[39-40]。该方法包含了天然牙的典型光学和解剖特征[37,39,41]，并强调使用专用材料分别模拟牙本质和牙釉质的重要性。根据这一概念，牙本质修复材料的特点应该是：

- 不透明。
- 单一色调。

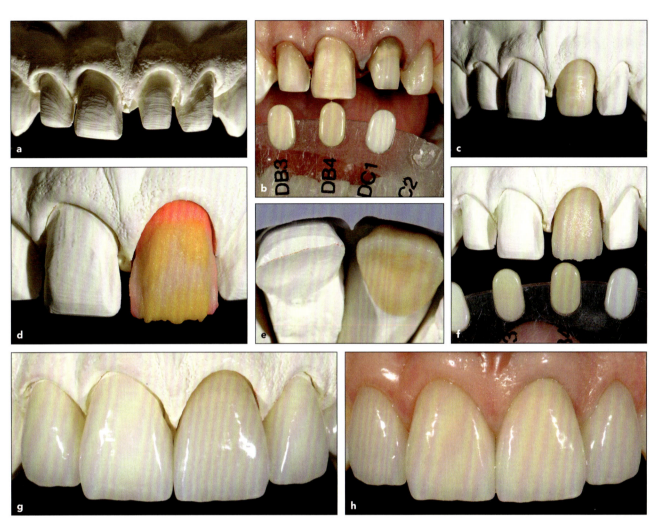

图8-6 （a）不同修复类型时，牙体预备后的石膏模型。（b）使用陶瓷牙本质比色板对基牙进行比色。（c）将遮色剂分层烧制于基牙模型表面，以匹配内冠色调。（d）瓷粉堆塑，以匹配右上颌中切牙瓷贴面牙体预备后的大小和形状。（e）基牙均衡技术（3S：尺寸、形状和颜色）。（f）在制作瓷贴面之前，先确定内冠色彩，并在必要时进一步改善。（g）因为基牙底色不同，全瓷冠和瓷贴面在石膏模型上可能会呈现出色彩不匹配的现象。（h）修复体试戴时，口内获得了理想的色彩匹配。

- 高饱和度。
- 荧光性。

牙釉质修复材料应模仿不同类型的天然牙釉质，常分为以下3种类型：

1. 儿童牙釉质：白色，高乳光，低透明度。

2. 成年牙釉质：中性色，少量乳光，中透明度。

3. 老年牙釉质：黄色或灰色，高透明度。

当然，牙本质和牙釉质光学特性的鉴定，对牙色材料的开发具有重要的意义[42-43]（图8-7）。瓷材料专家与牙科材料制造商投入了大量的时间和精力来研发能够模拟天然牙不同结构的修复材料[44]。不过，陶瓷材料被用来制作瓷贴面或金属烤瓷冠，这种结构与天然牙的结构组成不一致；而复合树脂的层塑逻辑更接近天然牙的解剖结构。因此，天然牙可以作为开发和分析复合树脂系统的最佳模型。

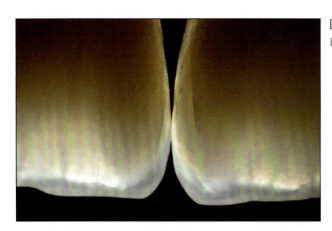

图8-7 天然牙的透光性，半透明的牙釉质包围着不透明的牙本质。

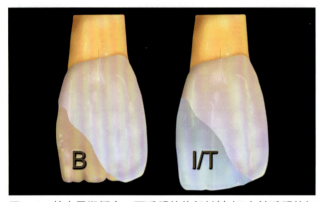

图8-8 基本层塑概念。不透明的体部材料（B）被透明的切端材料（I/T）所覆盖。

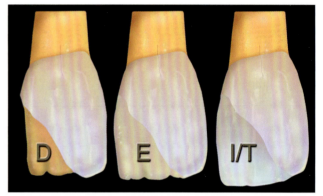

图8-9 经典层塑概念。修复体的主体部分由2种不同透明度的材料组成：第1种是牙本质材料（D），不透明，饱和度更高；第2种是牙釉质材料（E），半透明。最后，牙齿表面被透明材料（I/T）覆盖。

层塑概念

4种不同的层塑概念指导产品制造商开发其复合树脂材料[45]。每种概念都基于3类、4类洞或切端缺损，采取2~3种材料分层堆塑：

1. 基本层塑概念：使用1~2种不透明的体部材料，再辅以少量的透明切端材料［例如Prodigy（Kerr）］（图8-8）。

2. 经典层塑概念：修复体的体部由两种不同透明度的材料组成：第1种是牙本质材料（D），不透明，饱和度更高；第2种是牙釉质材料（E），半透明。最后，牙齿表面被透明材料（I/T）覆盖［例如Herculite（Kerr）］（图8-9）。

3. 现代层塑概念：使用两种不同透明度的材料修复牙本质，以及一系列牙釉质修复材料［例如Esthet-X（Dentsply）］（图8-10）。

4. 时尚层塑概念：这是最新且最有前景的概念。它依赖于两种基本的牙本质修复材料和牙釉质修复材料，这两种材料有机结合形成了类似天然牙的自然光学特性，而且它们之间可以放置效果材料，可以进一步模拟天然牙的层级结构［例如Miris（Coltène）或Vit-I-escence（Ultradent）］（图8-11）。

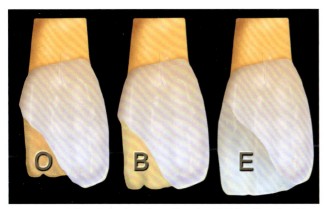

图8-10 现代层塑概念。有两种牙本质材料：第1种是放置在最内层的不透明（O）树脂；第2种是透明度有所增加的（B）树脂，可以适当扩展体部。牙釉质材料（E）被用于最外层和切端。

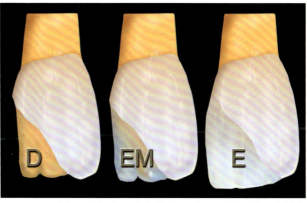

图8-11 时尚层塑概念。修复体由两种不同的材料组成基本结构，它们分别模拟牙本质（D）和牙釉质（E）的位置与光学特性。效果材料（EM）被放置在牙本质和牙釉质材料之间，可以进一步细化光学特性，完善美学效果。

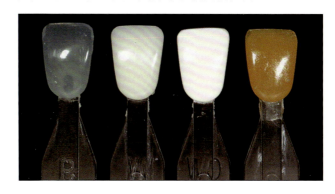

图8-12 效果材料的色彩（基于Miris比色板）。

牙本质修复材料由单一色调的树脂组成（即通用牙本质树脂，色彩接近VITA A），饱和度范围较大（通常超过现有VITA比色范围），不透明性接近天然牙本质。使用效果材料有助于再现牙齿特定的解剖特征，并改善最终的美学效果。最有用的效果材料是蓝色（模拟牙本质天然乳白色）、金黄色（用于局部增加饱和度）和白色（用于模拟白斑或脱矿）（图8-12）。这种方法具有极佳的美学修复潜力，在牙科临床诊疗工作中大有可为。

直接修复的比色步骤

根据层塑概念，复合树脂直接修复的比色步骤如下：

1. 使用牙膏清洁牙齿（图8-13a）。
2. 将复合树脂样品放置在牙颈部（此处牙釉质最薄）来选择牙本质材料饱和度（图8-13b~d）。
3. 视觉观察法选择牙釉质材料的色彩和透明度（图8-13e）。
4. 将两种比色片或树脂样品结合在一起，来验证最终的美学修复效果（图8-13f~h）。

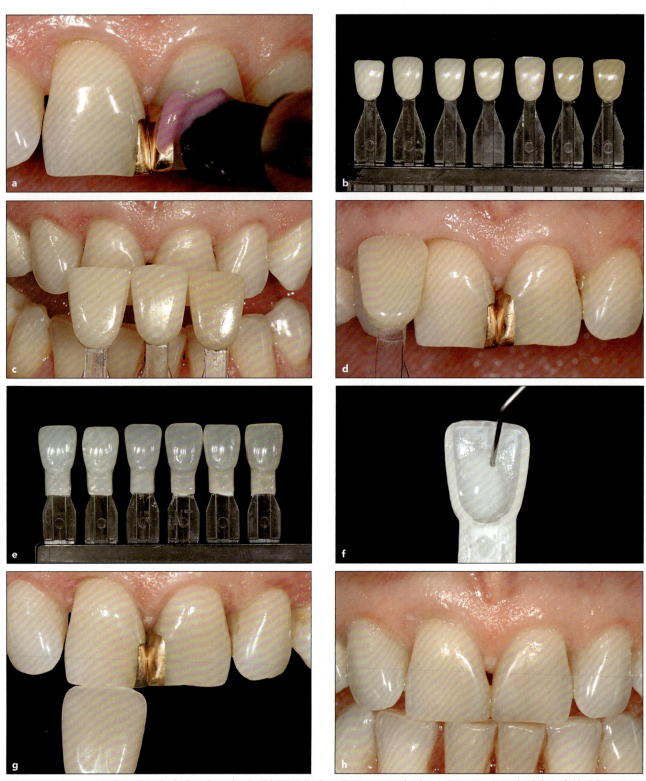

图8-13 （a）用不含氟的牙膏清洁牙齿。（b）遵循层塑概念，使用Miris牙本质比色板。（c）牙本质饱和度的选择。为了确定最合适的牙本质色彩，建议放置多个牙本质比色片。（d）牙本质材料饱和度的选择是通过将复合树脂放置在牙釉质最薄的牙颈部来确定的。（e）参照Miris牙釉质比色板，通过视觉观察法确定牙釉质色彩。（f）在叠放牙本质比色片之前，在选定的牙釉质比色片内部放置一层薄的甘油凝胶。（g）将叠放的牙釉质和牙本质比色片与天然牙进行比较，以确定是否实现了准确比色。（h）复合树脂直接修复2年后的美学效果。

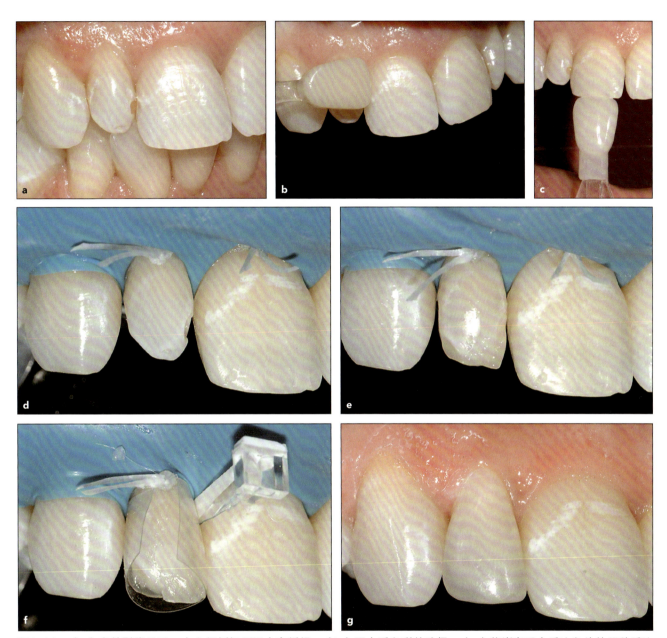

图8-14　（a）术前影像显示，右上颌侧切牙近中有龋损。（b）牙本质色彩的选择。（c）将嵌有牙本质比色片的牙釉质比色片与天然牙进行比较。（d）侧切牙去除腐质之后。（e）牙釉质壁的建立。（f）遵循时尚层塑概念，进行牙本质和牙釉质树脂的堆塑（注意在切缘附近使用蓝色效果材料）。（g）术后的临床影像。

　　图8-14展示了一个复合树脂直接修复侧切牙的病例，其比色步骤主要基于时尚层塑概念。

结论

　　比色系统和修复材料的共同进步可以产生更好的美学修复效果。本章主要讲述了色彩科学在牙科材料选择中的应用，目的是进一步提升牙医和技师的艺术才能，并为他们的艺术作品提供适当的理论基础和框架。

总结

- 根据目的、条件和观察者的不同，牙科修复材料色彩的可感知阈限和可接受阈限分别为ΔE^*：$1 \sim 2$和ΔE^*：$3 \sim 4$。
- 修复材料之间的色彩兼容性至关重要，尤其对于不同类型的混合修复。在牙科比色板中，VITA 3D比色板最接近天然牙的色彩。
- 修复材料长期使用后的色彩稳定性会显著影响修复体的美学效果和长期色彩的预期。
- 与层塑和混合相关的色彩交互作用可以显著改善美学修复效果。
- 牙科材料亦敌亦友；因此，材料的选择对最终的美学呈现至关重要。

参考文献

[1] Paravina RD. Color in dentistry: Match me, match me not. J Esthet Restor Dent 2009;21:133–139 [erratum 2009;21:142].
[2] Kuehni RG, Marcus RT. An experiment in visual scaling of small color differences. Color Res 1979;4:83–91.
[3] Ishikawa-Nagai S, Yoshida A, Sakai M, Kristiansen J, Da Silva JD. Clinical evaluation of perceptibility of color differences between natural teeth and all-ceramic crowns. J Dent 2009;37(suppl 1):e57–e63.
[4] Ruyter IE, Nilner K, Moller B. Color stability of dental composite resin materials for crown and bridge veneers. Dent Mater 1987;3:246–251.
[5] Ragain JC Jr, Johnston WM. Color acceptance of direct dental restorative materials by human observers. Color Res Appl 2000;25:278–285.
[6] Paravina RD, Majkic G, Del Mar Perez M, Kiat-Amnuay S. Color difference thresholds of maxillofacial skin replications. J Prosthodont 2009;18:618–625.
[7] Paravina RD, Kimura M, Powers JM. Color compatibility of resin composites of identical shade designation. Quintessence Int 2006;37:713–719.
[8] Rosenstiel SF, Porter SS, Johnston WM. Colour measurements of all ceramic crown systems. J Oral Rehabil 1989;16:491–501.
[9] Shotwell JL, Johnston WM, Swarts RG. Color comparisons of denture teeth and shade guides. J Prosthet Dent 1986;56:31–34.
[10] Paravina RD, Powers JM, Fay RM. Color comparison of two shade guides. Int J Prosthodont 2002;15:73–78.
[11] Barghi N, Pedrero JA, Bosch RR. Effects of batch variation on shade of dental porcelain. J Prosthet Dent 1985;54:625–627.
[12] Paravina RD. Color in dentistry: Improving the odds of correct shade selection. J Esthet Restor Dent 2009;21:202–208.
[13] Evans DB, Barghi N, Malloy CM, Windeler AS. The influence of condensation method on porosity and shade of body porcelain. J Prosthet Dent 1990;63:380–389.
[14] Crispin BJ, Hewlett E, Seghi R. Relative color stability of ceramic stains subjected to glazing temperatures. J Prosthet Dent 1991;66:20–23.
[15] Paravina RD, Ontiveros JC, Powers JM. Curing-dependent changes in color and translucency parameter of composite bleach shades. J Esthet Restor Dent 2002;14:158–166.
[16] Paravina RD, Kimura M, Powers JM. Evaluation of polymerization-dependent changes in color and translucency of resin composites using two formulae. Odontology 2005;93:46–51.
[17] Yap AU, Sim CP, Loganathan V. Polymerization color changes of esthetic restoratives. Oper Dent 1999;24:306–311.
[18] Paravina RD, Powers JM. Esthetic Color Training in Dentistry. St Louis: Mosby, 2004.
[19] Paravina RD, Ontiveros JC, Powers JM. Accelerated aging effects on color and translucency of bleaching-shade composites. J Esthet Restor Dent 2004;16:117–126.
[20] Swift EJ Jr, Perdigão J. Effects of bleaching on teeth and restorations. Compend Contin Educ Dent 1998;19:815–820.
[21] Lu H, Powers JM. Color stability of resin cements after accelerated aging. Am J Dent 2004;17:354–358.
[22] Doray PG, Li D, Powers JM. Color stability of provisional restorative materials after accelerated aging. J Prosthodont 2001;10:

212–216.

[23] Paravina RD. Color in dentistry: Is "everything we know" really so? Inside Dent Assisting 2008;4:28–34.

[24] Da Costa J, Ferracane J, Paravina RD, Mazur RF, Roeder L. The effect of different polishing systems on surface roughness and gloss of various resin composites. J Esthet Restor Dent 2007;19:214–226.

[25] Paravina RD, Roeder L, Lu H, Vogel K, Powers JM. Effect of finishing and polishing procedures on surface roughness, gloss and color of resin-based composites. Am J Dent 2004;17:262–266.

[26] O'Brien WJ, Fan PL, Groh CL. Color difference coefficients of body-opaque double layers. Int J Prosthodont 1994;7:56–61.

[27] Hall NR, Kafalias MC. Composite colour matching: The development and evaluation of a restorative colour matching system. Aust Prosthodont J 1991;5:47–52.

[28] Paravina RD, Westland S, Johnston WM, Powers JM. Color adjustment potential of resin composites. J Dent Res 2008;87: 499–503.

[29] Paravina RD, Westland S, Kimura M, Powers JM, Imai FH. Color interaction of dental materials: Blending effect of layered composites. Dent Mater 2006;22:903–908.

[30] Paravina RD, Westland S, Imai FH, Kimura M, Powers JM. Evaluation of blending effect of composites related to restoration size. Dent Mater 2006;22:299–307.

[31] Magne P, Magne M. Treatment of extended anterior crown fractures using Type IIIA bonded porcelain restorations. J Calif Dent Assoc 2005;33:387–396.

[32] Stappert CF. Tooth structure preservation in extended veneers. Pract Proced Aesthet Dent 2007;19:300–301.

[33] Guess PC, Stappert CF. Midterm results of a 5-year prospective clinical investigation of extended ceramic veneers. Dent Mater 2008;24:804–813.

[34] Guess PC, Strub JR, Steinhart N, Wolkewitz M, Stappert CF. All-ceramic partial coverage restorations—Midterm results of a 5-year prospective clinical splitmouth study. J Dent 2009;37:627–637.

[35] Volpato CA, Monteiro S Jr, de Andrada MC, Fredel MC, Petter CO. Optical influence of the type of illuminant, substrate and thickness of ceramic material. Dent Mater 2009;25:87–93.

[36] Cardoso JA, Almeida PJ, Fernandes S, et al. Co-existence of crowns and veneers in the anterior dentition: Case report. Eur J Esthet Dent 2009;4:12–26.

[37] Dietschi D. Free-hand composite resin restorations: A key to anterior aesthetics. Pract Periodontics Aesthet Dent 1995;7:15–27.

[38] Fahl N Jr. Optimizing the esthetics of Class IV restorations with composite resins. J Can Dent Assoc 1997;63:108–111,114–115.

[39] Dietschi D, Dietschi JM. Current developments in composite materials and techniques. Pract Periodontics Aesthet Dent 1996;8:603–613.

[40] Dietschi D. Free-hand bonding in the esthetic treatment of anterior teeth: Creating the illusion. J Esthet Dent 1997;9:156–164.

[41] Dietschi D, Ardu S, Krejci I. Exploring the layering concepts for anterior teeth. In: Roulet JF, DeGrange M (eds). Adhesion: The Silent Revolution in Dentistry. Chicago: Quintessence, 2000:235–251.

[42] Winter R. Visualizing the natural dentition. J Esthet Dent 1993;5:102–117.

[43] Chiche G, Pinault A. Esthetics of Anterior Fixed Prosthodontics. Chicago: Quintessence, 1994.

[44] Sieber C. Voyage: Visions in Color and Form. Chicago: Quintessence, 1994.

[45] Dietschi D. Layering concepts in anterior composite restorations. J Adhes Dent 2001;3:71–80.

Chapter Nine

第9章

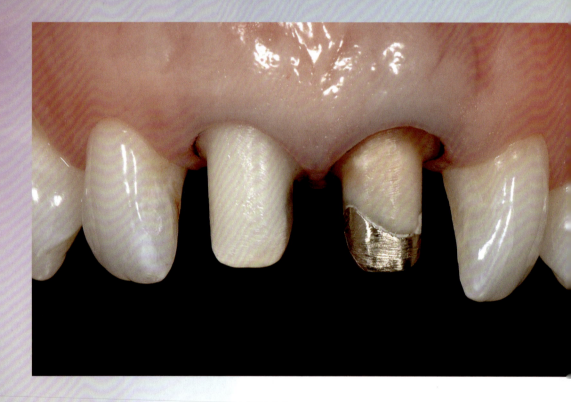

变色软硬组织的
临床处理

CLINICAL MANAGEMENT
OF HARD AND SOFT
TISSUE DISCOLORATIONS

本章内容

- 变色死髓牙和牙龈的处理
- 变色活髓牙的色彩匹配策略
- 软组织厚度对修复基台选择的影响

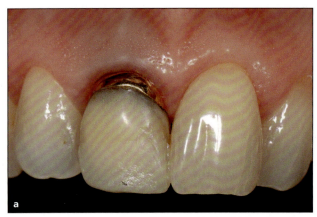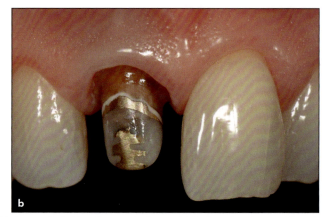

图9-1 （a和b）死髓前牙的单冠不美观，需要更换，邻牙是健康、无变色的天然牙。去除牙冠并完成牙体预备后，基牙的多重变色以及邻牙的强烈对比，使该牙的美学修复面临挑战。

　　前面章节描述的比色策略主要为非变色牙齿配色，这种情况下的比色相对容易。比色的真正难点是处理变色的基牙或种植体周围软组织。

　　在美学要求高的区域，变色基牙上的修复体与未变色邻牙的色彩匹配对修复来说是一项挑战。变色牙齿的治疗方案需要考虑特定的材料属性，例如遮色能力，并且在治疗之前能够帮助预测美学可能性和局限性[1]。第二项临床挑战是为种植修复部件选择合适的基台，例如与修复基台的色彩匹配和基台强度相关的材料。全瓷基台美观性能不错，但机械强度有限。治疗方案需要考虑种植修复部件的多种可能性和局限性。本章将主要讨论这两个重要领域。

变色死髓牙和牙龈的处理

　　修复变色的死髓牙是一个常见的临床问题。拆除原来的修复体后暴露出染色牙体组织的临床场景并不少见（图9-1）。通常，邻近软组织的色彩不佳也与这一问题有关。在修复前，可以考虑几种治疗方案来改善基牙的色彩。

　　对变色牙进行根管内漂白是一种尚未被美学修复牙医充分利用或理解的有效治疗方法。此外，在需要桩核修复时，桩核材料的选择也会影响美学效果。

　　牙齿变色的主要原因：

1. 牙外伤导致牙髓出血和随后的牙髓坏死。红细胞溶血释放出铁离子，这些离子与硫化氢结合形成硫化铁，这是一种导致牙齿变色的黑色化合物。

2. 金属离子从金属桩核渗入牙本质小管，导致牙齿变色[2-3]。

相关研究对变色牙的治疗进行了广泛而深入的探索。过硼酸钠（$NaBO_3$）是一种

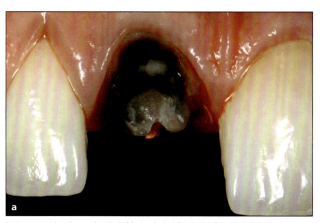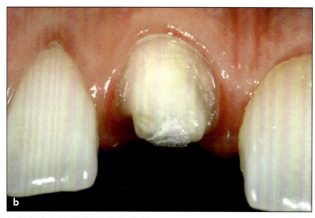

图9-2 （a）牙本质小管内硫化铁形成引起的牙齿变色。（b）过硼酸钠水溶液漂白变色的基牙。

漂白材料，通常被称为温和的牙齿漂白技术。其他漂白技术常会引起牙根外吸收，而NaBO$_3$还没有发现这种现象[4-5]。

牙根吸收的常见诱因是过氧化氢（H$_2$O$_2$）[6]。当使用H$_2$O$_2$时，必须将玻璃离子放置于釉牙骨质界来封闭副根管，从而降低潜在的吸收风险。将NaBO$_3$与水（H$_2$O）混合，能达到相似的漂白效果，几乎没有牙根吸收风险。其作用机制是释放氧（O$_2$）自由基，从而减少染色分子。一旦变色牙齿的色彩得到明显改善，就可以使用更多的半透明修复材料进行最终修复，进而取得理想的美学修复效果（图9-2）。

尽管漂白技术可以去除牙本质小管中的硫化铁，但也有报道显示，漂白后牙齿变色的复发率为20%[7-9]。牙本质小管中的金属离子对上述漂白技术有一定的抵抗力。

在桩核冠修复时，死髓牙变色常常与桩核材料的选择有关。据报道，金属桩是引起牙齿和邻近牙龈变色的主要原因。因此，美学区行桩核冠修复时，人们引入了由高强度氧化锆陶瓷制成的白色桩，随后又引入了白色纤维桩[10]。最近的研究评估了桩材料对死髓牙牙体组织、邻近软组织和桩核支持的修复体色彩的影响。这些研究表明，桩材料对牙体组织色彩的影响被高估了。

实验室和临床研究表明，桩材料对牙体组织的色彩没有明显影响[11-12]。这两种类型的研究都测试了不使用桩和插入不同材料的桩之后，牙体组织的色彩变化。研究中使用的是尺寸相近的白色和灰色圆锥形桩。死髓牙根管中插入桩，然后使用甘油凝胶固定桩，来模拟粘接修复的临床过程，同时保持桩的可拆卸性。在桩植入前后对牙体组织和牙龈的色彩进行评估。所有研究均使用分光光度计（SpectroShade，MHT）进行色彩评价。实验室和临床研究都表明，桩的存在与否对牙体组织的色彩没有显著影响，桩的色彩（白色或灰色）对牙体组织的色彩也没有显著影响。因此，变色基牙

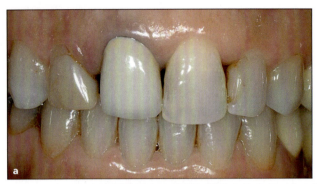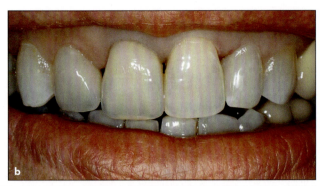

图9-3 （a和b）上颌前牙存在美学问题的女性患者。右上颌侧切牙的瓷贴面修复和中切牙的全冠修复只能解决部分美学问题，右上颌中切牙牙龈仍透出黑色外观。

或深色牙龈组织的色彩不能通过白色的美学桩得到改善。患者需要被明确告知，即使在使用桩修复后，他们也可能仍然存在牙龈黑线的问题。此外，修复材料必须根据基牙的变色和牙体预备后的可用修复空间慎重选择（图9-3）。

虽然牙龈边缘的色彩不能改变，但桩的选择对最终半透明牙冠的色彩可能会有一定的影响。在前面提到的实验室研究中，所有白色和灰色的桩用相同的树脂材料（Tetric Ceram Shape A3, Ivoclar Vivadent）成核，然后行牙体预备后，使用CAD/CAM制造相同的玻璃陶瓷全冠（IPS ProCAD, Ivoclar Vivadent）（图9-4a）。用分光光度计测量桩核和全瓷冠的色彩，并对白色和灰色的桩核分别进行比较。这项研究表明，桩的色彩对树脂核的色彩有显著影响（图9-4b）。在灰色桩上的树脂材料变得更暗，灰色桩对全瓷冠的色彩也有负面影响。在较薄的区域（厚度<2mm），全瓷冠的明度明显降低[11]。

这些结果与另一项研究一致[13]。研究人员在实验室中测试了不同桩材料和粘固剂对半透明玻璃陶瓷色彩的影响。首先制备不同厚度的陶瓷片，以评估变色的临界陶瓷厚度。研究表明，在厚度<1.2mm的情况下，桩和粘固剂的色彩对半透明陶瓷有显著影响。研究也表明，通过增加陶瓷的厚度，可以显著提高其遮色能力。玻璃陶瓷能够遮盖深色桩核色彩的理想厚度是1.5~2.0mm[13]。

这些发现产生了一种临床上不太令人满意的情况，在使用半透明玻璃陶瓷修复变色牙的情况下，需要更多的牙体准备量。即使像氧化锆这样的多晶陶瓷也具有一定程度的半透明性，需要增加厚度才能遮盖基牙色彩。同时也说明，对于变色牙的修复，陶瓷可能不是最好的选择，应该首选不透明的材料来降低基牙色彩的影响。

临床上最困难的情况是，相邻牙齿不管是变色还是没变色，都必须和谐地修复。

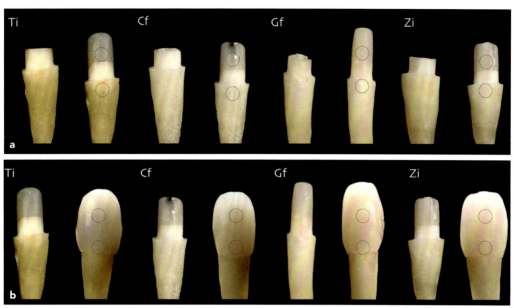

图9-4 （a）Sailer等的实验室研究[11]：钛桩（Ti）、碳纤维桩（Cf）、玻璃纤维桩（Gf）和氧化锆桩（Zi）。圆圈用来标记需用分光光度计进行色彩评估的区域。（b）使用玻璃陶瓷完成冠修复（边缘厚度1mm，轴向厚度1.2～1.5mm）。灰色桩降低了全瓷修复体的明度，从而使它们看起来更暗。

在这种情况下，半透明玻璃陶瓷不应该是首选，氧化锆修复体可能会被考虑。尽管如此，深色基牙可能会导致氧化锆的明度降低，而变色和非变色基牙不同明度的技术处理非常具有挑战性。在这种情况下，金属烤瓷冠可能是最佳选择。金属烤瓷冠可以遮挡变色基牙，技师可以为不同牙位做等同的修饰，进而获得最可预测的修复效果（见第12章病例20）。

变色活髓牙的色彩匹配策略

另一个色彩匹配挑战是如何处理活髓牙的变色。如果基牙没有变色，瓷贴面往往会更透明，更容易匹配，因为未变色的基牙可以用作标准"画布"，进行可预测的色彩匹配。然而，当基牙由于硫化铁沉积到牙本质小管中而变色时，在保持修复体自然外观的同时，有什么选择可以掩盖变色基牙呢？

在这种情况下，技师必须意识到不透明和半透明之间的微妙平衡，因为太多的不透明会损害牙齿的美学效果。临床关键点之一是去除更多的牙体组织（尤其是唇侧）[14]。这为技师提供了更大的修复空间，可以选择正确的色调、明度和饱和度。

软组织厚度对修复基台选择的影响

在过去的10年里，有许多研究测试了种植修复时基台材料对种植体周围软组织色彩的影响，也报告了与修复基台相关的软组织变色。有一项实验室研究表明，修复基台的色彩、软组织厚度与软组织的色彩之间具有明显相关性[15]。这项研究使用了钛或锆基台，在猪上颌骨上制备了不同厚度（0.5mm、1.0mm、2.0mm）的软组织移植物。用分光光度计（SpectroShade）评估初始软组织的色彩。然后将钛或锆基台放入软组织中，用分光光度计再次评估覆盖软组织的色彩。研究表明，未上饰瓷的钛会导致所有厚度的软组织变色（软组织越薄最明显），而上了饰瓷的钛会有所改善。锆基台导致的软组织变色比所有钛样品都要小得多。其中，变色的临界软组织厚度为2mm[15]。

这些实验室研究在后来的几项临床研究中得到了证实，该临床研究比较了钛基台和锆基台对修复效果的影响[16-20]。研究结果显示，锆基台引起的软组织变色明显少于钛基台，尤其是在软组织厚度<2mm的情况下[16-18]。因此，修复部件的选择可以对软组织产生积极或消极的影响。修复基台和牙冠材料的选择必须慎重。从美学角度来讲，对于软组织较薄、美学期望值较高的患者，可以推荐两种治疗方案。一种是使用全瓷基台和全瓷冠；另一种是通过结缔组织移植来增加软组织的厚度（使其>2mm），然后使用金属基台和金属烤瓷冠修复。

然而，选择金属或全瓷基台的标准并不仅仅基于美学，为了获得良好的临床长期效果，种植体修复部件的强度至关重要。金属和全瓷基台的强度已经在几个研究中进行了测试[19-20]。有研究使用相同的临床病例作为基线，并设计了一种标准化的定制基台，使其结果具有很好的可比性。样本按照ISO标准14801制备和包埋[21]，模拟临床使用5年，采用冷热循环和咀嚼模拟的方法老化。老化后，评估了各组的断裂强度[19-20]。研究表明，钛基台的断裂强度明显高于氧化锆基台。对于氧化锆基台，连接方式似乎至关重要。使用内连接的两段式氧化锆基台，其强度比一段式内连接或外连接基台的强度更高。

因此，在咬合负荷较低的区域，如前牙区，建议使用氧化锆基台。在这些区域，氧化锆基台的美学效果更好[22]。最近也有临床调查显示，氧化锆基台和全瓷修复体在磨牙区也可以取得比较好的修复效果[23]。

氧化锆潜在的美学局限性在于其非常高的光反射，这使氧化锆在人眼看来是不透明的明亮白色。对于美学要求高或软组织薄的患者，氧化锆是否是理想的基台材料一直存在争议。在软组织较薄的临床场景下，白色氧化锆基台可能会引起软组织的苍白变色。在一项临床研究中[17]，分光光度计测量出氧化锆基台使种植体周围软组织明度得到了增加（图9-5）。当然，与灰色相比，变白有时候可能不会被视为美学问题。

尽管如此，研究已经确定粉色、浅橙色或浅黄色是与人体软组织相匹配的最佳基台色彩[24]（图9-6）。最近的一项临床研究比较了粉色饰瓷的氧化锆基台和白色氧化

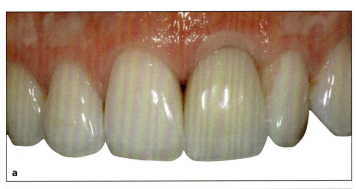

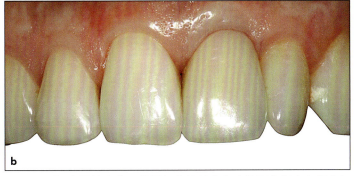

图9-5 （a）男性患者，使用氧化锆基台和全瓷冠修复左上颌中切牙。种植体周围软组织有苍白变色现象。（b）在术后4年回访时，变色仍然存在。

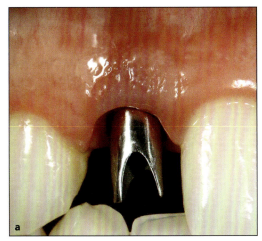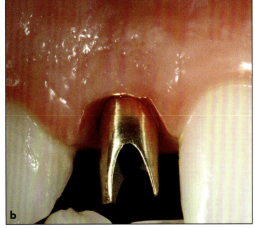

图9-6 （a和b）镀金涂层可将贵金属基台的色彩从灰色变为金色，从而改善软组织的色彩。

锆基台的美学效果。

粉色饰瓷氧化锆基台的意义得到了凸显：在软组织较薄（<2mm）的情况下，粉色基台引起的变色明显少于白色基台（图9-7）[25]。

总而言之，修复基台可以影响软组织变色，粉色或浅橙色的全瓷基台可以达到理想的美学效果。

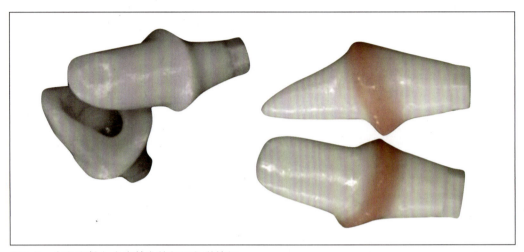

图9-7　白色和粉色全瓷基台的龈下色彩特征。

结论

口腔软硬组织变色会引起严重的美学问题。对于变色的死髓牙，内漂白可能是减少变色的有效手段。另外，最近的研究表明，桩材料对牙体组织和邻近软组织的色彩没有明显影响。因此，对于变色的死髓牙，必须考虑美学上的妥协。用修复材料遮盖变色牙的范围有限，经常需要足够的牙体预备量以保证修复体厚度，进而减少变色基牙的影响。

在种植修复时，选择合适的修复基台可以显著降低软组织变色的风险。在软组织较薄（<2mm）的部位，建议使用全瓷基台和全瓷修复体。在软组织较厚（>2mm）的部位，全瓷基台和金属基台都可以使用。

总结

- 变色的死髓牙可以通过内漂白来改善基牙色彩。
- 对于桩核修复的死髓牙，可以使用任何类型的桩材料，因为它对牙体组织的色彩没有明显的影响。死髓牙周围软组织变色并不能得到显著改善，只能当作美学的局限性来接受。
- 遮盖变色牙的修复材料要求很高，在首选陶瓷材料的情况下，可能需要足够的牙体预备量，以允许更厚的半透明陶瓷。
- 修复基台对种植体周围软组织色彩的影响已在众多研究中得到证实。在美学要求苛刻和软组织较薄的区域，建议使用全瓷基台和全瓷修复体。

参考文献

[1] Chu S, Mieleszko A. Color-matching strategies for non-vital discolored teeth: Part 1. Laboratory ceramic veneer fabrication solutions. J Esthet Restor Dent 2014;26:240–246.

[2] Plotino G, Buono L, Grande NM, Pameijer CH, Somma F. Nonvital tooth bleaching: A review of the literature and clinical procedures. J Endod 2008;34:394–404.

[3] Dahl JE, Pallesen U. Tooth bleaching: A critical review of the biological aspects. Crit Rev Oral Biol Med 2003;14:292–304.

[4] Rotstein I, Zalkind M, Mor C, Tarabeah A, Friedman S. In vitro efficacy of sodium perborate preparations used for intracoronal bleaching of discolored nonvital teeth. Endod Dent Traumatol 1991;7:177–180.

[5] Rotstein I, Mor C, Friedman S. Prognosis of intracoronal bleaching with sodium perborate preparations in vitro: 1-year study. J Endod 1993;19:10–12.

[6] Heller D, Skriber J, Lin LM. Effect of intracoronal bleaching on external cervical root resorption. J Endod 1992;18:145–148.

[7] Holmstrup G, Palm AM, Lambjerg-Hansen H. Bleaching of discoloured root-filled teeth. Endod Dent Traumatol 1988;4:197–201.

[8] Deliperi, S. Clinical evaluation of nonvital tooth whitening and composite resin restorations: Five-year results. Eur J Esthet Dent 2008;3:148–159.

[9] Burrows S. A review of the efficacy of tooth bleaching. Dent Update 2009;36:537–551.

[10] Meyenberg K. The ideal restoration of endodontically treated teeth—Structural and esthetic considerations: A review of the literature and clinical guidelines for the restorative clinician. Eur J Esthet Dent 2013;8:238–268.

[11] Sailer I, Thoma A, Khraisat A, Jung RE, Hämmerle CH. Influence of white and gray endodontic posts on color changes of tooth roots, composite cores, and all-ceramic crowns. Quintessence Int 2010;41:135–144.

[12] Benic GI, Wolleb K, Hämmerle CH, Sailer I. Effect of the color of intraradicular posts on the color of buccal gingiva: A clinical spectophotometric evaluation. Int J Periodontics Restorative Dent 2013;33:733–741.

[13] Vichi A, Ferrari M, Davidson CL. Influence of ceramic and cement thickness on the masking of various types of opaque posts. J Prosthet Dent 2000;83:412–417.

[14] Sulikowski AV, Yoshida A. Management of traumatic injuries in the anterior region. Pract Proced Aesthet Dent 2001;13:527–529.

[15] Jung RE, Sailer I, Hämmerle CH, Attin T, Schmidlin P. In vitro color changes of soft tissues caused by restorative materials. Int J Periodontics Restorative Dent 2007;27:251–257.

[16] Jung RE, Holderegger C, Sailer I, Khraisat A, Suter A, Hämmerle CH. The effect of all-ceramic and porcelain-fused-to-metal restorations on marginal peri-implant soft tissue color: A randomized controlled clinical trial. Int J Periodontics Restorative Dent 2008;28:357–365.

[17] Sailer I, Zembic A, Jung RE, Siegenthaler D, Holderegger C, Hämmerle CH. Randomized controlled clinical trial of customized zirconia and titanium implant abutments for canine and posterior single-tooth implant reconstructions: Preliminary results at 1 year of function. Clin Oral Implants Res 2009;20:219–225.

[18] Bressan E, Paniz G, Lops D, Corazza B, Romeo E, Favero G. Influence of abutment material on the gingival color of implant-supported all-ceramic restorations: A prospective multicenter study. Clin Oral Implants Res 2011;22:631–637.

[19] Leutert CR, Stawarczyk B, Truninger TC, Hämmerle CH, Sailer I. Bending moments and types of failure of zirconia and titanium abutments with internal implant-abutment connections: A laboratory study. Int J Oral Maxillofac Implants 2012;27:505–512.

[20] Truninger TC, Stawarczyk B, Leutert CR, Sailer TR, Hämmerle CH, Sailer I. Bending moments of zirconia and titanium abutments with internal and external implant-abutment connections after aging and chewing simulation. Clin Oral Implants Res 2012;23:12–18.

[21] International Organization for Standardization. ISO 14801:28642: Dentistry—Implants—Dynamic loading test for endosseous dental implants. Geneva: International Organization for Standardization, 2016.

[22] Sailer I, Philipp A, Zembic A, Pjetursson BE, Hämmerle CH, Zwahlen M. A systematic review of the performance of ceramic and metal implant abutments supporting fixed implant reconstructions. Clin Oral Implants Res 2009;20(suppl 4):4–31.

[23] Zembic A, Bösch A, Jung RE, Hämmerle CH, Sailer I. Five-year results of a randomized controlled clinical trial comparing zirconia and titanium abutments supporting single-implant crowns in canine and posterior regions. Clin Oral Implants Res 2013;24: 384–390.

[24] Ishikawa-Nagai S, Da Silva JD, Weber HP, Park SE. Optical phenomenon of peri-implant soft tissue. Part II. Preferred implant neck color to improve soft tissue esthetics. Clin Oral Implants Res 2007;18:575–580.

[25] Thoma DS, Brandenberg F, Fehmer V, Knechtle N, Hämmerle CH, Sailer I. The esthetic effect of veneered zirconia abutments for single-tooth implant reconstructions: A randomized controlled clinical trial. Clin Implant Dent Relat Res 2016;18:1210–1217.

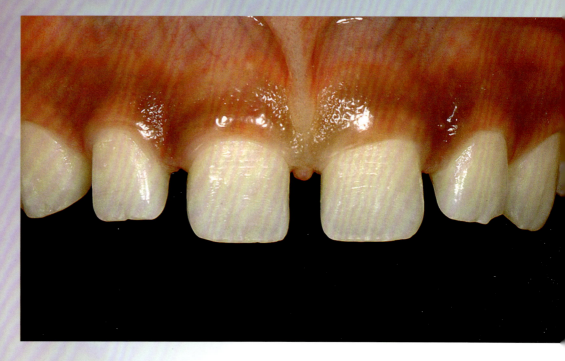

Chapter Ten

第10章

粉色修复材料的美学

ESTHETICS WITH PINK RESTORATIVE MATERIALS

本章内容

- 微笑时龈乳头的表现
- 微笑时龈乳头缺失的感觉
- 未使用粉色修复材料的美学效果
- 使用粉色修复材料的美学效果

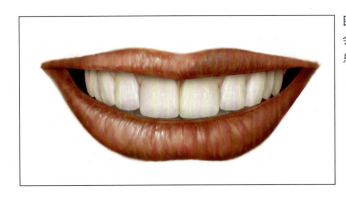

图10-1 大部分患者微笑时龈乳头会100%显露，即使是低位笑线的患者。

粉色修复材料，如牙龈瓷，在口腔可见区域缺乏牙周组织的苛刻临床情况下是有必要的。龈乳头缺失、牙齿过长以及修复体桥体部位的牙槽嵴不足都会严重影响修复治疗的美学效果，并导致患者的不满。

龈乳头缺失有多方面的原因，可能与牙周治疗有关，也可能是生理因素造成的，如三角形的临床牙冠、牙长轴倾斜或牙齿邻间隙过大等[1]。缺牙区软组织缺乏最常见的原因是牙槽骨丧失。

龈乳头缺失和软组织缺损都是美学问题，需要根据牙列的个性化表现加以改善。

微笑时龈乳头的表现

微笑，更具体地说，笑线已经成为口腔修复中最重要的美学决定因素[2]。大多数笑线研究都集中在白色（牙齿）和粉色（牙龈）组织的显露上。一项针对年轻患者（25～39岁）的经典研究确定了3种笑线类型：高位、中位和低位[3]。研究表明，虽然只有一小部分患者（10%）在微笑时显露出完整的前牙，但100%的患者（N=454）在微笑时都显露了龈乳头，即使是低位笑线的患者（图10-1）。

另一项针对20~50岁男性的研究进一步支持了这一观点[4]。该研究对比了静态微笑和动态微笑时的前牙软硬组织状态。结果显示，动态微笑的牙齿显露率增加了30%，这进一步支持了龈乳头在微笑中的高度可见性。关于增龄性的研究表明，随着患者年龄的增加，下颌牙齿显露量会有所升高，上颌牙齿显露量有减少的趋势[5-6]。在一项研究中，40~60岁的患者上颌前牙显露量减少，但龈乳头在3种笑线类型中显露率为91%[7]。本研究中大多数患者的笑线较低（72%），然而，即使在这组人群中，龈乳头仍有87%显露。因此，在本研究中建立了笑线的共识：在微笑中存在可见的龈乳头。

综上所述，龈乳头暴露是一项非常重要的美学参数，在微笑时，其暴露率可达87%～100%，且随患者年龄的变化而变化。

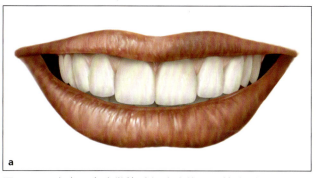

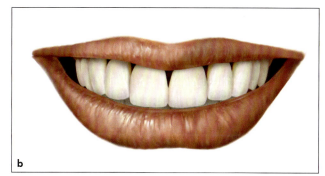

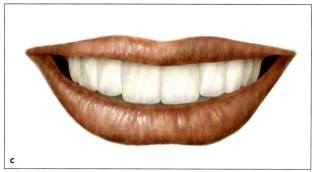

图10-2 患者更喜欢微笑时龈乳头的可见性（a），而不是龈乳头丢失的"黑三角"（b）和长邻接（c）。

微笑时龈乳头缺失的感觉

Hochman等（2016）一项未发表的研究评估了患者在微笑时对龈乳头显露或缺失的偏好。200名观察者在网上对3组配对图像进行了评估，然后让他们每组对比中选择喜欢的微笑图片。第1组将微笑时显露龈乳头的图片与龈乳头缺失的"黑三角"图片进行比较；第2组将龈乳头缺失的"黑三角"图片与长邻接（无龈乳头显露）图片进行比较；第3组将微笑时显露龈乳头的图片与长邻接（无龈乳头显露）图片进行比较。调查结果显示，98%的观察者更喜欢微笑时显露龈乳头的图片，92%的观察者认为长邻接（无龈乳头显露）的展示效果要好于"黑三角"，70%的观察者认为，微笑时显露龈乳头比长邻接（无龈乳头显露）的微笑更好看（图10-2）。

因此，龈乳头/粉色修复体的存在对于口腔可见区域的美学效果是必不可少的。

未使用粉色修复材料的美学效果

当粉色修复材料被排除在最终修复体之外[8-9]，已有美学效果不佳的相关临床报道（图10-3）。当使用多个相邻种植体修复牙槽嵴缺损的患者时，通常会产生以下几个问题：

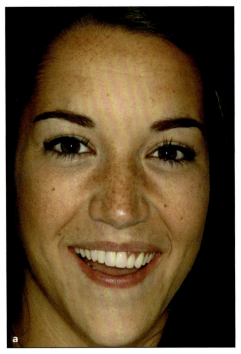 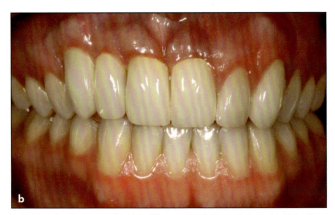

图10-3 （a）未使用粉色修复材料的种植修复患者的面部影像。牙长轴倾斜，牙齿过长、过窄，美观欠佳。（b）口内影像显示，美学区内连续种植修复，龈乳头丢失。

- 牙齿过窄、过长。
- 长宽比不佳。
- 笑线翻转。
- 为了封闭"黑三角"，修复体制作成长邻接的形态。
- 牙槽嵴缺损引起的牙长轴倾斜。
- 由于牙弓宽度过小，微笑时上唇无法得到支撑。

为了恢复美观和咬合功能，使用粉色修复材料将使牙冠处于合适的位置。粉色修复材料会填补牙齿周围的缺陷，就像窗户周围的窗帘一样。然而，患者必须做好粉色修复材料的卫生维护。在处理这类病例时，跨学科治疗（例如正畸与修复）的决策一直是一个挑战。

使用粉色修复材料的美学效果

许多临床技术可以用来矫正缺失的龈乳头或软组织，包括正畸和软组织手术[10-12]。然而，对于不愿意接受这些复杂治疗程序的患者，粉色陶瓷的使用是一个可行性方案。如果患者喜欢固定修复，缺失的软组织可以用粉色陶瓷代替。如今，有多种不同色调的粉色陶瓷可供选择，从浅粉色到橙色，再到红色（图10-4）。

Fehmer等（2009）一项未发表的临床研究评估了不同粉色陶瓷和人牙龈的色彩差异。首先制作棒状氧化锆样品，然后将标准厚度为1mm的不同色彩的粉色陶瓷

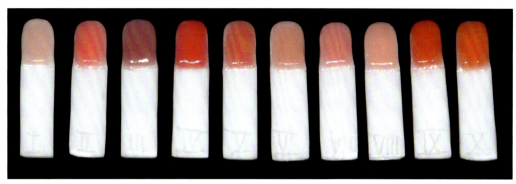

图10-4 不同厂商提供的不同色调的粉色陶瓷。

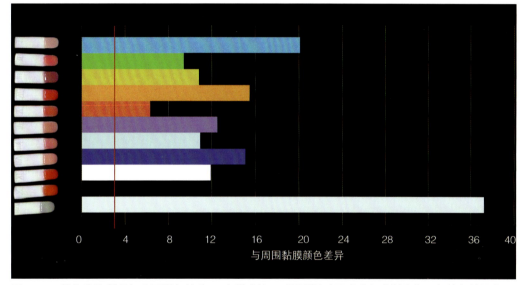

与周围黏膜颜色差异

图10-5 粉色陶瓷样品与人牙龈色差（ΔE*）的比较。对照样品（即白色氧化锆）与牙龈的色差最大。

贴在棒状氧化锆样品的一端，将其固定在受试者的中切牙上，一端位于牙龈边缘。用分光光度计（SpectroShade，MHT）对试件及其周围软组织的色彩进行评价，并计算粉色陶瓷与软组织的色差。研究表明，如图10-4所示，没有一种粉色陶瓷与人牙龈的色彩完全匹配。所有测试的粉色陶瓷与人牙龈相比都显示出明显的色彩差异（ΔE*>3.1）[13]（图10-5）。

使用粉色修复材料代替缺失软组织还存在其他复杂性，例如，即使在同一受试者牙弓的不同区域，软组织色彩也存在显著差异（Chu等未发表的数据，2014年；见第4章）。

技师需要混合多种色彩的粉色陶瓷，来掩盖软组织缺陷，并与健康软组织的形状和外观相匹配。因此，要求技师掌握一定的技巧和层塑技术，具有丰富的经验，才能获得理想的美学效果。

最后，还要考虑到粉色修复材料和天然软组织之间的界面应该位于口外不可见的区域，以获得最佳美学效果。一般情况下，单个修复体的牙龈瓷要比多个修复体更难匹配。

第12章中的病例（病例14～病例17）展示了粉色修复材料与天然牙龈组织匹配的修复策略。

结论

软组织缺失可能会导致修复体的美学效果大打折扣。牙槽嵴缺损可能会导致邻近面部组织（例如嘴唇和脸颊）缺乏支撑，从而导致面部不美观。龈乳头的缺失会导致牙齿比例不协调，并被大多数患者视为美学欠佳。粉色修复材料，例如牙龈瓷，可以代替或修复缺失的软组织。然而，由于天然软组织和粉色陶瓷的色彩多种多样，色彩的匹配过程可能会很复杂，而且往往需要丰富的经验。

总结

- 大部分人微笑时龈乳头会暴露出来，因此在美学区修复时，龈乳头的缺失是一个常见的美学问题。
- 无法修复的牙槽嵴缺陷会导致面部组织缺乏支撑，也会显著降低外在美观。
- 粉色修复材料，例如粉色树脂或牙龈瓷，为高美学效果的获得提供了多种可能性。粉色修复材料色彩的匹配比较复杂，需要一定的技巧和经验才能获得理想的美学效果。

参考文献

[1] Zetu L, Wang HL. Management of inter-dental/inter-implant papilla. J Clin Periodontol 2005;32:831–839.

[2] Magne P, Magne M, Belser U. Natural and restorative oral esthetics. Part I: Rationale and basic strategies for successful esthetic rehabilitations. J Esthet Dent 1993;5(4):161–173.

[3] Tjan AH, Miller GD, The JG. Some esthetic factors in a smile. J Prosthet Dent 1984;51:24–28.

[4] Van Der Geld P, Oosterveld P, Bergé SJ, Kuijpers-Jagtman AM. Tooth display and lip position during spontaneous and posed smiling in adults. Acta Odontologica Scandinavica 2008;66:207–213.

[5] Vig RG, Brundo GC. The kinetics of anterior tooth display. J Prosthet Dent 1978;39:502–504.

[6] Dickens ST, Sarver DM, Proffit WR. Changes in frontal soft tissue dimensions of the lower face by age and gender. World J Orthod 2002;3:313–320.

[7] Hochman MN, Chu SJ, Tarnow DP. Maxillary anterior papilla display during smiling: A clinical study of the interdental smile line. Int J Periodontics Restorative Dent 2012;32:375–383.

[8] Coachman C, Salama M, Garber D, Calamita M, Salama H, Cabral G. Prosthetic gingival reconstruction in a fixed partial restoration. Part 1: Introduction to artificial gingiva as an alternative therapy. Int J Periodontics Restorative Dent 2009;29:471–477.

[9] Salama M, Coachman C, Garber D, Calamita M, Salama H, Cabral G. Prosthetic gingival reconstruction in the fixed partial restoration. Part 2: Diagnosis and treatment planning. Int J Periodontics Restorative Dent 2009;29:573–581.

[10] Ghezzi C, Masiero S, Silvestri M, Zanotti G, Rasperini G. Orthodontic treatment of periodontally involved teeth after tissue regeneration. Int J Periodontics Restorative Dent 2008;28:559–567.

[11] Azzi R, Etienne D, Sauvan JL, Miller PD. Root coverage and papilla reconstruction in Class IV recession: A case report. Int J Periodontics Restorative Dent 1999;19:449–455.

[12] Han TJ, Takei HH. Progress in gingival papilla reconstruction. Periodontol 2000 1996;11:65–68.

[13] Sailer I, Fehmer V, Ioannidis A, Hämmerle CH, Thoma DS. Threshold value for the perception of color changes of human gingiva. Int J Periodontics Restorative Dent 2014;34:757–762.

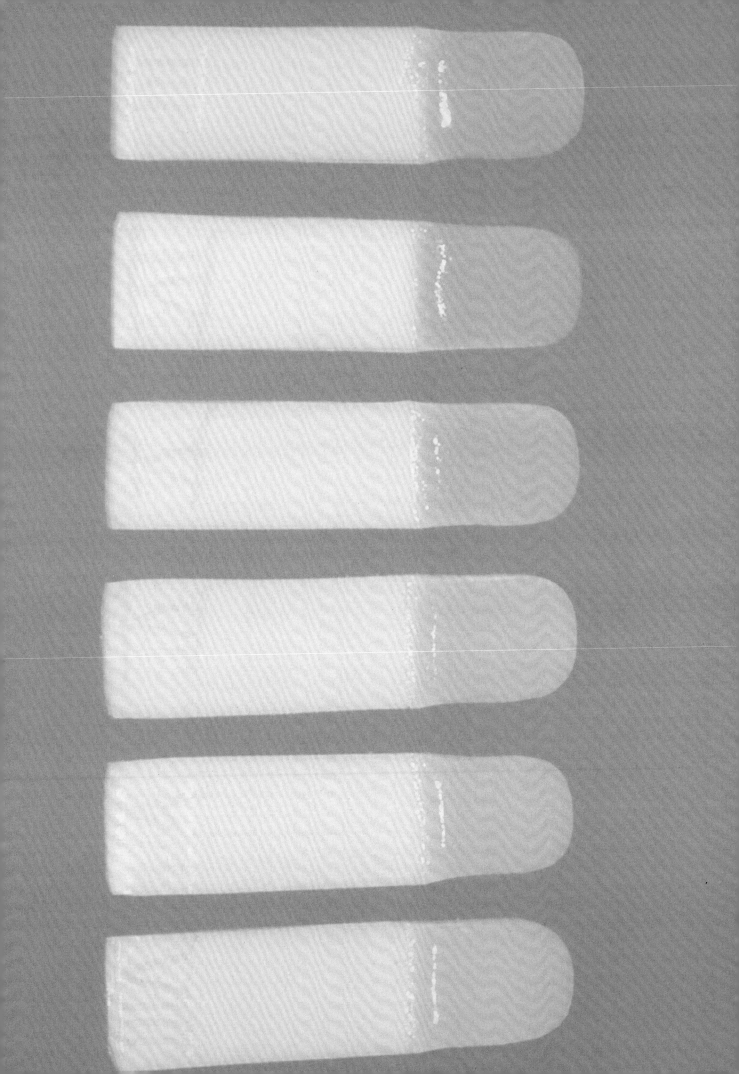

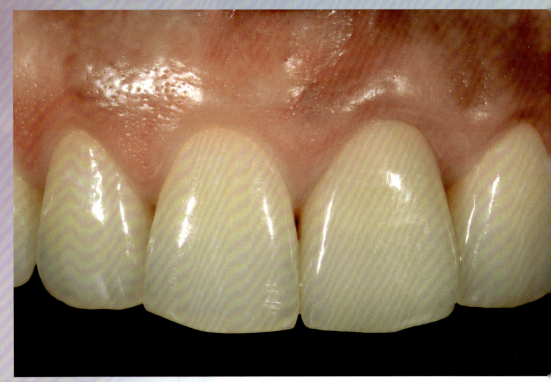

可预测的色彩
再现和验证

PREDICTABLE COLOR
REPRODUCTION AND
VERIFICATION

本章内容

- 成功比色的7个步骤

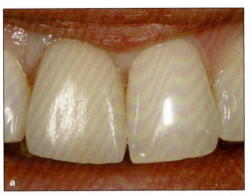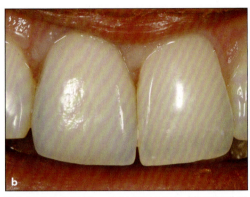

图11-1　单独使用传统比色方法时，牙医的错误分析会导致修复失败。有时候针对同一病例要进行多次返工，这是一个非常耗时且效率低下的过程。右上颌中切牙制作了两个全瓷牙冠：（a）牙冠透明度欠佳，色彩偏黄；（b）牙冠明度过低。

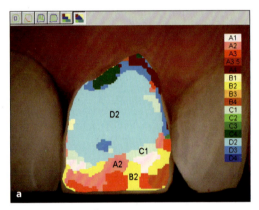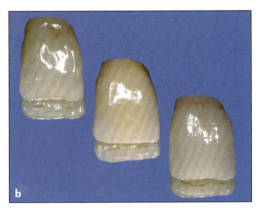

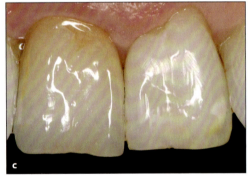

图11-2　（a）左上颌中切牙的色彩分布图展示了牙齿色彩的多样性。（b）基于色彩分布，为右上颌中切牙制作了3个不同的牙冠，没有一个令人满意。（c）将色彩匹配最接近的牙冠粘接固位。说明仅靠科技比色进行修复具有临床局限性。

　　前面章节已经描述了使用传统方法（见第5章）和科技方法（见第6章）进行比色的具体步骤。然而，当每种方法单独使用时，在临床和美学上的成功是有限的。仅用传统方法确定色彩往往会导致失败和返工（图11-1）。此外，尽管科技的进步可以提供很多色彩参数，但仅使用科技比色在给技师的视觉信息传递方面存在局限性（图11-2）。

　　经过大量的研究和临床评估[1-3]，本章概述了笔者对更客观和更可预测的色彩匹配方法的建议：将传统比色与科技比色相结合。

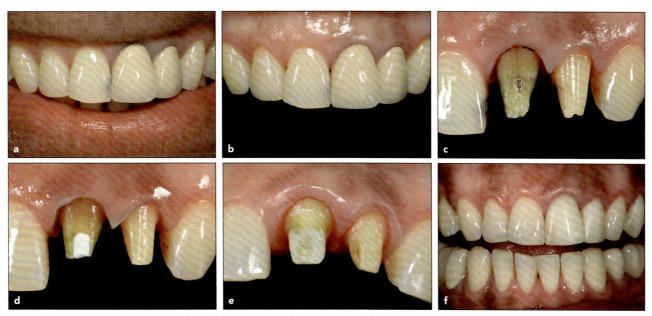

图11-3　（a）口外影像。显示患者高位笑线，左上颌中切牙和侧切牙有烤瓷冠，牙冠边缘牙龈变色，右上颌中切牙近中邻面龋。（b）口内影像。由于旧修复体边缘完整性差，牙龈红肿，而且因为牙冠金属边缘暴露和牙齿变色出现牙龈黑线。（c）去除牙冠后，左上颌中切牙牙体组织变色。此外，右上颌中切牙的近中邻面龋清晰可见。（d）进一步完善牙体预备，并使用过硼酸钠溶液对基牙进行根管内漂白（见第9章）。（e）中切牙根管内漂白后，选择色彩接近的材料进行桩核修复。（f）制作左上颌中切牙和侧切牙的临时修复体。第一前磨牙的修复体因为边缘不密合而更换。

成功比色的7个步骤

　　口腔美学修复时，比色的复杂性显而易见。操作错误和人为失误是公认的障碍，而色彩，既是一门科学，也是一门艺术。基于这一事实，下面的病例展示了使用科技比色、比色板和数码影像相结合的方式进行比色，这3种方法的结合将大大增加美学修复的成功率。

1. 术前评估

　　患者术前评估应考虑以下问题：
- 是否存在影响色彩感知的干扰因素？
- 修复体的色彩选择会对整体微笑有什么影响？
- 牙齿切端、体部和颈部的色彩有显著差异吗？
- 患者的牙齿属于高透明度还是低透明度？
- 材料的选择会对最终的美学修复效果产生重大影响吗？

　　一旦这些问题得到回答，就可以着手制订治疗计划，牙医就可以为病例选择理想的修复材料（见第8章）。术前应该采集标准化的临床影像（图11-3）。

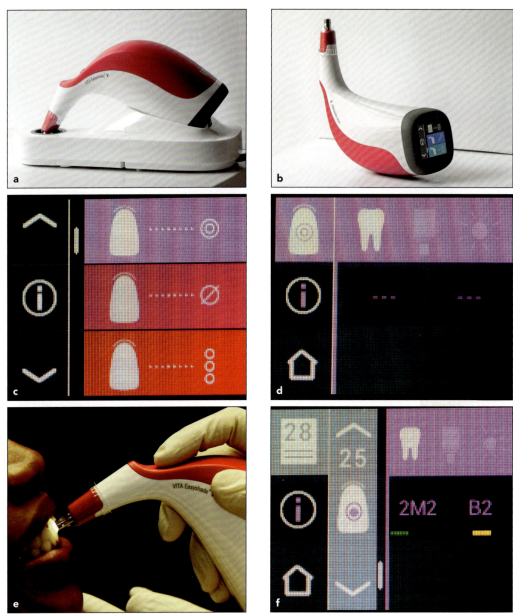

图11-4 （a）Easyshade V系统（VITA）带有自动白平衡校准块。（b）快速触摸屏用于菜单导航。（c）测量模式菜单。可以在基本色彩测量、平均色彩测量和局部色彩测量之间进行选择。（d）选择基本色彩测量来确定天然牙的基色。（e）口腔内使用Easyshade V来捕捉色彩信息。（f）测量结果参照VITA 3D比色（2M2）和VITA A1-D4（B2）经典比色的标准显示。

2. 色彩分析

　　如前所述，色彩分析的最佳方法是使用多种工具。应将科技比色、比色板和临床影像结合起来进行比色。首先，应该使用数字化技术来确定牙齿的基本色彩信息（图11-4）。然后使用比色板来直观地评估和确认基于科技比色的色彩分析（图11-5）。因为人眼是色彩接受的最终决定因素，视觉评估在这一过程中起着重要的作用。此外，可以使用对比比色片（亮和暗）以及临床影像来及时记录比色信息，并将其准确传达给技师。

图11-5　基于科技比色的色彩分析，选择和使用合适的比色片。

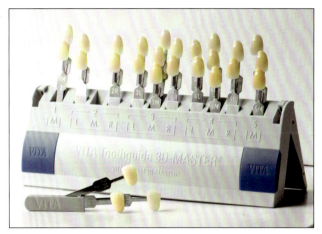

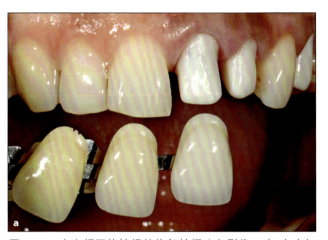

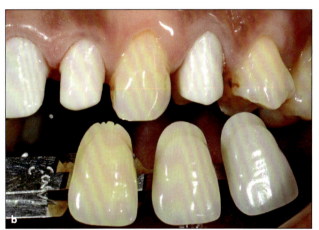

图11-6　左上颌牙体缺损的修复拍摄比色影像：（a）中切牙比色影像；（b）侧切牙和第一前磨牙比色影像；（c）对中切牙、侧切牙以及第一前磨牙进行牙本质比色。

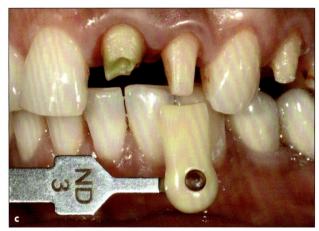

3. 医技交流

　　牙医应拍摄基于科技比色色彩分析的比色影像（图11-6）。此外，还应拍摄微笑影像和周围牙列色彩影像（图11-3a）。要从不同的角度、在不同的照明条件下拍摄这组影像，以便更好地捕捉牙齿色彩和质地的微观特征。在口腔临床摄影中，18%反射率的灰板可以用作背景板，以消除多余的色彩干扰（见第3章）。

　　一旦牙医采集到色彩信息和比色影像，应及时将其发送到技工室。基于科技比色

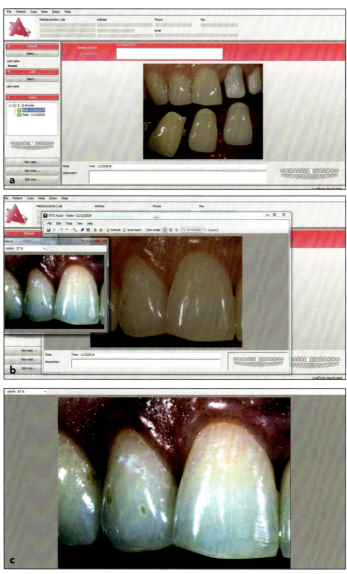

图11-7 （a）临床影像和Easyshade V测量数据被上传到VITA Assist软件程序，在那里创建患者数据库文件夹。（b）编辑工具可用于裁剪、调整和优化影像。（c）分析工具用于展示半透明性分布和其他内部牙齿效果。

的色彩数据、临床影像和描述能够准确传达色彩的关键信息，可以以电子邮件或拷贝的形式发送到技工室。

4. 色彩解读

技师必须充分解读牙医所提供的所有色彩信息。临床影像有助于技师更好地了解比色片的选择以及明度、色调和饱和度的变化，而数字化色彩地图提供了色彩参数的详细描述。技师将这些信息翻译成将要使用的陶瓷语言，创建陶瓷加工路线图，以实现所需的准确配色（图11-7）。

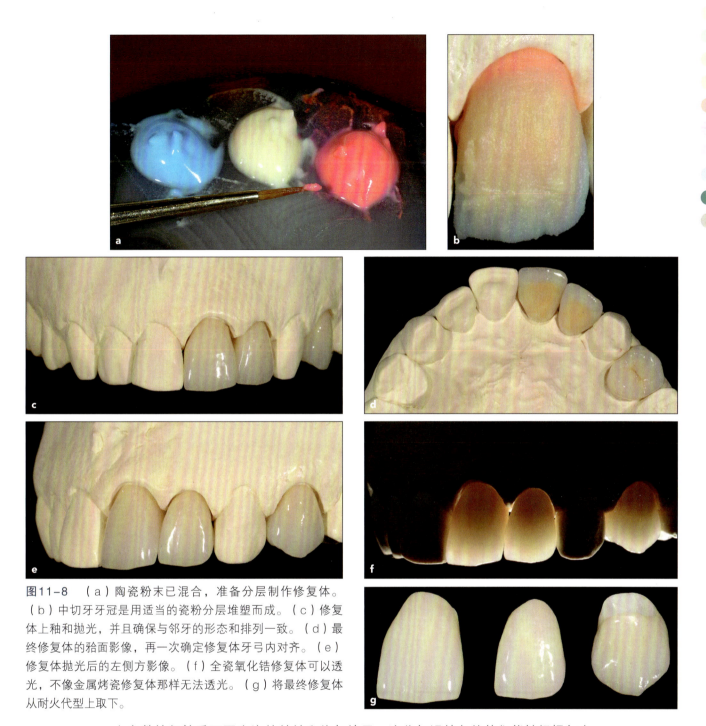

图11-8　（a）陶瓷粉末已混合，准备分层制作修复体。（b）中切牙牙冠是用适当的瓷粉分层堆塑而成。（c）修复体上釉和抛光，并且确保与邻牙的形态和排列一致。（d）最终修复体的殆面影像，再一次确定修复体牙弓内对齐。（e）修复体抛光后的左侧方影像。（f）全瓷氧化锆修复体可以透光，不像金属烤瓷修复体那样无法透光。（g）将最终修复体从耐火代型上取下。

　　大多数技师熟悉不同陶瓷的特性和修复效果。这些知识储备使他们能够根据每个临床病例的个性化美学修复需求选择最合适的陶瓷修复系统。

5. 修复体制作

　　在完成色彩评估，并确定哪种材料在特定的临床应用中效果最好后，技师开始制作修复体，并在外部添加着色剂和上釉来增加个性化细节，以匹配相邻的天然牙（图11-8）。

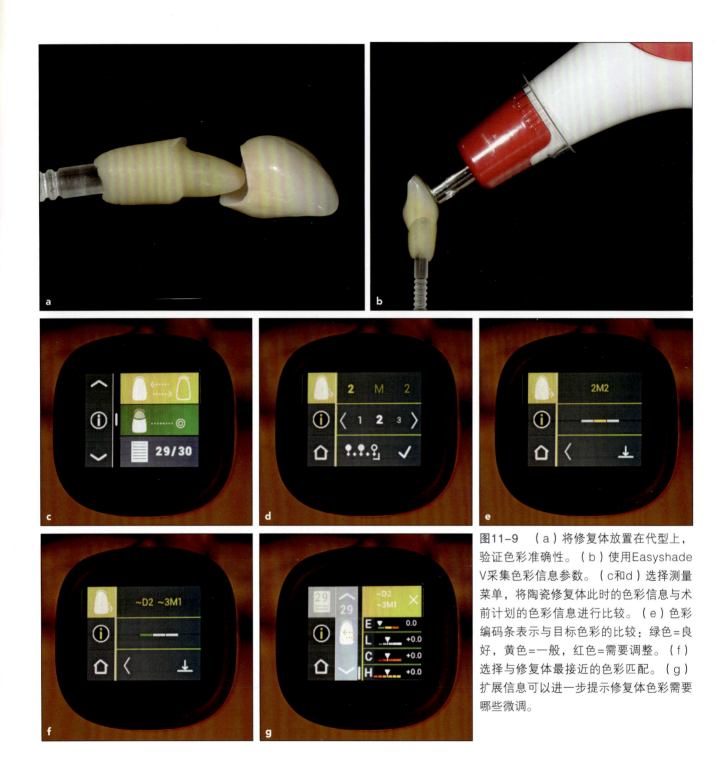

图11-9 （a）将修复体放置在代型上，验证色彩准确性。（b）使用Easyshade V采集色彩信息参数。（c和d）选择测量菜单，将陶瓷修复体此时的色彩信息与术前计划的色彩信息进行比较。（e）色彩编码条表示与目标色彩的比较：绿色=良好，黄色=一般，红色=需要调整。（f）选择与修复体最接近的色彩匹配。（g）扩展信息可以进一步提示修复体色彩需要哪些微调。

6. 色彩验证

使用传统方法和科技方法对修复体色彩进行验证（图11-9）。如果修复体色彩不匹配，可使用外部颜料来调整色彩，然后重复口外试戴和比色确认。一旦色彩准确性得到验证，修复体可以尽快拿给牙医。

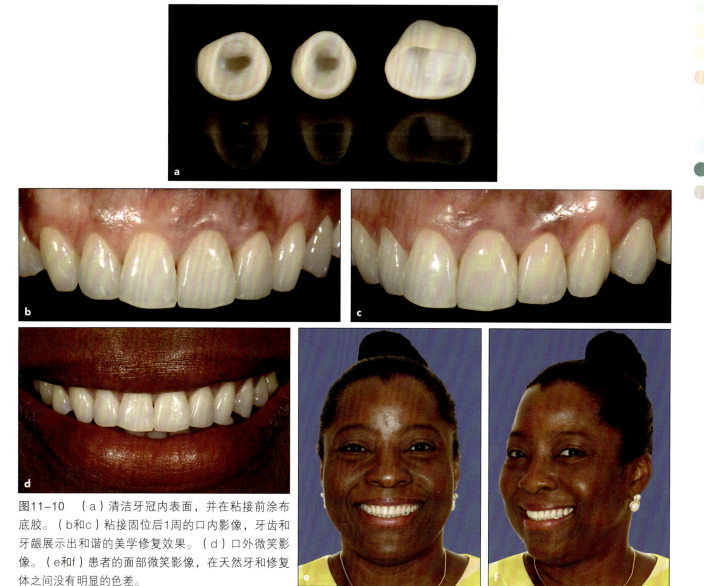

图11-10　（a）清洁牙冠内表面，并在粘接前涂布底胶。（b和c）粘接固位后1周的口内影像，牙齿和牙龈展示出和谐的美学修复效果。（d）口外微笑影像。（e和f）患者的面部微笑影像，在天然牙和修复体之间没有明显的色差。

7. 修复体试戴

　　当牙医给患者试戴修复体后，修复体的色彩准确性将得到最终验证（图11-10）。如果色彩不匹配，就会立即显现出来。使用此比色方案（步骤1~6）可以最大限度地降低甚至消除临床试戴阶段返工的概率。但是，如果试戴不满意，那就需要返工调整色彩或者重新制作修复体，此时需要重新进行色彩分析，并应提供修复体试戴时的临床影像，以供技师参考。此类问题通常是由色彩分析或医技交流时出错引起的。

结论

牙医必须拍摄术前临床影像，以便向技师准确传达患者当前的临床现状。临床影像应该与传统比色和科技比色方法相结合，从而提供最准确的比色信息。修复体在返还给牙医之前，技师应完成色彩验证。这可以通过使用科技比色系统（例如 Easyshade V）的口外色彩分析来完成。

总结

- 成功的比色需要传统比色方法、科技比色方法和临床影像相结合。
- 技师在修复体制作过程中添加的细节通常可以增加修复体的自然外观和个性化细节。
- 科技比色系统在色彩分析和色彩验证时非常有用。

参考文献

[1] Chu SJ. Use of a reflectance spectrophotometer in evaluating shade change resulting from tooth-whitening products. J Esthet Dent 2003;15(1, suppl):S42–S48.

[2] Devigus A. Die digitale Farbmessung in der Zahnmedizin. Quintessenz 2003;54:495–500.

[3] Chu SJ, Trushkowsky RD, Paravina RD. Dental color matching instruments and systems. Review of clinical and research aspects. J Dent 2010;38(2, suppl):e2–e16.

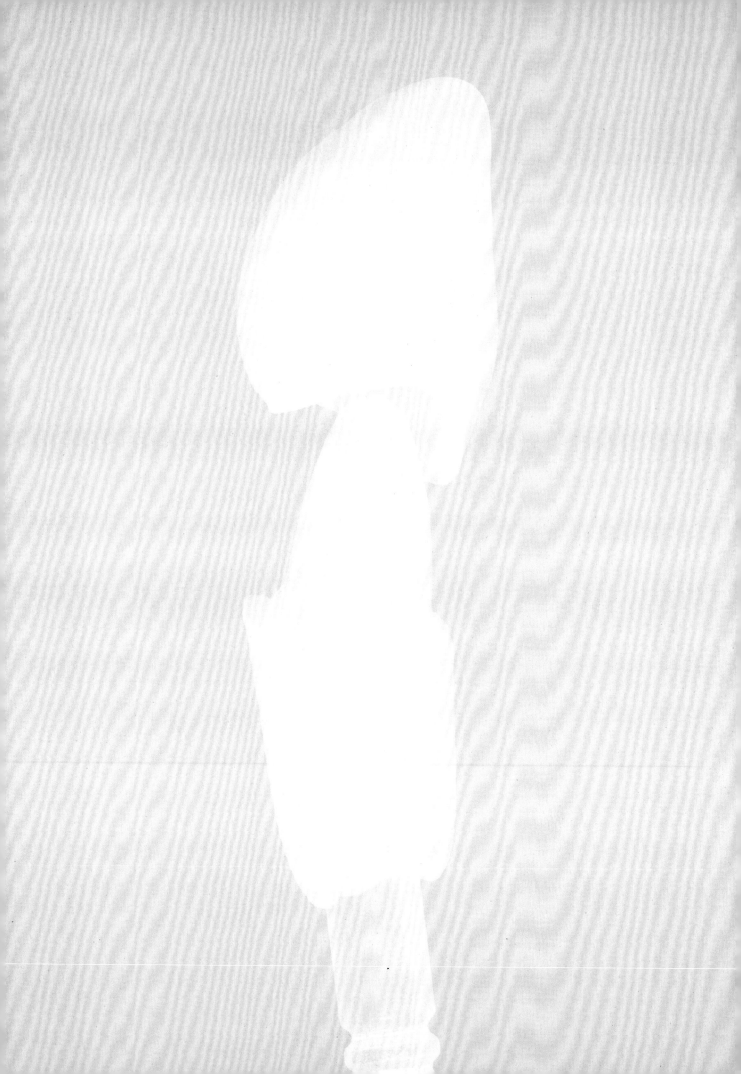

Chapter Twelve

第12章

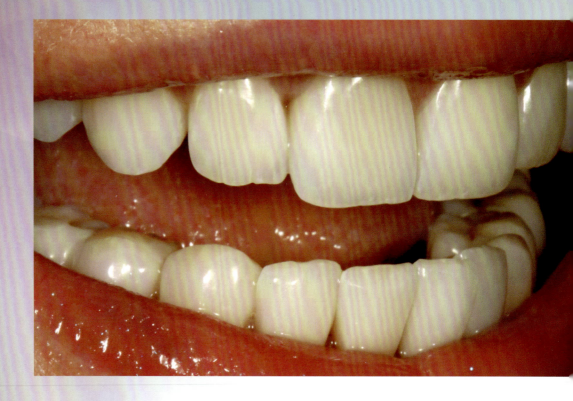

临床病例
CLINICAL CASES

本章内容

病例1：牙齿美白病例的色彩监测

来源：So Ran Kwon博士，Loma Linda，California。

准确的比色是修复治疗成功的重要组成部分，而正确的色彩监测对牙齿美白患者的满意度至关重要。本病例着重于展示可以用来监测牙齿色彩的不同方法（图12-1）。

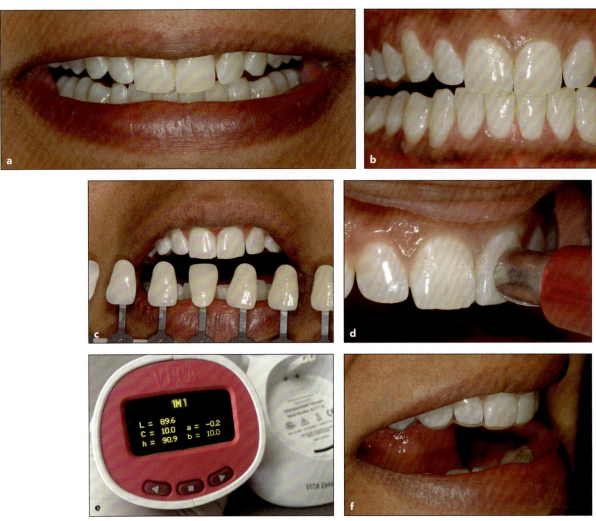

图12-1 （a和b）牙齿美白前的临床检查。患者通常会询问牙齿美白后的预期最终色彩。与其承诺特定的牙齿色彩，不如谨慎地告知美白后的色彩会比患者的眼白更白。监测牙齿美白进度的另一个可靠参考点是肤色。一般来说，牙齿美白后，牙齿色彩与肤色的对比更加突出。（c）利用VITA Bleachedguide 3D比色板，可以轻松地对原始牙齿色彩进行监测，它是专门为牙齿美白中的色彩监测而开发的。（d和e）科技比色方法提供了客观的色彩数据。Vita Easyshade垂直放置于牙齿表面。LCD显示器提供最接近的比色片和L＊、a＊、b＊、C＊和h°值。（f）装有10%过氧化脲凝胶的定制托盘固位于患者口内。

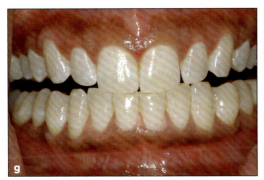
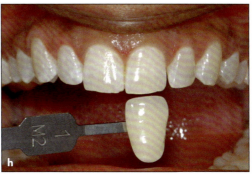

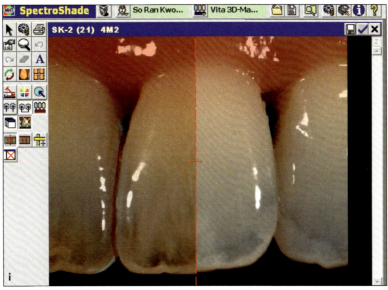

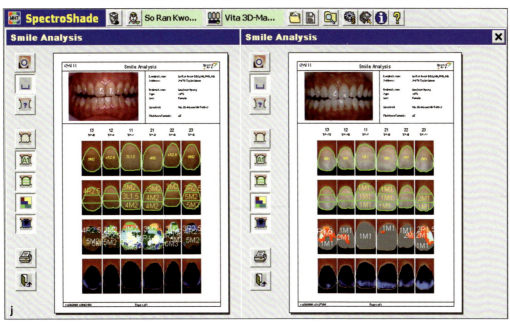

图12-1（续） （g）证明美白效果的最好方法之一是比较已治疗上颌牙列和未治疗下颌牙列在色彩上的差异。这个差异可以帮助改善那些不能分辨色彩变化的患者的依从性，这个差异也可以通过朋友或家人来验证。（h）临床影像是监测牙齿美白的重要工具。初始比色时所选取的比色片，可放置于美白牙齿旁，以预测美白进程。（i和j）科技比色方法（例如SpectroShade，MHT）提供客观的色彩数据，并使用不同的图像分析选项，例如基本的色彩分析、微笑分析，以及同步生成美白前后的分割图像。■

病例2：中等半透明树脂修复Ⅳ类洞

来源：Marcos Vargas博士，Iowa City，Iowa。

　　一名24岁女性患者，发生自行车事故，导致右上颌中切牙的远中切缘折裂（图12-2a）。参考Filtek Supreme Ultra定制的比色板选择A1色（图12-2b）。为了重现与对侧中切牙相同的半透明效果，选择了双色技术。在双色技术中，牙本质材料用0.5mm牙釉质材料覆盖。洞型只需要预备斜面以确保材料在牙面的均匀过渡，这一过程是用细金刚砂和碳化硅圆盘完成的（图12-2c）。应用粘接剂（图12-2d）和树脂恢复腭侧牙釉质壁后（图12-2e），使用牙本质树脂完成整体轮廓的塑造（图12-2f）。在光固化之前，使用LM-Arte Misura工具（LM-Dental）去除0.5mm的材料，为最后的牙釉质层留出空间（图12-2g）。将牙本质层树脂聚合（图12-2h），剩余的0.5mm用牙釉质树脂构成完整轮廓，形成了自然、中等半透明的修复效果（图12-2i）。精修、抛光修复体（图12-2j）。修复的最终效果如图12-2k和l所示。

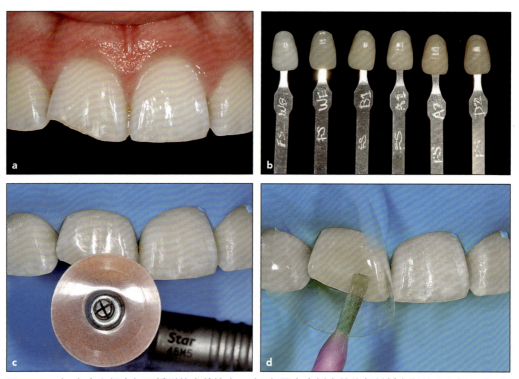

图12-2　（a）右上颌中切牙折裂的术前检查。（b）用本病例中的修复材料定制的比色板。（c）使用细金刚砂车针和碳化硅圆盘进行功能性美学洞型的预备。（d）酸蚀与冲洗牙釉质，并根据厂商的使用说明涂布粘接剂。　　　　　　　　　　　　　　　　　　　　　　　　　　　　⟶

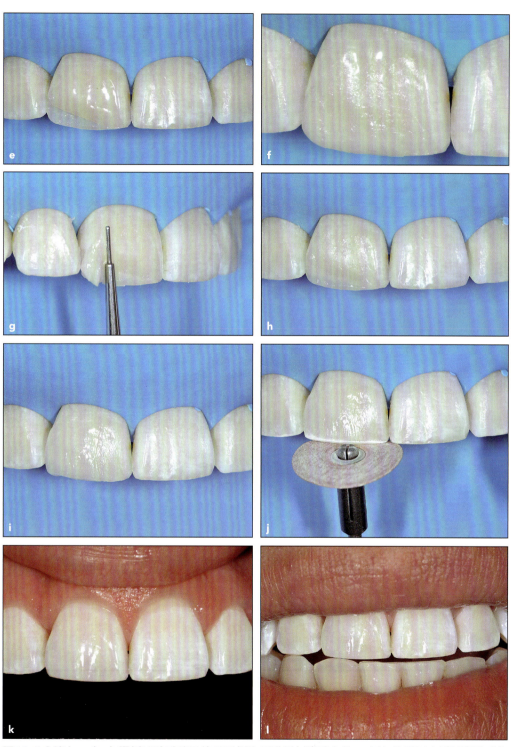

图12-2（续）　（e）腭侧牙釉质壁是使用导板和牙釉质树脂建立的。（f）使用牙本质树脂形成完整的牙齿轮廓。（g）在牙本质树脂聚合之前，使用LM-Arte Misura工具去除0.5mm的材料。（h）为牙釉质层预留0.5mm之后的牙齿外观。（i）充填牙釉质树脂。0.5mm的牙釉质层带来了天然牙釉质般的半透明性。（j）检查咬合，最后用碳化硅圆盘、细金刚砂车针和抛光杯进行精修与抛光。（k）橡皮障拆除后的最终修复效果。由于橡皮障隔离下邻牙脱水，修复体出现略高的半透明度。脱水恢复后，修复体美学效果更佳。（l）在社交距离处观察最终修复效果，修复已与微笑融为一体。■

病例3：美学树脂局部修复：比色与临床方案

来源：Tommaso Mascetti博士，Milan，Italy；Federico Ferraris博士，Alessandria，Italy。

对天然牙和复合树脂修复体进行色彩匹配是一项终极挑战，尤其是对未完全覆盖牙齿表面的IV类洞的局部修复。复制牙齿形态、表面纹理、半透明性和色彩是美学修复的终极目标。在局部修复中，色彩融合、牙体组织与修复材料的自然过渡尤为重要。为了制作栩栩如生的"隐形"修复体，必须充分了解天然牙和复合树脂材料的光学特性（见第3章）。为了得到自然的层次感，牙医使用不同厚度的复合树脂材料，并制订一套完整的比色方案非常重要。本病例介绍了美学树脂局部修复的比色与临床方案。

临床影像是评估牙齿形状和色彩至关重要的一步。使用双点闪光灯或环形闪光灯拍摄的一张临床影像可以提供许多细节（图12-3a）。另外，建议拍摄偏振光临床影像，以便更好地看到各种色彩效果（图12-3b），拍摄漫射光临床影像以加深对纹理和形态的认识（图12-3c）。要想更好地感知色彩和饱和度的细节，降低亮度（曝光不足）和提高对比度也是一种方法（图12-3d）。最后，我们建议将影像的饱和度降至最低，变为黑白图片，以便更好地显示明度特征（图12-3e）。

第一次比色应该使用比色板，最好是使用修复用的树脂材料制成不同厚度的个性化比色片。另一个有用的工具是分光光度计，它可以为牙医提供明度、饱和度、透明度和色调的具体参数。在选定了色彩（牙釉质、牙本质和潜在的半透明效果）后，牙医将制作出小样品——至少有两种色彩用于牙本质，两种色彩用于牙釉质，如果有需要，还可以制作一种或两种半透明树脂。试样做成球状，置于牙齿的颊面；牙本质树脂应位于体部1/3，牙釉质树脂应放在切端1/3（图12-3f和g）。每个样品必须经光固化后才能检查色彩是否一致。

偏振光临床影像分析是非常有用的，可作为比色验证的第一步，因为它能让牙医看到没有眩光或表面纹理的色彩。如果不能使用这种滤镜，曝光不足的临床影像也有助于理解饱和度和半透明效果（图12-3h）。为了更好地评估样品的明度，应将临床影像（偏振光或正常影像）转换为黑白图片（图12-3i）。最后，在分层充填阶段，这些临床影像应该放在显示屏上，以便在此过程中为牙医提供持续的参考。

牙医必须记住，充填牙釉质时要更加注重明度，而充填牙本质时则要更加注重饱和度。选用的牙本质树脂应比匹配牙齿的饱和度稍高一些，因为它表面覆盖牙釉质树脂后，饱和度会降低。应该根据匹配的天然牙釉质来调整牙釉质树脂的厚度；对于大多数树脂材料来说，牙釉质层的厚度应该更薄，从体部1/3到切端1/3平均为0.5~0.9mm。在分层充填阶段，由于橡皮障下的牙齿脱水，应使用比色临床影像作为色彩分层的参考。

窝洞预备、隔湿、粘接步骤、分层充填方案和精修程序是美学树脂修复成功的基础（图12-3j~y）。

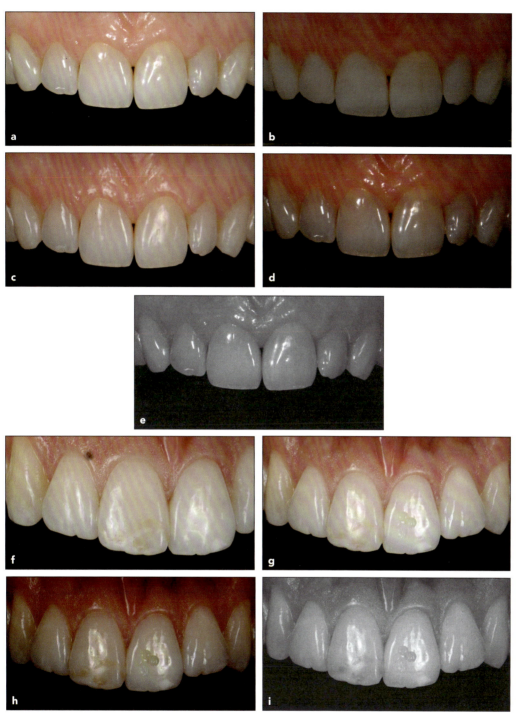

图12-3 （a~e）描述牙齿特征的各种临床影像：（a）使用双点闪光灯拍摄的临床影像；（b）偏振光临床影像。眩光效果不可见，牙齿的结构和色彩能更好地被感知；（c）用柔光罩辅助拍摄的漫射光临床影像。牙齿纹理更加明显；（d）曝光不足的临床影像。即使临床影像较暗，饱和度、半透明性和其他色彩特征也清晰可见；（e）去饱和度的临床影像。牙齿不同区域的明度更容易被识别。（f~y）比色方案和分层堆塑技术；（f）患者来到诊室，希望改善牙齿的美观。几年前，右上颌中切牙切端折断，碎片用树脂材料粘接固位。目前，这颗牙齿是没有症状的活髓牙；（g）在牙齿清洁和抛光后，取印模以制作硅橡胶导板。下次复诊时进行色彩分析，先用比色板，再用复合树脂材料制作样品；（h）曝光不足的临床影像可以更好地突出饱和度和潜在的牙本质效应（半透明性、个性化特征和光晕效应）；（i）黑白临床影像可以帮助分析牙齿不同部位的明度，辅助选择牙釉质复合树脂色彩。

→

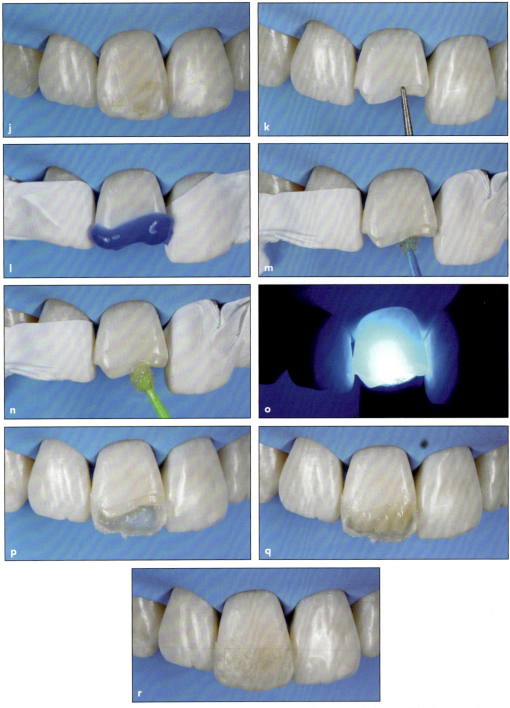

图12-3（续） （j）采用橡皮障隔湿，以确保操作安全。一般情况下跨度为双侧前磨牙，以便切牙区操作更舒适；（k）水冷却下使用细金刚砂车针，精确去除牙齿碎片和旧复合树脂材料。使用超细金刚砂车针将牙釉质边缘抛光；（l）在邻牙上放置特氟龙胶带后，用35%磷酸选择性地酸蚀牙釉质15～30秒；（m）大量水冲洗后，将多余的水分吹干。涂布粘接剂预处理剂60秒，轻吹20秒以上，直至溶剂完全挥发；（n）涂布粘接剂30秒，然后去除多余部分；（o）分别在粘接区域的颊侧和腭侧进行30秒的光固化；（p）在硅橡胶导板辅助下，使用牙釉质树脂制作近远中壁和腭侧壁；（q）然后用低饱和度的牙本质树脂（饱和度3.5和3）堆塑牙本质结构；（r）点缀半透明个性化树脂和白斑树脂，最后放置一层牙釉质树脂。 →

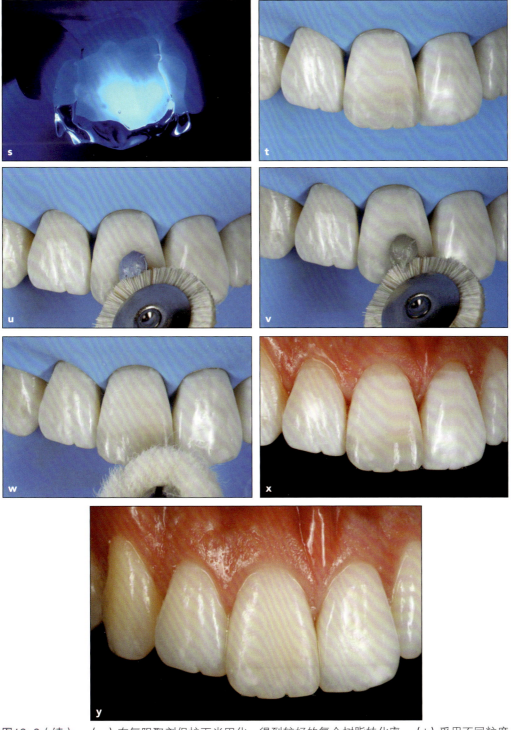

图12-3（续）　（s）在氧阻聚剂保护下光固化，得到较好的复合树脂转化率；（t）采用不同粒度的圆盘修整其形状，用金刚砂车针精修获得宏观和微观结构。脱水的牙齿和复合树脂材料之间的不匹配现象显而易见；（u和v）表面用两种不同的抛光膏进行抛光：首先是3μm颗粒，然后是1μm颗粒；（w）用氧化铝抛光膏获得最终的光滑表面；（x）拆除橡皮障后，仔细检查咬合情况，结束诊疗；（y）牙齿脱水恢复后检查色彩，修复体的最终外观令人满意。■

病例4：复合树脂高级分层修复（图12-4）

来源：Sillas Duarte博士，Los Angeles，California。

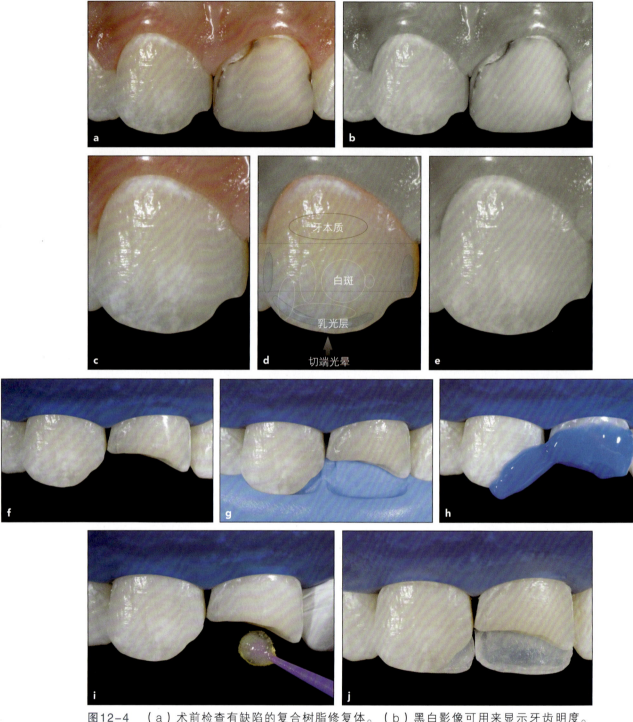

图12-4 （a）术前检查有缺陷的复合树脂修复体。（b）黑白影像可用来显示牙齿明度。（c~e）比色：（c）牙釉质的色彩和饱和度；（d）在饱和度较高的情况下，牙医可以选择牙颈部1/3位置的牙本质饱和度（从牙龈边缘偏冠方2.0mm处开始，以避免软组织泛红造成的干扰），切端光晕和个性化特征（白斑）；（e）黑白影像。（f）小心翼翼地去除旧修复体，保留牙釉质，锐利牙尖用氧化铝圆盘磨平。（g）用诊断蜡型翻制硅橡胶印模，作为腭侧牙釉质壁的导板。（h）用35%磷酸酸蚀牙面。（i）使用两步法酸蚀-冲洗粘接剂。（j）在硅橡胶导板辅助下，使用高透明和乳光色的纳米复合树脂材料（Filtek Supreme Ultra CT，3M ESPE）重现腭侧牙釉质层。 ⟶

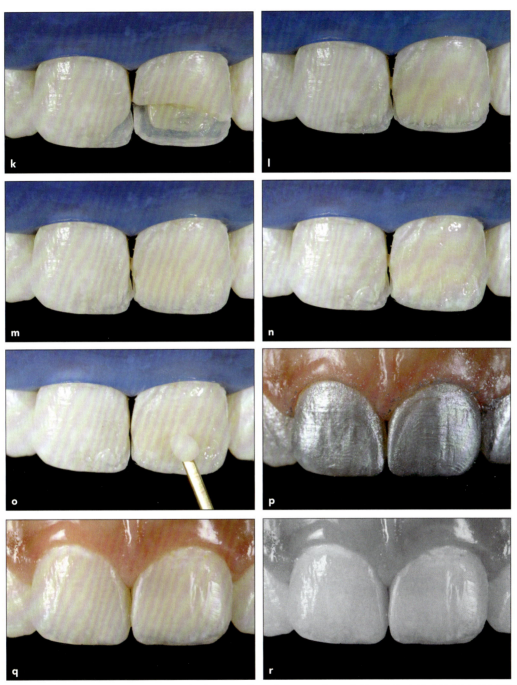

图12-4（续） （k）对于深层牙本质，用一薄层（0.5mm）不透明且饱和度较高的牙本质树脂
（Filtek Supreme Ultra A3D）垫底。（l）对于浅层牙本质而言，使用低饱和度、高明度的牙本质树
脂（A2D）覆盖深层牙本质树脂。将不同饱和度的牙本质树脂组合在一起，以达到理想的牙本质明
度。为使外观更自然，在距切缘1mm处制作发育叶形状。（m）乳光色复合树脂（Filtek Supreme
Ultra AT）在发育叶之间使用，以改善切缘的透光性。（n）为增加部分发育叶的饱和度，使用一点
黄色。（o）使用牙釉质树脂（Filtek Supreme Ultra A1E）恢复邻面和转角，以确保适当的透明度、
饱和度和明度。（p）修复完成后，在精修和抛光过程中使用银粉，以确保复制出合适的牙齿纹理。
（q）抛光后的最终结果表明，复合树脂分层修复对于获得正确的透明度、饱和度和明度非常重要。
（r）黑白临床影像显示复合树脂修复体与天然牙的明度相似。■

病例5：复合树脂间接修复（图12-5）

来源：Newton Fahl博士，Curitiba，Brazil。

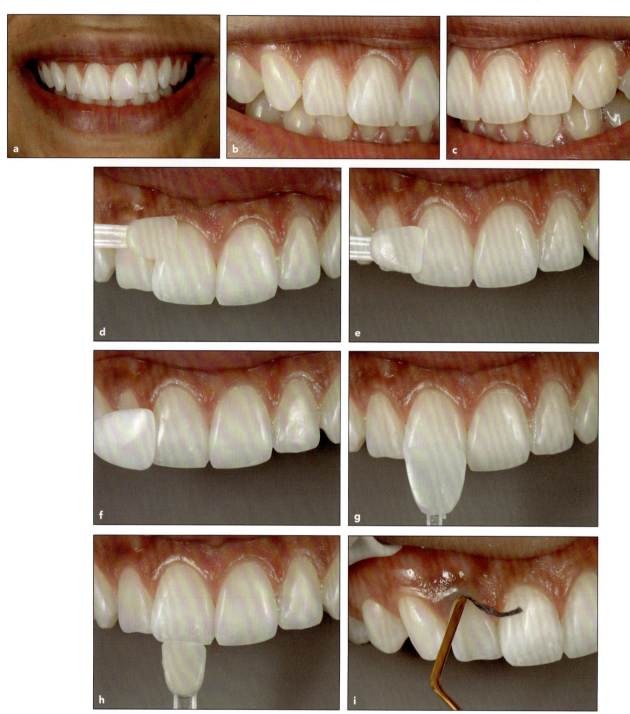

图12-5 （a~c）一名23岁女性患者，因美学需要，提出了右上颌侧切牙的贴面修复要求。拟使用无预备的间接复合树脂贴面，因为该方法更为保守，且与需要牙体预备的瓷贴面相比，提供了更高的美学效益。（d~h）借助纳米复合树脂（Venus Pearl Heraeus Kulzer）定制的个性化比色片，根据天然牙的色彩差异来选择牙釉质色、效果色和牙本质色。（i）治疗时，使用一根未浸润的排龈线（Ultrapak 000，Ultradent）引起轻微的牙龈退缩，以便更好地隐藏龈下边缘。

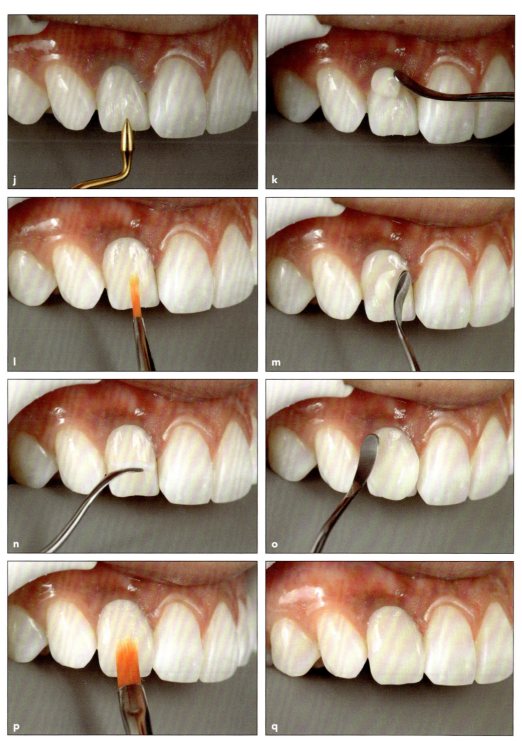

图12-5（续） （j~q）在使用水溶性分离介质（例如甘油）轻柔湿润牙齿表面后，开始复合树脂分层堆塑，恢复理想的轮廓和厚度，并进行光固化。相对于直接法，这种递增的分层技术有两大改变：①牙龈处过度重建，并加压游离龈边缘，印出龈沟；②最后一层堆塑的体积比通常更厚，以便在取出贴面时能够承受压力。

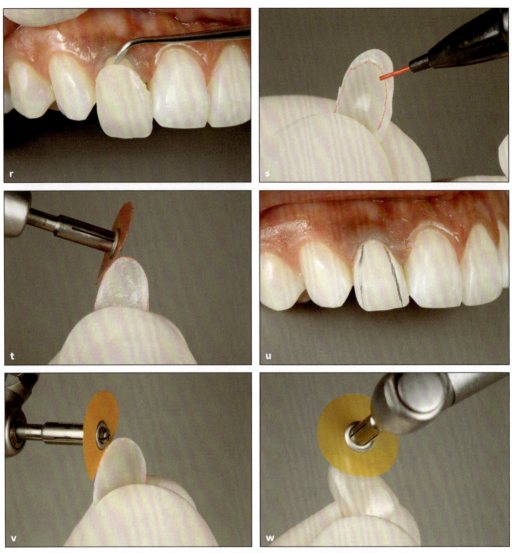

图12-5（续）　（r~w）将贴面取下，用铅笔勾勒出龈缘。用氧化铝圆盘（例如Sof-Lex XT Pop-On，3M ESPE）调整贴面的外形轮廓，例如穿龈轮廓、线角和形状等。当初级解剖形态完成后，需要进行进一步的精修、抛光，特别是边缘。后者关系到就位精度和边缘质量。　　　　　　⟶

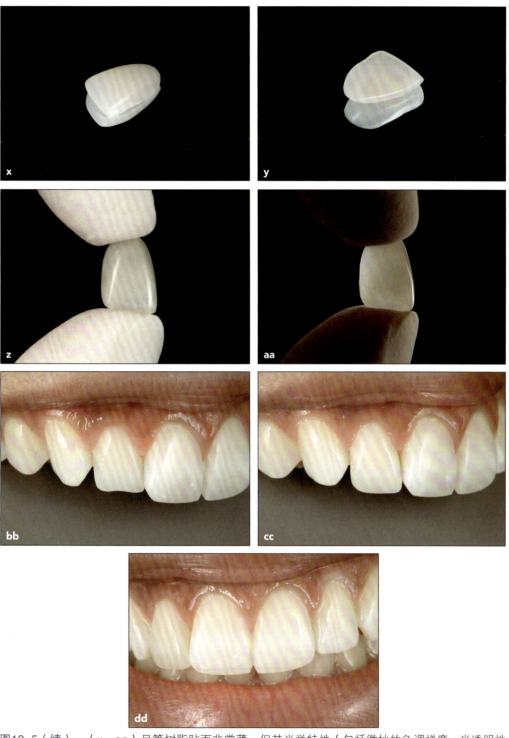

图12-5（续） （x～aa）尽管树脂贴面非常薄，但其光学特性（包括微妙的色调梯度、半透明性和乳光色）仍然从根本上实现并保留，这样就可以在粘接之后获得良好的美学效果。（bb～dd）用试色糊剂（例如Prevue，Cosmedent）对贴面进行色彩评估，其与树脂水门汀（例如Insure Lite，Cosmedent）精确匹配。可以使用单一色彩或混合色彩的树脂水门汀来获得所需的色彩和半透明性。利用这项技术，通常可以对色调、饱和度和明度进行微小的改变，从而对最终结果进行校正。由于相邻牙齿的脱水（这会导致明度的误读），在此阶段必须使用与牙齿的原始色彩相匹配的比色片。

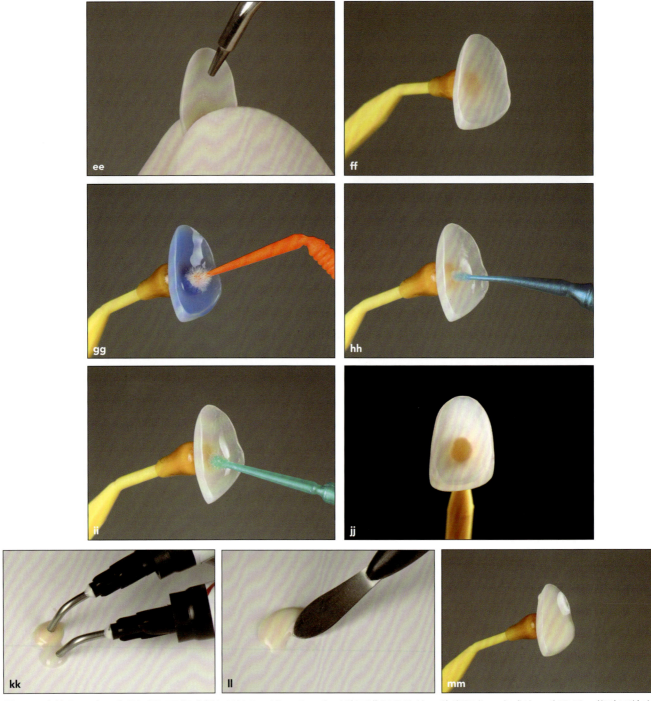

图12-5（续） （ee和ff）用LED灯（例如VALO，Ultradent）对贴面进行最终的口外光固化。完成这一步骤后，将贴面放在450W的微波炉中进行3分钟的加热回火，以提高单体转化率、断裂韧性和色彩稳定性，减少吸水性，从而达到更持久的功能和美学效果。然后对贴面内表面进行喷砂（例如Cojet，3M ESPE），以促进微机械和化学粘接。（gg）用35%磷酸（例如Ultra-Etch，Ultradent）清洁贴面5秒，冲洗并干燥。（hh和ii）贴面经过硅烷化处理（例如RelyX Ceramic Primer，3M ESPE），并涂上一层薄的疏水性粘接剂（例如All Bond 3，Bisco）。（jj）涂布粘接剂后，贴面极好的半透明性是显而易见的。（kk～mm）将选定色彩的树脂水门汀涂布于贴面，并放置在遮光板下。 →

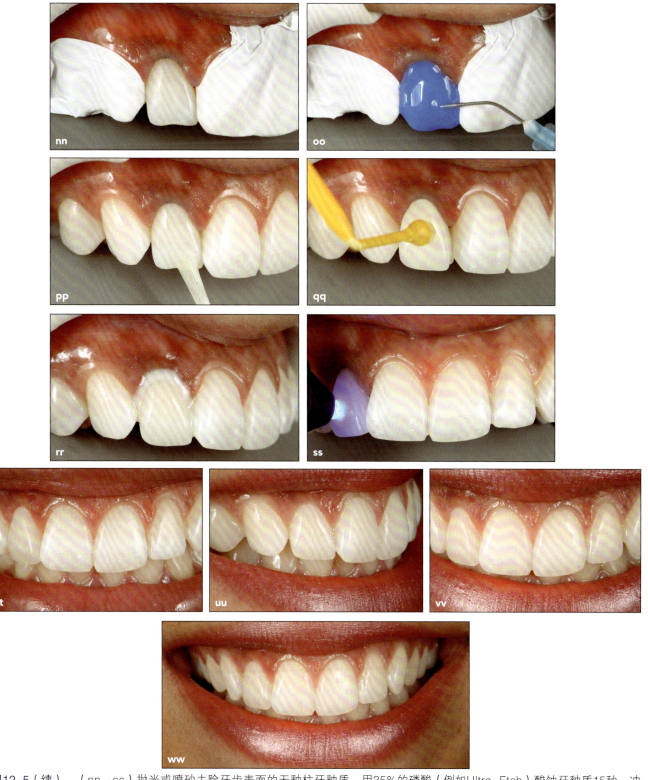

图12-5（续）　（nn～ss）抛光或喷砂去除牙齿表面的无釉柱牙釉质。用35%的磷酸（例如Ultra-Etch）酸蚀牙釉质15秒，冲洗并干燥，然后涂布疏水性粘接剂（例如All Bond 3）并吹薄。就位贴面，去除多余的树脂水门汀，先点固化，然后再彻底固化，对舌面进行进一步的精修和抛光，并用超细抛光条对邻面进行抛光（例如Epitex，GC America）。（tt）术后即刻临床影像显示，由于脱水，与对侧牙相比，贴面的明度较低。（uu～ww）1个月随访的临床影像显示，牙齿的形状和色彩和谐，牙龈健康，这得益于高质量的边缘修整和抛光。■

病例6：单颗中切牙的瓷贴面修复

　　一名19岁男性患者，因踢足球发生意外，导致左上颌中切牙切端折断（图12-6a和b）。这颗患牙有轻微的舌向倾斜，因此只需要少量的牙体预备。借助传统的比色片和临床影像，选择合适的色彩（图12-6c~e）。由于基牙底色正常（牙本质色），因此可以制作一个超薄、半透明贴面，实现无缝的色彩匹配（图12-6f~j）。试戴贴面后，使用酸蚀-冲洗粘接剂和树脂水门汀系统进行粘接固位（图12-6k~m）。在1周的随访中，贴面呈现出完美的色彩与形态（图12-6n和o）。■

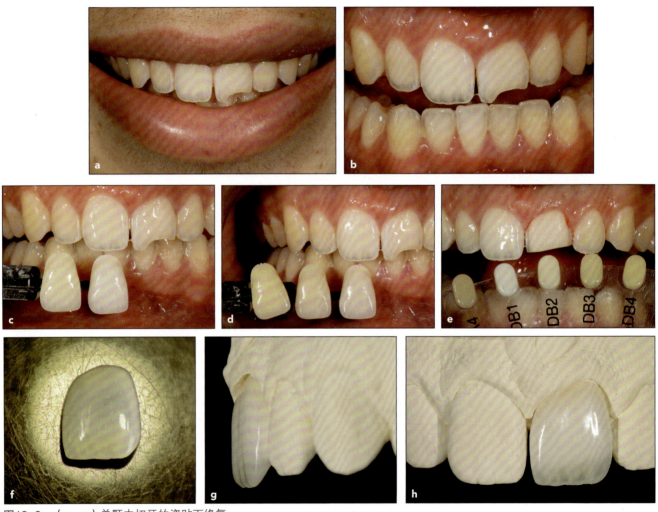

图12-6　（a~o）单颗中切牙的瓷贴面修复。

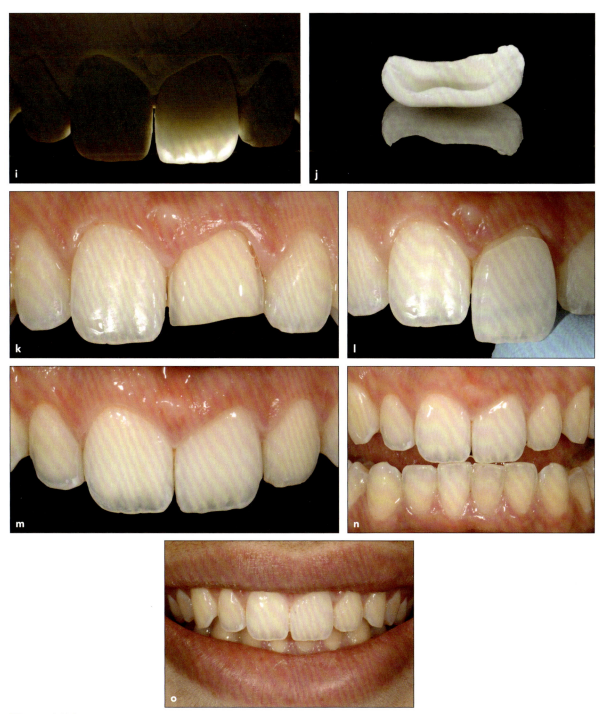

图12-6（续）

病例7：均匀牙体预备

一名31岁男性患者，高位笑线，上颌4颗切牙之间存在多个散在间隙（图12-7a和b）。治疗目标：①根据Bolton指数恢复合适的牙齿大小和比例（75%～80%）；②匹配患者相邻天然牙的色彩。依据下颌前牙宽度（下颌中切牙为6.5mm），判断上颌中切牙的长度（12mm）是正确的。上颌中切牙宽度有差异，分别为8.5mm和9.5mm（图12-7c）。通过诊断蜡型，上颌中切牙的最终大小（宽度和长度，9.5mm×12mm）和牙齿比例（约80%）被间接转移到工作模型上（图12-7d）。进一步通过诊断饰面在口内验证，最终决定尖牙的近中接触区采用无预备贴面来恢复其功能和美观（图12-7e和f）。用排龈线（#00）进行排龈，牙釉质层内进行0.5mm深度的预备（图12-7g）。硅橡胶导板指导牙体预备，以获得均匀、最低限度的牙体预备（图12-7h）。

在牙体预备前（图12-7i）和过程中（图12-7j）对基牙进行比色。牙体预备后制取最终印模并灌注石膏模型。用硅橡胶导板（图12-7k）可以清楚地看到均匀的牙体预备量，用耐火材料（G-Cera Vest, GC America）复制基牙形态。由于牙体预备量最小且均匀，基牙的比色被看作是可预测的"彩色画布"。

最终修复体的瓷层厚度均匀，包括无预备的尖牙贴面（图12-7l~n）。牙面清洁（图12-7o），瓷贴面进行蚀刻（HeraCeram, Heraeus Kulzer）。使用透明光固化树脂水门汀（Variolink, Ivoclar Vivadent）粘接瓷贴面。先粘接无预备的尖牙贴面，然后是中切牙，最后是侧切牙（图12-7p）。如本例所示，通过均匀的牙体预备和透明树脂水门汀，可以让患者获得色彩协调的微笑（图12-7q和r）。■

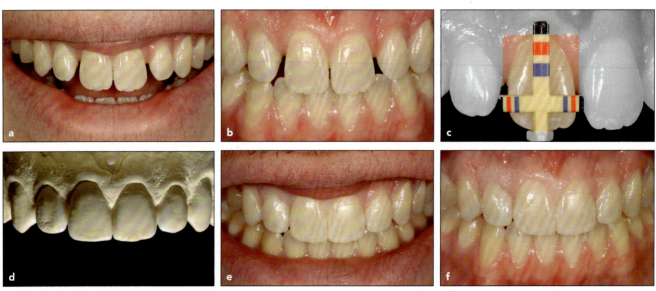

图12-7 （a~r）前牙散在间隙的瓷贴面修复。

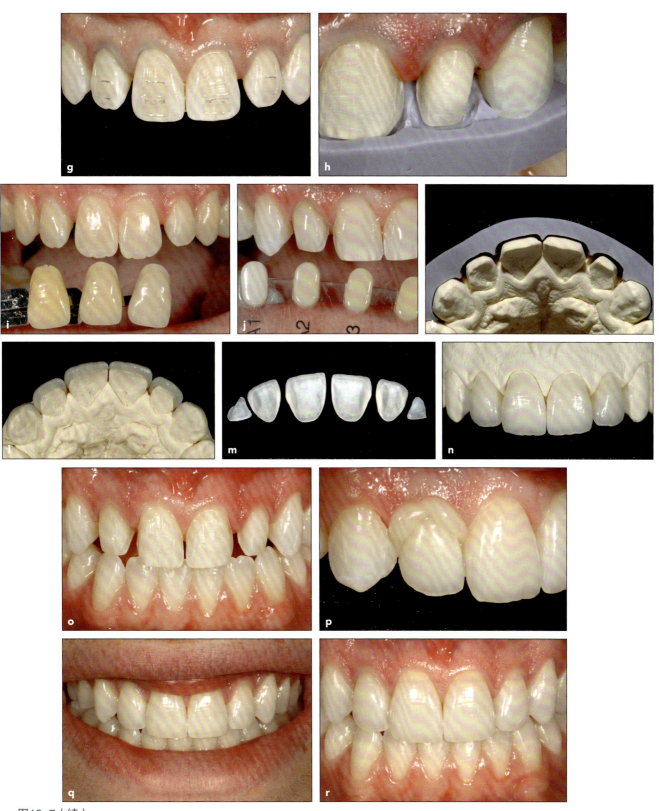

图12-7（续）

病例8：瓷层厚度的变化：通过不均匀牙体预备控制牙齿色彩

　　一名36岁女性患者，高位笑线，伴有多处邻面复合树脂修复体、边缘缺损及继发龋（图12-8a和b）。去净龋坏后（图12-8c），对基牙进行比色（图12-8d），预备扩展型贴面并制取印模（图12-8e）。在技工室制作石膏铸件，修整模型边缘，然后用耐火材料复制形态（图12-8f）。利用牙本质瓷和效果瓷构建缺损区域，在轮廓、色彩上重建出牙体预备后的邻面区域，以匹配最终基牙色彩（图12-8g~i）。由于瓷的厚度增加会增加饱和度和不透明度，技师必须对这些因素进行补偿（图12-8j~m）。技师在烧结后验证，以确保获得适当的基牙色彩、饱和度和透明度（图12-8n）。一旦邻面区域恢复到相邻牙齿预备后的大小、形状和色彩，修复体可以用等量、均匀的瓷粉分层堆塑，并且可以控制色彩（图12-8o）。

　　最终的扩展型贴面安装在铸件上，上釉并抛光（图12-8p）。最终可由该修复体的透射光观察到邻近扩展区域的透明程度（图12-8q和r）。在技工室用氢氟酸对贴面进行处理，然后对牙齿进行酸蚀，涂布单独的预处理剂和粘接剂，并使用透明光固化树脂水门汀粘接固位（图12-8s）。色彩、饱和度和半透明性的美学融合在患者放松的唇齿临床影像和微笑临床影像中得以显现（图12-8t~v）。

　　当邻面广泛缺损或龋齿而不可避免地要进行不均匀的牙体预备时，意识到在技工室中用陶瓷材料控制色彩，可以获得令人满意的、可预测的功能和美学效果。■

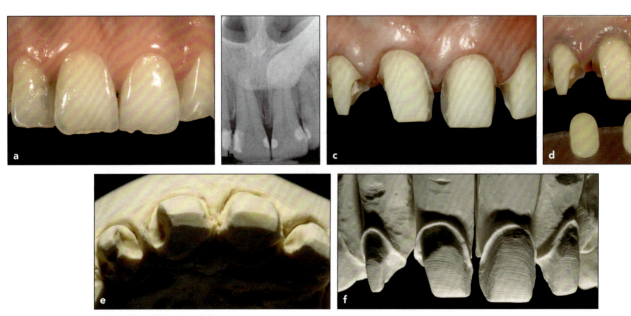

图12-8　（a~v）多颗前牙的瓷贴面修复。

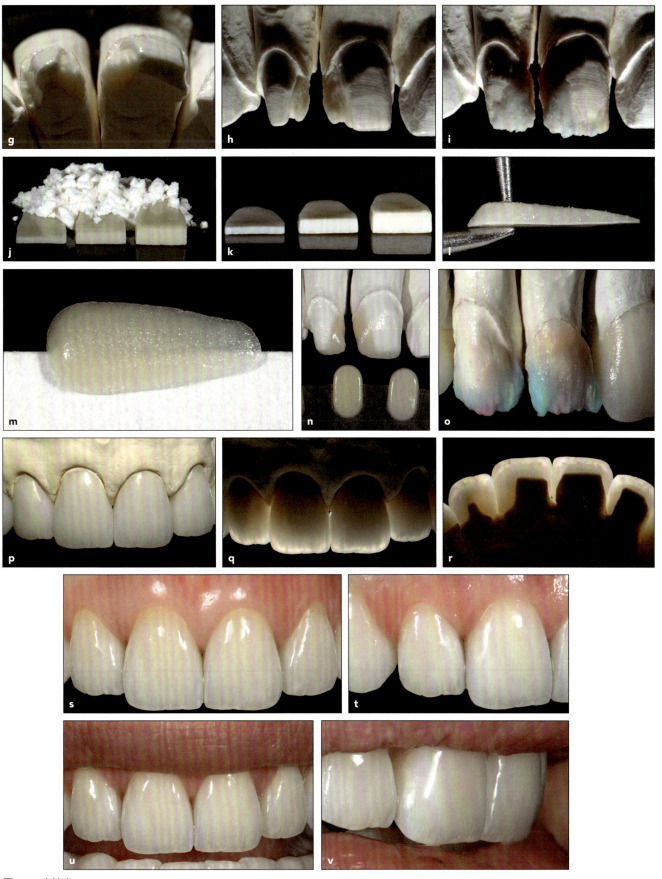

图12-8（续）

病例9：单层氧化锆增强型二硅酸锂贴面和全冠修复

　　一名23岁女性患者，表现为乳磨牙滞留（右上颌第一磨牙和双侧上颌第二磨牙）和多颗前牙散在间隙。诊断为上颌骨垂直向发育畸形和牙齿大小异常（图12-9a~f）。治疗方案为根据患者的咬合间隙和美学需求升高咬合垂直距离，并用种植牙代替乳牙。在工作模型上制作诊断蜡型，然后用丙烯酸树脂材料（Luxatemp Ultra，DMG America）转移至口内，以评估其垂直距离、功能和美观（图12-9g~j）。当患者认可并接受诊断饰面后，根据诊断蜡型进行牙体预备，准备瓷贴面修复，并使用加成型硅橡胶印模材料（Flexitime，Heraeus Kulzer；图12-9k和l）制取最终印模。对基牙进行比色，进行全瓷修复体的制作（图12-9m）。

　　为了支持升高垂直距离的功能负荷需求，在临床决策时，应该选择合适的单层修复材料。为实现这一目标，选择一种具有高透明性的新型氧化锆增强型二硅酸锂材料（Celtra Press，Dentsply Sirona）。在升高垂直距离的模型上，对前牙（上颌尖牙到尖牙、下颌第一前磨牙到第一前磨牙）制作全解剖蜡型（图12-9n）。对全解剖蜡型进行浇铸、包埋、压铸和脱模（图12-9o~q）。即使在较厚的区域，该材料也表现出极佳的半透明性（图12-9r和s）。从技师的角度来看，材料表面没有反应层形成，因此省去了清洁或回切步骤，缩短了处理时间。　　——→

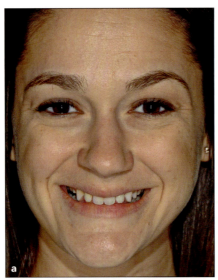
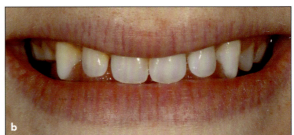
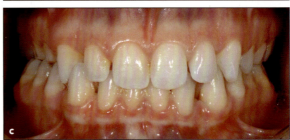
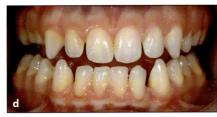
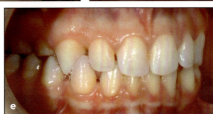
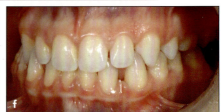

图12-9　（a~gg）上下颌多颗牙的瓷贴面-全瓷冠联合修复。

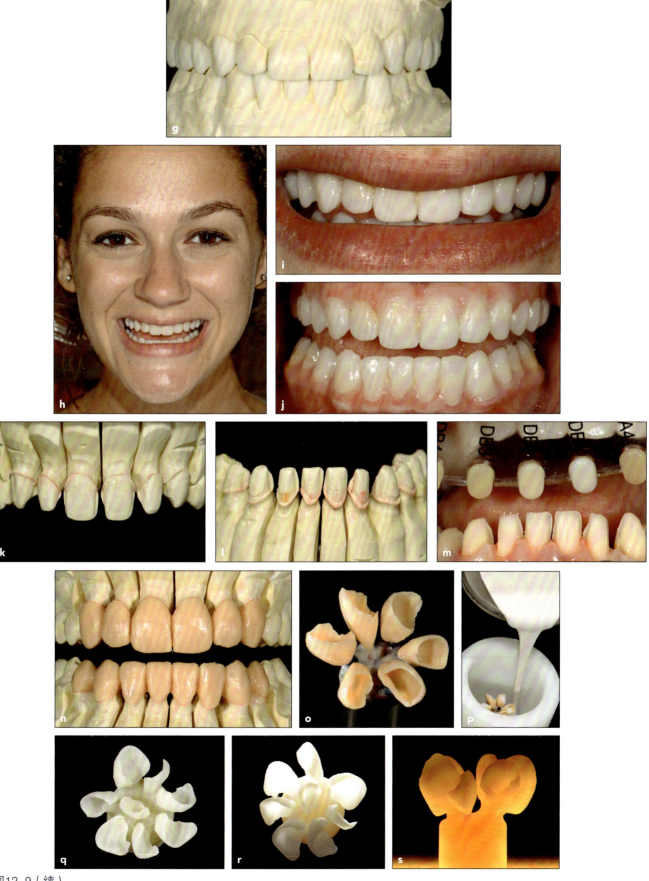

图12-9（续）

　　对上下颌的最终修复体进行轮廓和纹理处理，并在模型上调整接触面（图12-9t和u）。在技工室制作代型，在单层修复体的表面涂布并烧结外部染色剂（图12-9v和w）。表面染色剂是由金属氧化物组成的，阻碍了光的透射，但在整个过程中仍保留了原有的半透明性（图12-9x和y）。酸蚀修复体内表面（图12-9z和aa）。将修复体戴入口内之前，贴面的邻面接触区域将在实体模型上进行验证（图12-9bb和cc）。

　　戴牙6个月的随访结果显示，通过使用单层氧化锆增强型二硅酸锂材料纠正牙齿比例和咬合功能，改善了色彩一致性（图12-9dd~ff），达到了极高的美学效果。患者对最终修复效果非常满意（图12-9gg）。■

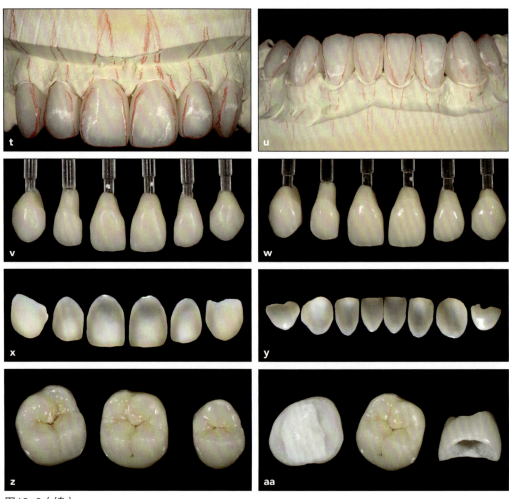

图12-9（续）

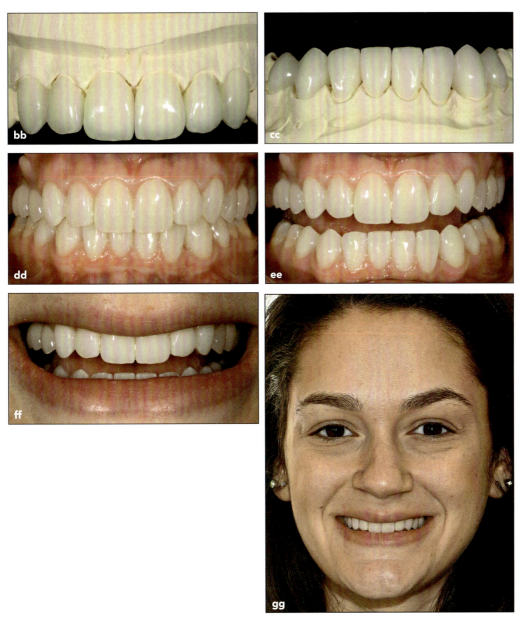

图12-9（续）

病例10：变色死髓牙的美学修复策略：变色牙齿的内漂白

一名29岁女性患者，在右上颌尖牙、侧切牙以及左上颌中切牙、侧切牙上进行过贴面修复，在右上颌中切牙上进行过全冠修复。外伤后再次就诊。结果显示，右上颌中切牙因牙髓内出血及随后牙髓坏死而发生变色（图12-10a~c）。根管治疗后未行后续的修复（图12-10d）。患者对美学修复效果非常不满意（图12-10a）。

由于边缘完整性差、牙龈炎（软组织反应不良）和美学需求，需要更换现有修复体。最终治疗方案包括右上颌前磨牙至侧切牙和左中切牙至第一前磨牙的瓷贴面修复，以及右中切牙的长石质瓷全冠修复。

在临床上，使用乳白色复合树脂遮盖变色的右中切牙。另外，在右中切牙牙冠粘固时，再用白色树脂水门汀做进一步的色彩校正。

去除右中切牙旧冠后，可以看到真实的基牙色彩（图12-10e）。在去除釉牙骨质界下1.0mm处残留的粘接剂后，透过菲薄的牙周组织可见变色牙根。使用过硼酸钠和水的混合物漂白右中切牙，漂白时间为2周（图12-10f）。利用纤维桩（D.T. Light-Post，Bisco）及核材料为右中切牙构建桩核（FluoroCore 2+，Dentsply）（图12-10g）。硅橡胶导板可以反映出最终修复体的唇侧轮廓，用于指导牙体预备

→

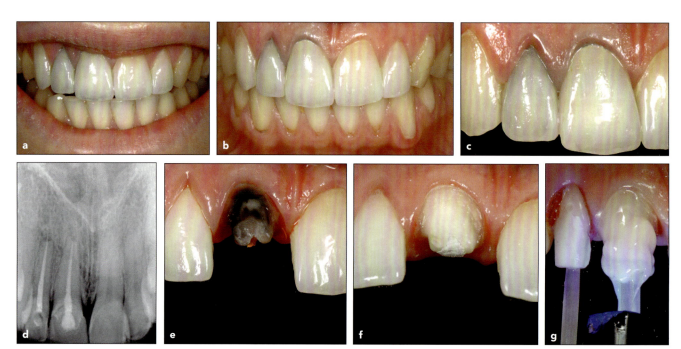

图12-10　（a~t）变色死髓牙的漂白-瓷贴面-全瓷冠联合治疗。

（图12-10h和i）。使用加成型硅橡胶材料（Flexitime，Heraeus Kulzer）制取最终印模，并对牙齿和基牙进行比色（图12-10j和k）。用石膏浇铸制作模型，用耐火材料复制并相应地分割成单个代型。经过3次烧结循环，修整修复体轮廓、纹理、上釉、抛光，并戴入石膏模型（图12-10l~o）。　　　　　　　　　　　⟶

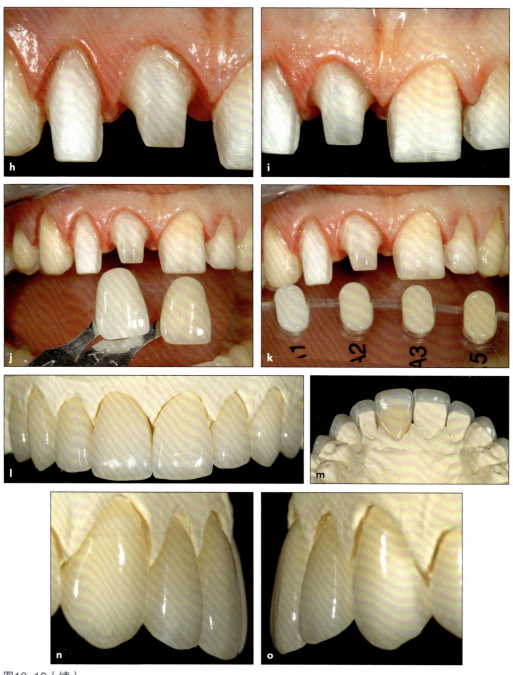

图12-10（续）

　　修复体试戴，患者满意，用透明光固化树脂水门汀（Variolink Ⅱ）粘固（图12-10p和q）。在图12-10r～t中，可以看到8周随访的临床影像和放射影像，可见全瓷修复体和黏膜组织的融合与协调。

　　对美学修复医生来说，无论是贴面修复还是全冠修复，变色基牙的色彩校正都是可以预见的，可以进行尝试。■

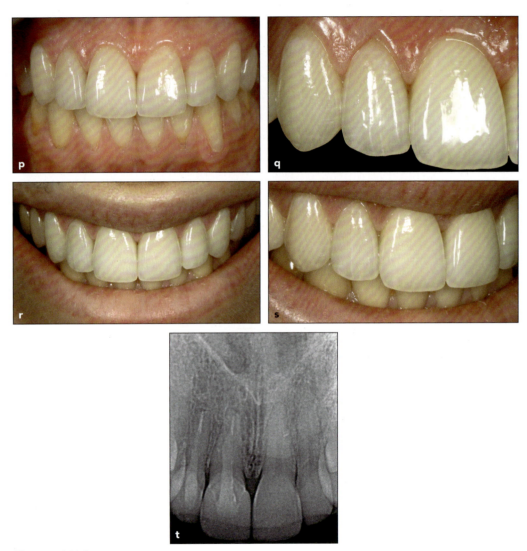

图12-10（续）

病例11：变色死髓牙的美学修复策略：技工室瓷贴面解决方案

一名48岁男性患者，上颌4颗切牙行贴面修复已有10多年，因牙龈退缩和修复边缘暴露，出现染色，想要替换贴面（图12-11a）。左上颌中切牙有牙髓治疗史（图12-11b）。患者曾接受牙龈切除术，重建牙龈组织，并恢复美观的牙齿比例（图12-11c）。去除贴面后，显示经牙髓治疗的左中切牙的真实基牙色彩（图12-11d）。根管治疗后剩余牙齿结构变色并不少见，因为硫化铁是血液血红蛋白中铁离子氧化的副产物。尽管对牙齿结构进行漂白以去除硫化铁是一种治疗选择，但有研究表明，在漂白治疗之后，色彩可能会反弹。因此，本病例中未对基牙进行漂白。在使用硅橡胶材料（Flexitime）制取印模之前，使用止血材料（Expasyl, Kerr）止血（图12-11e）。浇铸石膏以制作模型（图12-11f）。硅橡胶导板可反映最终修复体的轮廓，并用于指导牙体预备。注意，左中切牙唇侧的牙体预备量比右中切牙更多（图12-11g）。

⟶

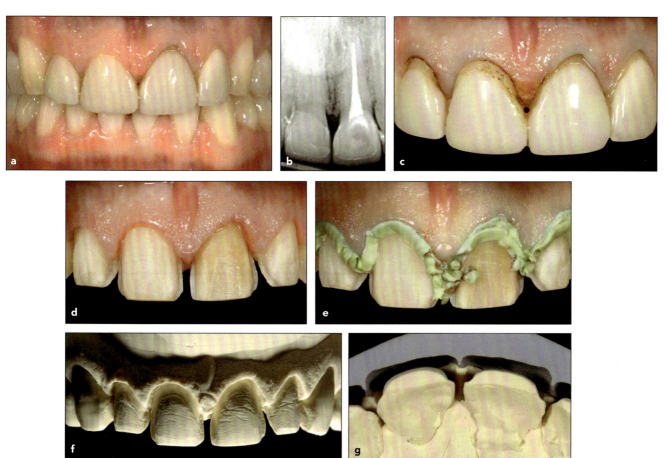

图12-11 （a～dd）变色死髓牙的瓷贴面修复。

　　用瓷比色板（HeraCeram）和VITA经典比色板（图12-11h和i）对未变色和变色的基牙进行比色。用不透明的牙本质瓷制作个性化瓷比色片（图12-11j）。把它与VITA经典比色板（图12-11k）进行比较，以确定技师可视化制作修复体所需的透明度和亮度变化。使用不透明和荧光牙本质瓷粉的混合物（图12-11l）作为遮色层，以遮住代表变色基牙的个性化比色片（图12-11m），同时保持亮度和活力（图12-11n和o）。　　⟶

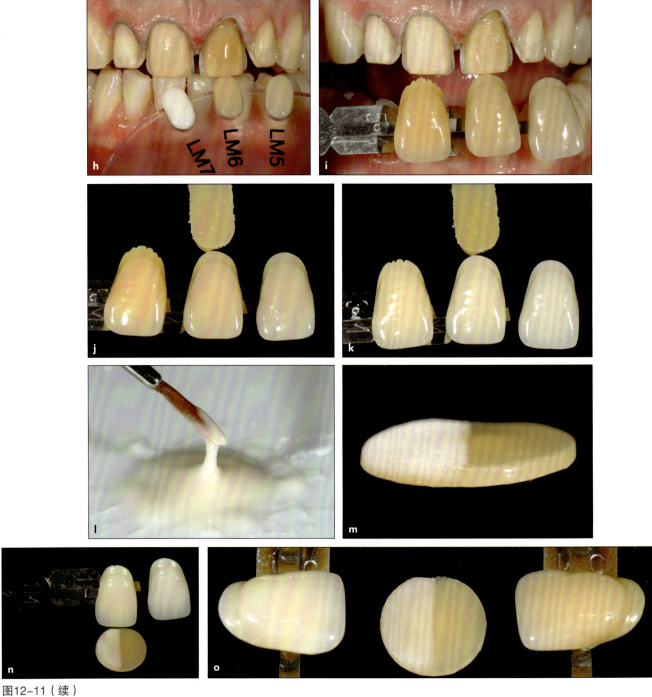

图12-11（续）

　　石膏模型用耐火材料复制，并相应地切割形成单独的代型（图12-11p）。个性化遮色瓷分层涂布于耐火模型上，在烧结之前形成一薄层（图12-11q）。一旦遮色瓷被烧结并覆盖基牙代型（图12-11r），适当的牙本质瓷、牙釉质瓷和效果瓷就可以均匀地分层堆塑在耐火代型上（图12-11s和t）。在3次烧结循环后，对修复体进行轮廓和纹理的修整（图12-11u），然后上釉和抛光（图12-11v）。将贴面从耐火模型上取出，两颗中切牙修复体在色调、饱和度和半透明性方面存在明显差异（图12-11w和x）。即使有遮色瓷层，光也会透过左中切牙的贴面（图12-11y）。将最终贴面修复体戴入石膏模型（图12-11z）。

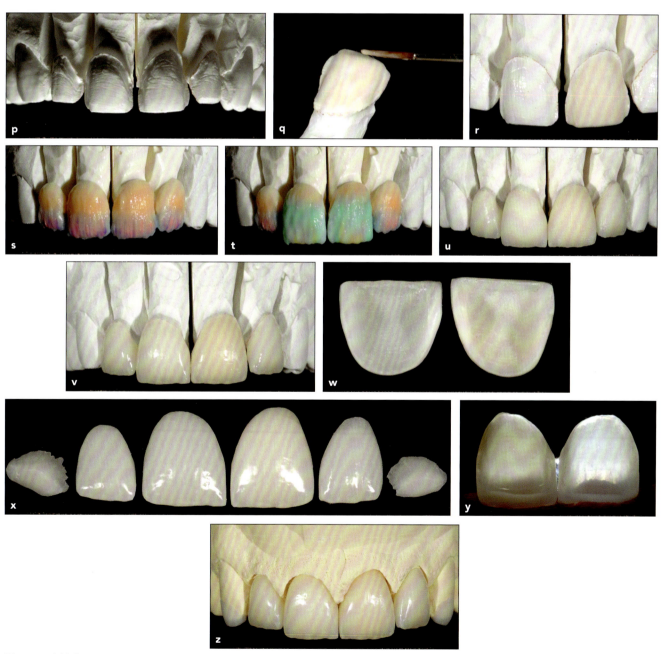

图12-11（续）

　　最终修复体用透明光固化树脂水门汀（Variolink）进行粘接固位。图12-11aa~dd显示了软组织愈合2周后的临床表现，可见所有瓷贴面协调统一。左中切牙瓷贴面的色调、饱和度、不透明度和明度均与右中切牙的修复效果一致。■

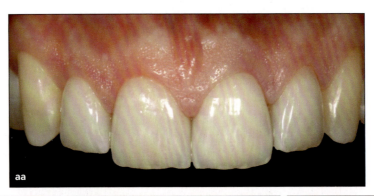

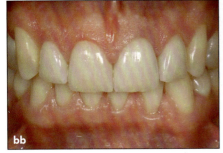 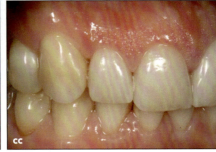 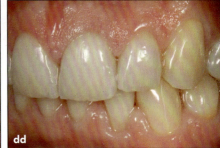

图12-11（续）

病例12：变色活髓牙的美学修复策略：技工室瓷贴面解决方案

　　一名33岁男性患者，双侧上颌中切牙变色，左中切牙变色较严重（图12-12a和b）。以前的牙科检查表明，这些牙齿有外伤史。牙体牙髓科会诊证实两颗牙齿均为活髓牙（图12-12c）。使用VITA 3D比色板进行常规比色（图12-12d和e）。然后行中切牙牙体预备；根据预备深度越大遮色能力越强的原理，将变色程度更严重的左中切牙预备得更深（图12-12f）。硅橡胶导板证实了这一点（图12-12g）。对两颗中切牙均进行了基牙比色（图12-12h和i）。为左中切牙制作了个性化变色基牙比色片

——→

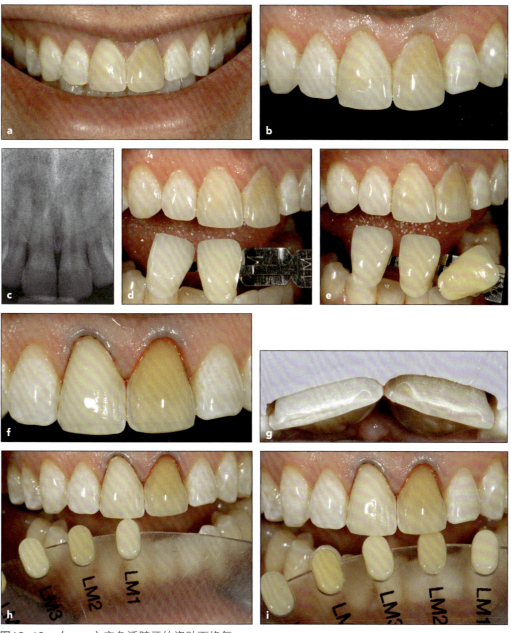

图12-12 （a~y）变色活髓牙的瓷贴面修复。

（图12-12j和k）。将不透明和荧光色的牙本质瓷粉混合，涂布于变色的基牙比色片上，对基牙进行适当的遮色（图12-12l~o）。该混合料涂布于两个中切牙的耐火代型，用于左中切牙的量较大，因其需要更多的遮色（图12-12p）。

　　经分层堆塑、烧结、上釉和抛光之后，将瓷贴面取下，并安装在模型上（图12-12q和r）。两个瓷贴面之间的色彩和半透明性差异是相当明显的（图12-12s和t）。从右中切牙开始依次试戴贴面，以确认粘固前的色彩校正效果（图12-12u~w）。粘固用透明的光固化树脂水门汀（Variolink Veneer）。图12-12x显示了戴牙2周后的最终贴面修复效果。图12-12y显示了上颌中切牙最终修复后的微笑临床影像，患者对最终结果很满意。■

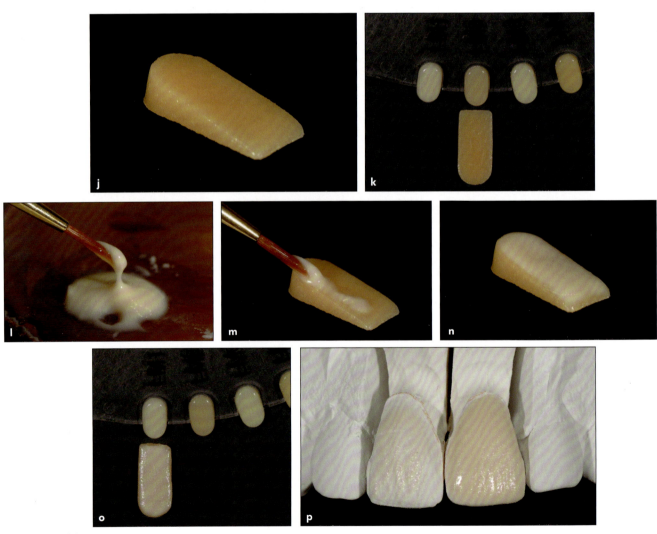

图12-12（续）

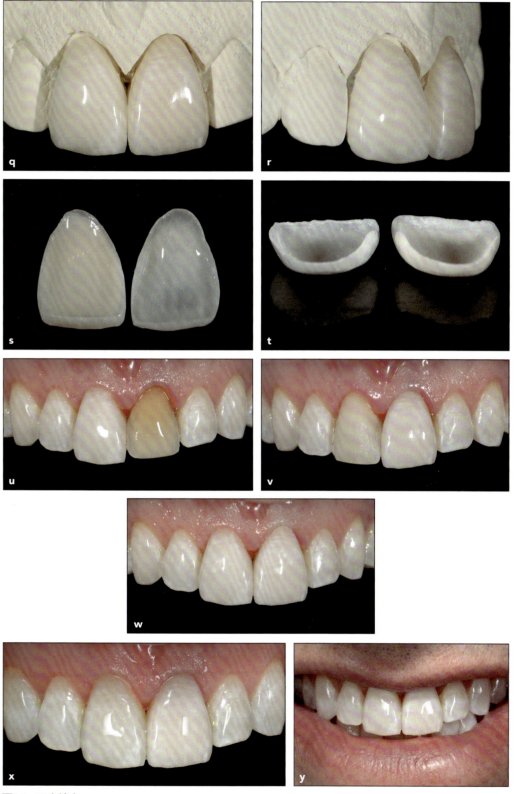

图12-12（续）

病例13：种植体支持式金属烤瓷冠修复上颌侧切牙

　　一名25岁男性患者，由于先天性左上颌侧切牙移位至腭侧根尖区穿孔，需要拔除（图12-13a~d）。拔除患牙，并将种植体植入在合适的位置（图12-13e）。植骨的同时结合即刻种植临时修复（图12-13f）。使用不同方向的比色片获得种植体支持式牙冠的最后色彩（图12-13g和h）。制作一颗螺丝固位金属烤瓷基底冠，并用相应的瓷粉制作出与对侧牙齿相匹配的色彩、纹理和个性化特征（图12-13i~r）。最终口内就位的修复体可见与天然牙极好的色彩匹配和美学融合（图12-13s~u）。X线片确认修复体的就位（图12-13v）。患者对最终修复效果感到满意，种植牙冠与患者的天然牙列融合在一起（图12-13w）。■

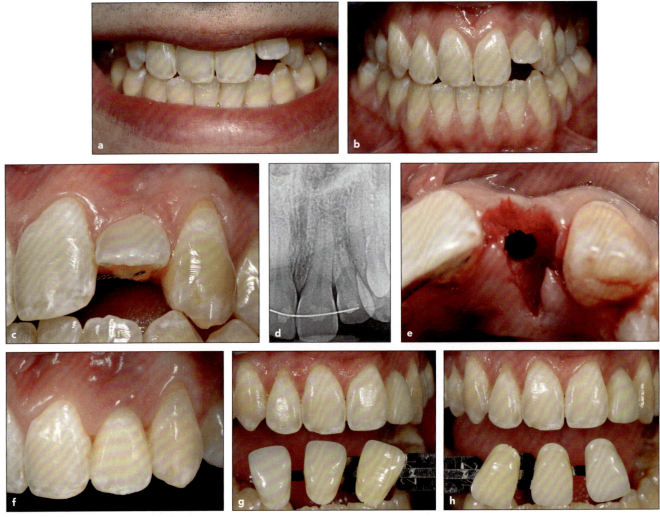

图12-13　（a~w）上颌侧切牙的种植修复。

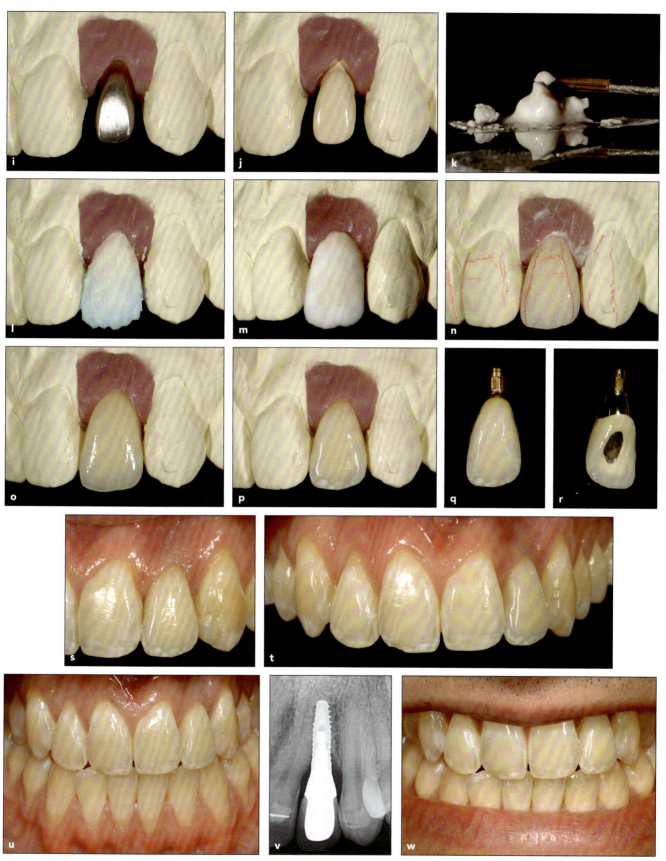

图12-13（续）

病例14：用粉色瓷修复缺失的龈乳头

　　一名24岁女性患者，右上颌中切牙和侧切牙之间的龈乳头缺失（图12-14a和b）。牙周手术和正畸治疗用来纠正牙列不齐（图12-14c）。跨学科的治疗方案包括通过正畸治疗使右上颌切牙牵出，通过牙周手术恢复牙龈附着。然而，这种治疗方案既耗时又昂贵，因此，我们探索出一种纯粹的美学修复方案。

　　为了"试验"和评估粉色瓷是否符合患者需要，首先进行牙龈比色，制取缺损区硅橡胶印模，并使用牙龈复合树脂（Gradia，GC America）制作临时的牙龈修复体（图12-14d~g）。对临时牙龈修复体进行了口内和口外评估（图12-14h和i）；患者对结果感到满意，接受了这种形式的治疗，并以此方式作为跨学科治疗的替代方案。

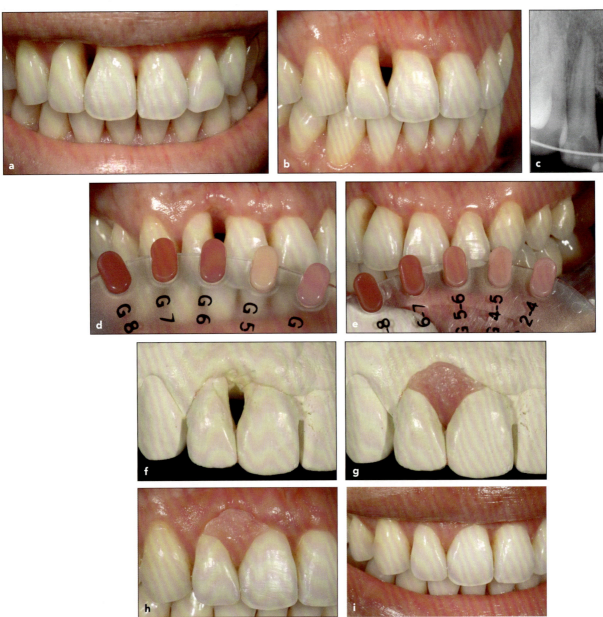

图12-14　（a~y）龈乳头缺失的粉色瓷修复。

　　在软组织隆起水平，即瓷修复体贴近牙龈表面的位置，对模型刻痕（图12-14j）。该模型用耐火材料复制，瓷修复体可以直接烧结，与周围的牙龈轮廓保持一致（图12-14k和l）。用透明瓷粉在瓷修复体最薄的部位进行堆塑，并且在最厚部分分层堆塑牙本质瓷，以控制过多的色彩变化，同时了解瓷的厚度增加对饱和度和明度产生的影响（图12-14m和n）。对右上颌侧切牙的近中牙釉质进行处理，并将牙龈修复体粘接固位（图12-14o~q）。这种治疗方案是有利的，因为前牙用正畸夹板固定，未来前牙间隙散开的风险大大降低（图12-14r）。为了便于牙线进行口腔卫生维护，在牙龈修复体周围留出一个小空间（图12-14s）。因为牙龈修复体仅粘接于侧切牙，而不是中切牙的远中面，所以用牙线很容易清洁（图12-14t）。　　　——→

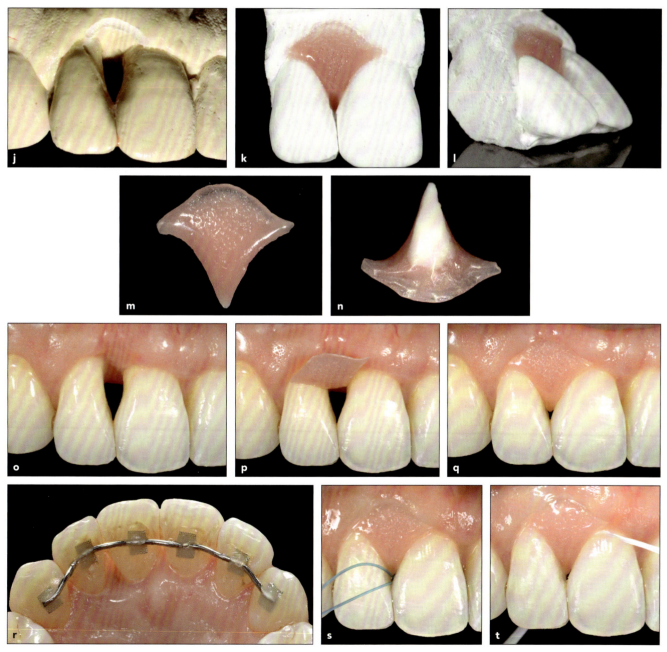

图12-14（续）

图12-14u~y显示了粘接牙龈修复体后的口腔内、外临床影像和放射线检查结果，患者对此结果非常满意。■

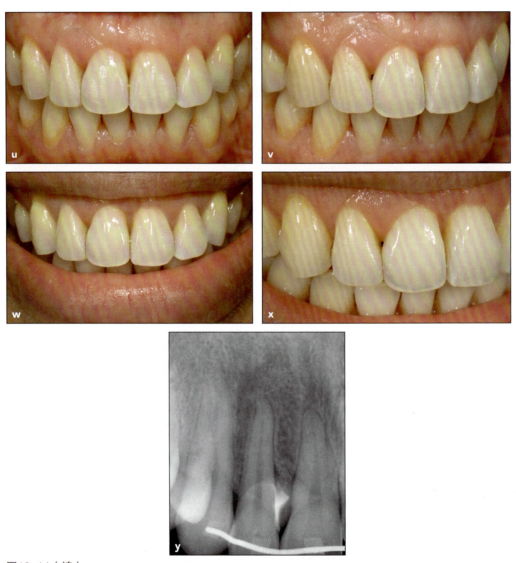

图12-14（续）

病例15：将不同的修复体与粉色瓷相匹配

    一名28岁女性患者，右上颌尖牙和左上颌侧切牙先天缺失，左上颌尖牙阻生。数年前，上颌前牙区进行了大面积复合树脂贴面修复，患者希望更换贴面，改善其美观和功能（图12-15a~f）。由于恒牙列发育不足，上颌牙弓形态受到限制，因此患者需要增加牙弓宽度（覆盖）及覆𬌗，还需要增加切牙长度及改善整体咬合。应用美学尺（Chu's Aesthetic Gauges，Hu-Friedy）诊断上颌前牙比例（宽长比）（图12-15g和h）。通过诊断蜡型来纠正牙齿比例和牙弓宽度，这些信息最终通过诊断饰面（图12-15i和j）转移到患者的口内。患者进行了右上颌中切牙和侧切牙牙冠延长术，使其与左侧切牙龈缘处在同一水平，恢复牙齿美学比例（图12-15k）。

    首先去除复合树脂贴面，拔除左侧乳切牙和埋伏阻生的尖牙，并填充骨移植材料到该部位以供将来的种植修复。双侧上颌第一前磨牙之间的牙齿制作临时修复体（图12-15l）。在尖牙部位植入种植体，将左侧切牙修复为单端固定桥（图12-15m和n）。制作最终印模翻制工作模型，制作最终修复体（图12-15o）。根据均衡理念，对瓷贴面预备体进行基牙比色，以匹配金属烤瓷基底冠的色彩（图12-15p和q）。金属烤瓷基底冠在形状和表面形态上与贴面具有相同的基牙色彩（图12-15r~t）。然后在瓷贴面耐火模型和金属烤瓷修复体代型上分层上饰面瓷：右侧第二前磨牙制作无预备贴面，右侧尖牙、左侧切牙和尖牙制作金属烤瓷种植修复体，左侧第一前磨牙行金属烤瓷单冠修复，双侧中切牙行长石质瓷全瓷贴面修复（图12-15u~w）。

    考虑到牙齿的比例、牙弓形状以及不同材料（金属烤瓷和全瓷）和修复类型（全冠和贴面）之间的色彩匹配，试戴最终修复体并以美学整合的方式粘固（图12-15x~z）。采用粉红色陶瓷材料修复左侧切牙与尖牙之间缺失的龈乳头。对患者对颌牙列进行了轻微的漂白，修复体与这些牙齿融为一体（图12-15aa~dd）。

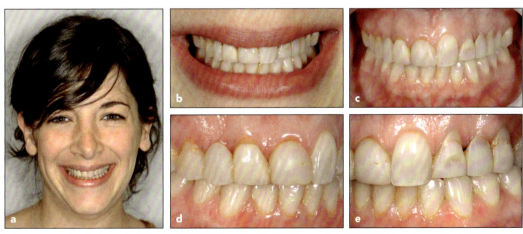

图12-15 （a）患者术前的面部微笑影像，𬌗平面倾斜，上前牙暴露不足。（b）口外微笑临床影像。（c）最大牙尖交错位（MIP）的口内临床影像。（d）右上颌第一前磨牙至左第一前磨牙的复合树脂粘接修复，可见修复后的牙列比例失调。（e）左上颌乳侧切牙、尖牙和第一前磨牙的复合树脂粘接修复。

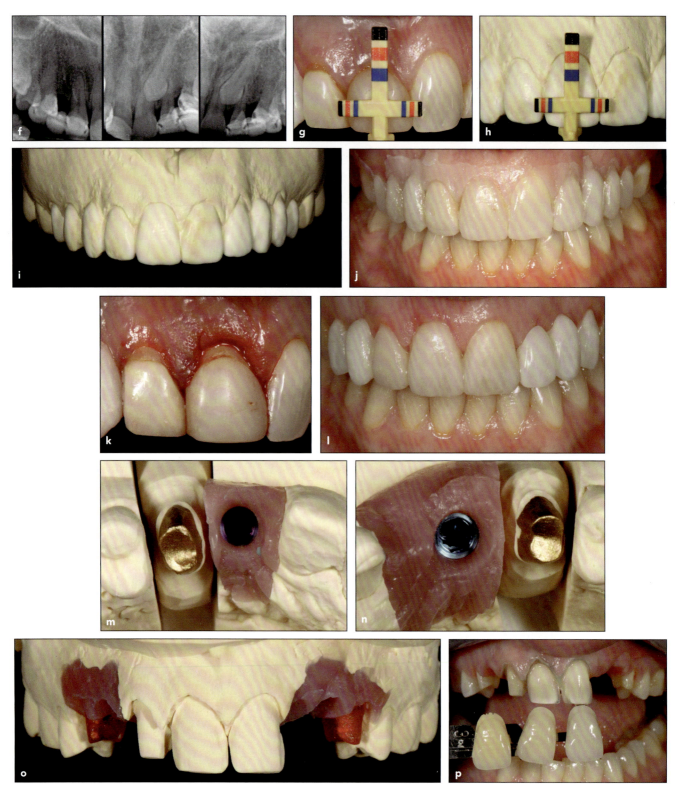

图12-15（续） （f）上颌前牙影像学检查显示阻生的左侧尖牙和乳侧切牙。（g）利用美学尺诊断单颗牙齿的比例差异。（h）制作诊断蜡型时，美学尺也可用来检测牙齿比例。（i）上颌诊断蜡型，纠正牙齿比例，并排齐牙列。（j）用临时修复材料口内制作诊断饰面，评估美学设计和咬合情况。（k）右中切牙和侧切牙行牙冠延长术。（l）临时修复。（m）右侧尖牙位点植入种植体。（n）左侧尖牙位点植入种植体。（o）上颌工作模型。（p）使用VITA 3D比色板对贴面和全冠修复体进行基牙比色。 ⟶

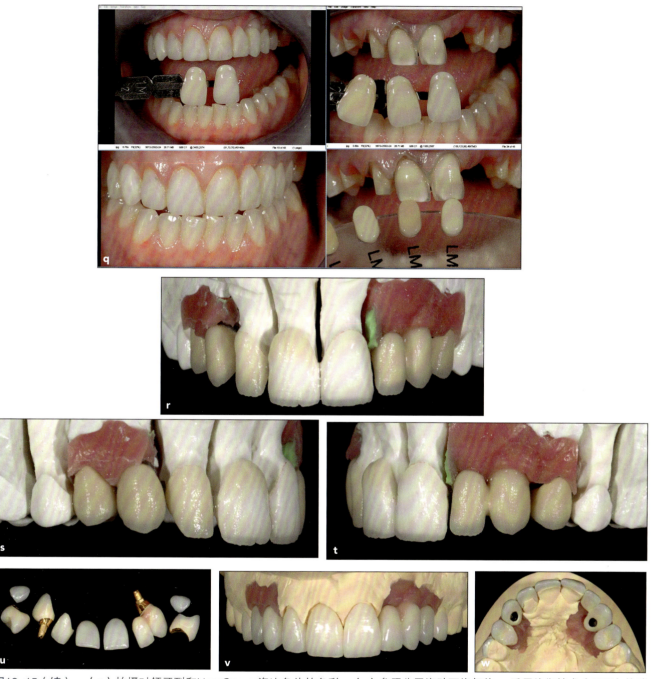

图12-15（续） （q）拍摄对颌牙列和HeraCeram瓷比色片的色彩。（r）参照分层瓷贴面修复体，采用均衡技术（CET）构建金属烤瓷修复体的色彩和形状。（s和t）烤瓷修复体的侧面观。（u）从耐火模型上取下全瓷修复体，打磨、制作纹理、精修和抛光。金属烤瓷修复体上釉和抛光。左侧切牙和尖牙修复体之间的龈乳头高度不足区域，用粉色瓷来替代。（v）模型上的最终修复体。除种植体支持式单端固定桥（左侧切牙和尖牙）外，所有修复体均为单层设计。（w）模型上最终修复体的咬合面观。种植修复体采用螺钉固位。

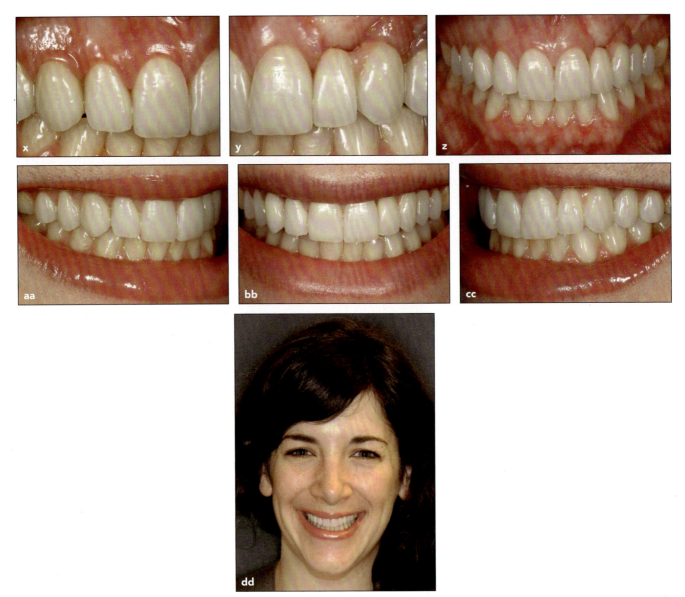

图12-15（续） （x）尖牙种植单冠和切牙全瓷贴面修复体的右侧口内视图。使用CET技术后，通过修复设计和牙冠延长术恢复了牙齿比例，色彩融合良好。（y）中切牙贴面和种植体支持式单端固定桥（侧切牙和尖牙）的左侧口内视图。同样，使用不同的修复形式和材料，形状和色彩依然很好地融合为一体。（z）修复后，最大牙尖交错位时口内正面观。（aa～cc）修复后，微笑时唇齿关系的临床影像。（dd）恢复了功能和美观后，患者微笑时的面部临床影像。患者对最终修复效果表示非常满意。∎

病例16：粉色瓷与四单位种植体支持式固定义齿的联合应用

　　一名23岁女性患者，在美学区的右上颌尖牙到左上颌中切牙之间植入了多颗相邻的种植体。目前的修复体仅采用白色全瓷材料，没有使用粉色修复材料，美学性能欠佳。患者表现为牙齿轴向错误、覆𬌗覆盖不足、反向笑线以及邻面龈乳头缺失（图12-16a~d）。由于在右切牙区域的种植体位置不合适，限制修复体的位点和比例，所以决定只使用双端种植体（图12-16e）。取下永久基台后，戴入四单位的临时固定修复体（图12-16f~h）。通过软组织移植，覆盖并修复右切牙唇侧软组织区域（图12-16i和j）。带有粉色丙烯酸树脂的临时固定桥延伸至右侧第一前磨牙和左侧侧切牙 ⟶

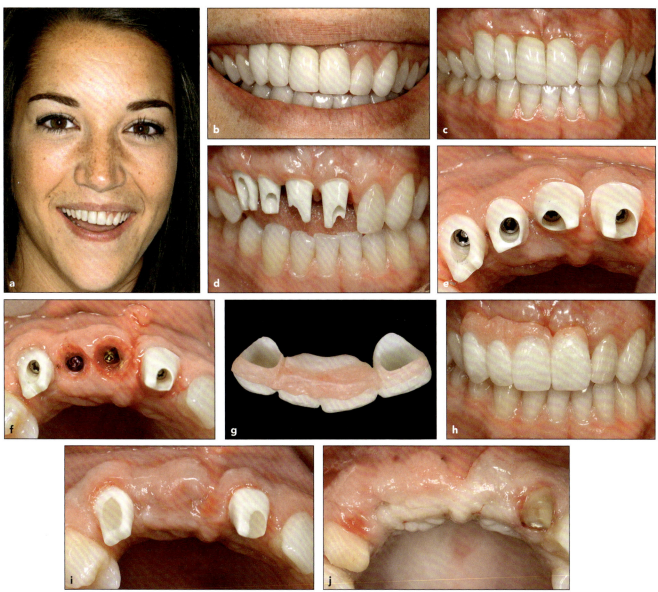

图12-16 （a~ⅱ）种植体支持式全瓷桥-粉色瓷联合修复。

（图12-16k和l）。制取终印模时，对牙龈软组织也进行了比色（图12-16m和n）。

利用终印模灌注模型，并制作较小的个性化基台（图12-16o和p）。这些重新设计的基台允许最终修复体中的牙齿重新排列，从而达到更理想的咬合和牙齿比例。在技工室制作全瓷氧化锆支架，并在口内验证右侧尖牙至左侧侧切牙的修复效果（图12-16q和r）。最终修复体包括右侧第二前磨牙和左侧第一前磨牙的瓷贴面，右侧第一前磨牙和左侧侧切牙的单冠，以及右尖牙到左中切牙的全瓷固定桥（图12－

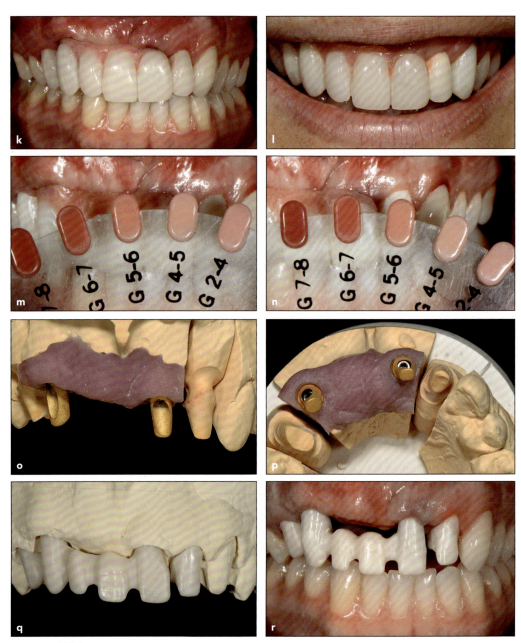

图12-16（续）

16s~v）。全瓷材料能够透光，因而具有良好的半透明性（图12-16w）。四单位固定桥采用粘接固位，并为右尖牙和左中切牙种植体基台制作了双丙烯酸树脂代型（图12-16x和y）。右侧第一前磨牙和左侧侧切牙采用斜坡连接设计（图12-16z~cc）。患者能够在固定桥下进行适当的口腔卫生维护（图12-16dd）。 ⟶

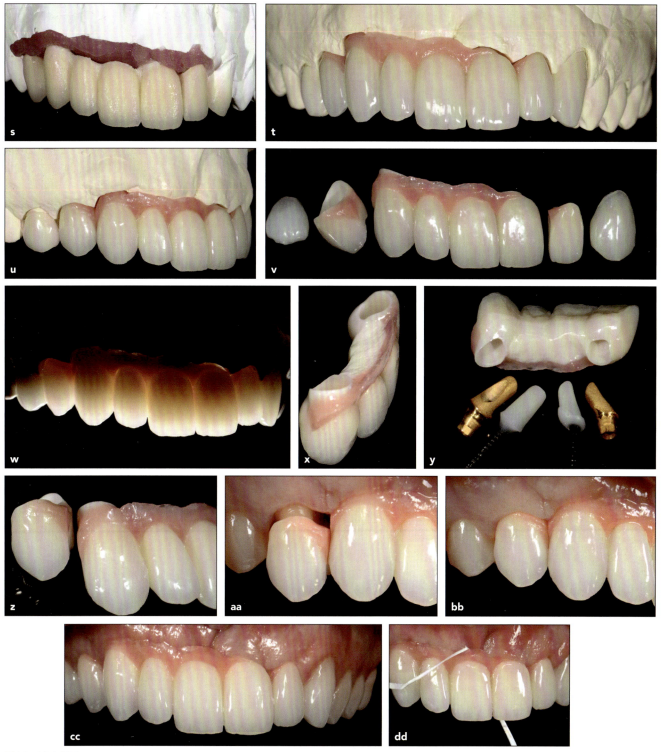

图12-16（续）

　　粘固最终修复体，患者对修复效果感到满意；使用粉色瓷修复材料，可以改善美学和功能。患者的牙齿排列、咬合平面、笑线、上唇支撑、覆𬌗与覆盖、牙齿的比例和形状都在最终修复中得到纠正（图12-16ee~ii）。■

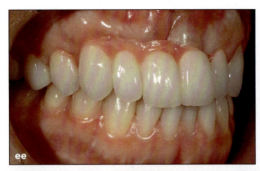
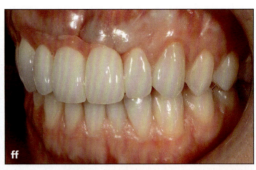
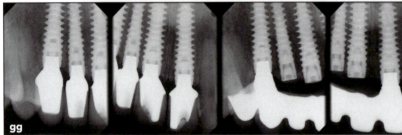
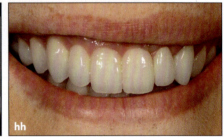
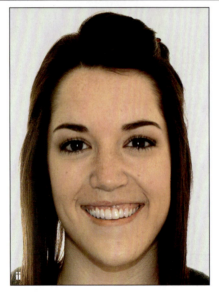

图12-16（续）

病例17：上颌全口种植固定义齿修复中粉色瓷的应用

　　一名72岁患者，上下颌的旧全口义齿效果欠佳。出于美学和功能方面的原因，患者寻求一种新的、可靠的固定修复方法（图12-17）。为实现这一目标，推荐种植体支持式固定义齿修复。在治疗计划上达成一致后，在患者的上下颌各植入6颗种植体。愈合期后，使用螺丝固位的临时修复体修复缺牙区。在最终修复时，将采用美学性能理想的种植体支持式氧化锆固定义齿修复。

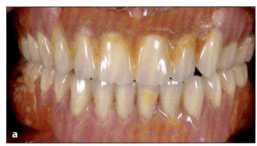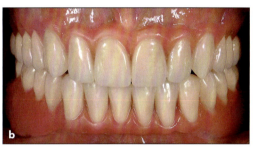

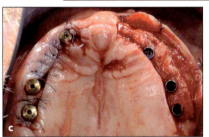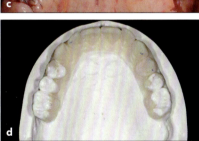

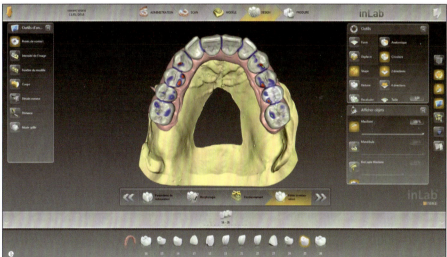

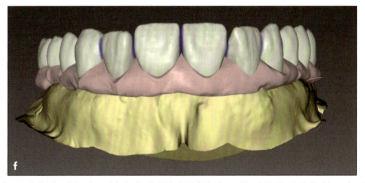

图12-17 （a）初诊。在修复体的制作过程中，首先尝试理想设计方案，然后使用硅胶将其固定到铸模上，以提供必要的修复方向参考。（b）扫描上下颌模型后，用树脂复制临时修复体，提供口内咬合关系的信息。（c）然后在上下颌骨中各植入6颗种植体。（d~f）记录咬合关系后，在数字化诊断蜡型中调整功能接触点。此时优化的牙弓作为计算机辅助设计（CAD）一体修复的基础，采用CAD/CAM程序（Cerec InLab 15.1，Sirona）进行制作，并在修复体颊侧回切0.5mm，预留饰面瓷空间。

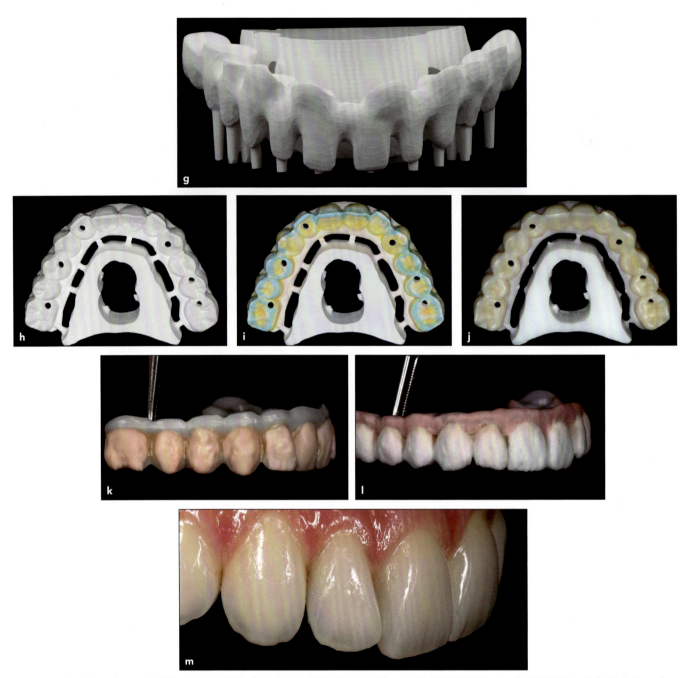

图12-17（续）　（g~l）以前，不透光的氧化锆支架必须完全上饰面瓷，以获得美学效果。如今更透明的氧化锆（在这一病例，VITA YZ HT）允许修复体高达90%的部分是单层结构。使用VITA VM 9只需要在粉色瓷和牙冠颊侧进行最小限度的修饰，就可以获得逼真的色彩。从功能上看，氧化锆表面饰面瓷的用量和厚度越小，碎裂风险越小。（m）完成上颌螺丝固位的固定义齿修复后，螺丝通道用复合树脂封闭。（修复由Eric van Dooren博士和Vincent Fehmer医生完成，MDT）■

病例18～病例23：比色策略和色彩再现

　　无论基牙是否变色，都很难使修复体的光学特性与天然牙完全一致。不过，每名技师都应在力所能及的范围内遵循一定的比色策略和饰面瓷规律。

　　一种方法是在日光条件下，在诊室或技工室对牙齿色彩的每个细节进行分析，并通过在牙齿的打印照片或示意图上绘制各个区域的比色"代码"来制作分层上瓷配方（图A～图C）。可使用相应瓷材料的标准化或预制比色片进行比色。

　　预制比色片的局限性之一是其均匀的厚度无法表示不同厚度下陶瓷材料的不同性质。另外，比色片的厚度往往过于明显，而且通常不会反复烧结，与真实的瓷材料应用场景不一致。所以，完美配色是很困难的。

　　另一种方法是在标准照明条件下（技工室的日光灯；图D）使用标准比色板（例如VITA A1-D4经典比色板）确定牙齿基本色彩。牙医拍摄标准化的临床影像（数值取决于相机类型；见第7章）。借助基本的牙齿色彩和标准化的临床影像，技师可以实现瓷修复体的个性化分层。同时，技师需要牢记瓷材料的光学效果。

　　因为每种瓷在烧结过程中的表现是不同的，所以通过制作不同品牌的个性化瓷比色板，了解所用瓷的色彩特点至关重要。为了更好地模拟临床场景，比色片的切端应非常薄（0.2mm），另一端的厚度应逐渐增加（最大厚度为1.5mm）。比色片应该至少烧结3次，并且表面要高度抛光（图E）。试戴时可使用这些比色片，记录所需的改进或修正，直至修复完成（图F和图G）。第二种方法适用于以下6个病例。

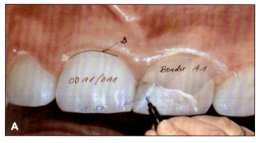

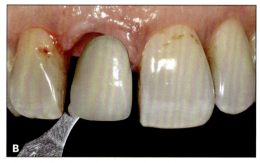

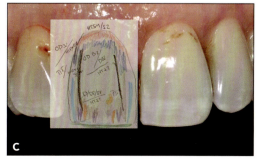

（A～G）口腔临床常用的比色方法。　　　　　　　　　　　　　→

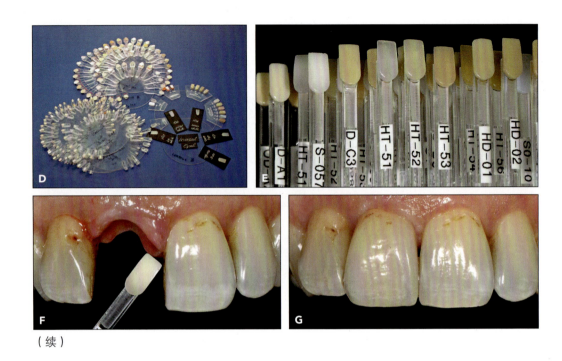

（续）

病例18：变色前牙的微创修复

来源：Dominik Büchi博士，Zurich，Switzerland。

　　一名27岁女性患者，因其上颌牙齿黄斑和牙龈边缘不美观而寻求修复（图12-18a和b）。病因不明，但创伤史、四环素及氟中毒均可排除。除色彩问题外，患者还要求矫正上颌中切牙错位（图12-18c~j）。

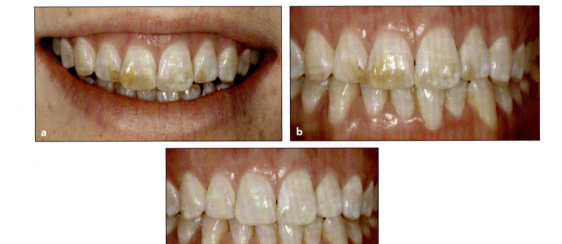

图12-18　（a和b）初诊。在诊断阶段（包括诊断蜡型和诊断饰面试戴）之后，使用所获得的可视化信息对右上颌中切牙和左上颌尖牙进行牙冠延长术。下一步是通过牙齿漂白和微打磨来改善牙齿色彩，常规家庭漂白已显示出显著的效果（c）。此时，再次评估治疗计划，由于患者对美学的期望值很高，她对现阶段牙齿的色彩和形状还不满意。　　　　　　　　　　→

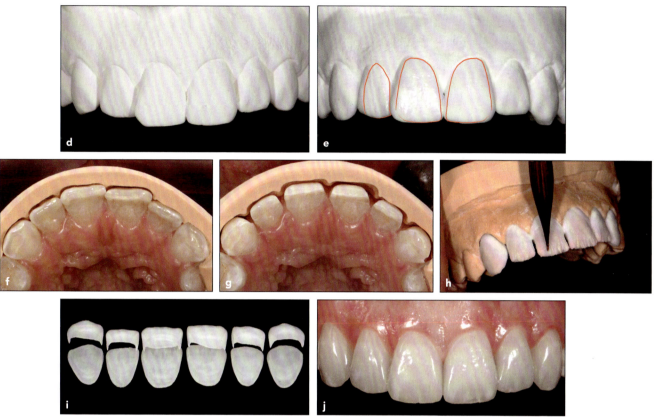

图12-18（续）（d和e）因此，采用微创方法预备6颗前牙，用贴面进行最终修复。由于漂白后牙齿的黄斑减少，因此可以尽可能减少牙体预备，以保留牙釉质用于贴面的粘接固位。（f和g）使用Geller技术在模型上制作瓷贴面。（h）为了遮盖剩余的轻微变色，技师首先使用标记笔在模型上标记，然后涂上一层薄的强荧光牙釉质瓷，并混合少量不透明的牙本质瓷。这一薄层在贴面的第一次烧结时固定，然后评估标记区域的可见性。此时，遮色效果已达到，技师能够根据所需的目标牙齿色彩完成贴面制作，不再考虑基牙变色问题。（i）用透明色的双固化树脂水门汀（Variolink）对贴面粘接固位，清除多余的水门汀，对咬合和功能接触进行分析和调整。（j）所有参与者对最终治疗结果都非常满意。在18个月后的随访中，所有的贴面均未出现异常。（修复由笔者与苏黎世大学Vincent Fehmer博士合作完成）■

病例19：金属桩核单冠修复和无变色邻牙贴面修复

　　一名32岁男性患者，6年前因滑雪事故致上颌前牙缺损，接受了复合树脂充填及冠修复，现在希望改善其美学效果（图12-19）。经首次临床及影像检查，可见浅灰色牙颈部变色是由于死髓牙根变色所致，同时发现基牙上有金属桩核。

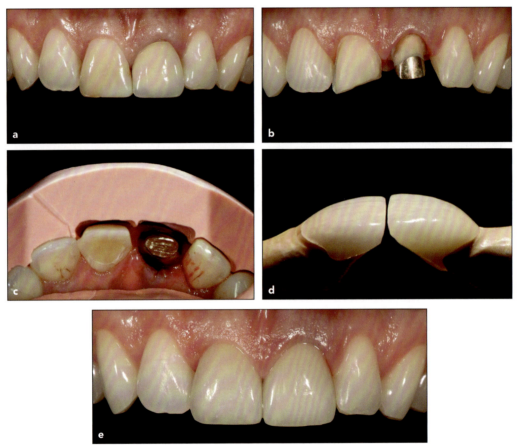

图12-19　（a）初诊。最初的牙体预备位于龈下很深的位置。（b）在去除牙冠后，金属桩核暴露于外，去除金属桩核导致牙根断裂的风险较高。因此，治疗方案包括右上中切牙的无预备贴面（Creation Classic, Willi Geller）代替复合树脂，左上中切牙用长石质瓷压铸基底冠（Creation Press）和唇侧饰面瓷（Creation Classic）修复。由于原基牙预备量充足，有足够的空间用底冠遮住金属桩核（>2.2mm；见第9章）。去除邻牙上的复合树脂材料，精修预备体，使其边缘变得圆润。（c）制取常规印模，技师制作Geller模型，然后复制代型以制作贴面。本病例修复成功的关键在于贴面和冠之间的完美色彩匹配。（d）为了确保牙冠颊侧色彩的完美呈现，在唇侧饰面瓷的内表面应用了一层非常薄的白色低透光性遮色瓷。此外，使用了高明度的水门汀（Variolink White）进一步减少金属桩核的色彩干扰。（e）最终修复如图所示。（修复由笔者与苏黎世大学Vincent Fehmer博士合作完成）■

病例20：变色和未变色基牙的单冠修复

　　一名45岁女性患者，由于20多年前上颌中切牙所做的金属烤瓷冠出现破损、不密合、色彩过亮等问题，要求改善上颌中切牙的美学效果（图12-20）。另外，患者还抱怨左中切牙牙龈变色。

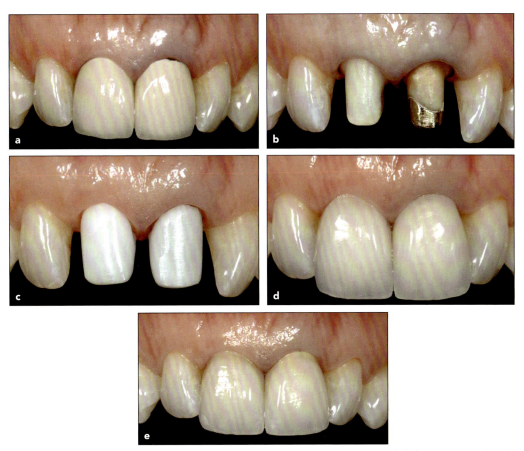

图12-20　（a）初诊。患者希望用全瓷修复体替换旧金属烤瓷修复体。在首次临床检查后，治疗方案拟定为用两颗氧化锆单冠替换美学效果欠佳的旧冠。（b）去除两个旧冠后，左中切牙软组织变色的原因得以暴露，这颗牙有金属桩核，伴牙本质变色。不管将来如何修复，患者都会出现左中切牙轻微的牙龈变色（见第9章）。目前的问题是全瓷材料能否遮盖住变色左中切牙，从而达到两颗牙冠协调的效果。修复团队讨论了几种可供选择的材料（见第3章表3-4），选择了一种不透明的氧化锆做基底冠材料。（c和d）在试戴过程中，技师显然无法用不透明的氧化锆基底冠（材料厚度为0.7mm）完全遮盖左中切牙的色彩，左中切牙基底冠的明度低于右中切牙。（e）技师主动制作了第2对金属烤瓷冠，团队将其与氧化锆全瓷冠进行了临床对比。结果，包括患者在内，大家都认为金属烤瓷冠的修复效果更好。金属烤瓷冠的优点是：金属基底冠实现了完全遮色，使两颗基牙的底色保持一致；极薄的基底冠（0.15mm）为烤瓷留出了足够空间，使后者具有良好的反射效果。当然，要想获得这种金属烤瓷的效果，与一名技术高超、经验丰富的技师合作是必不可少的。一般来说，全瓷修复体更容易获得美观和谐的修复效果。与初诊非常相似的病例19相比，该病例的可用空间明显要小得多，因此需要一种非常薄但仍能遮色的基底冠材料。（修复由笔者与Walter Gebhardt医生合作完成）■

病例21：树脂牙冠修复变色桩核前牙

来源：Nadine Fenner博士，Zurich，Switzerland。

一名34岁男性患者，希望改善其前牙的美观（图12-21）。已行3颗死髓牙的金属桩核冠修复，但美学效果欠佳。

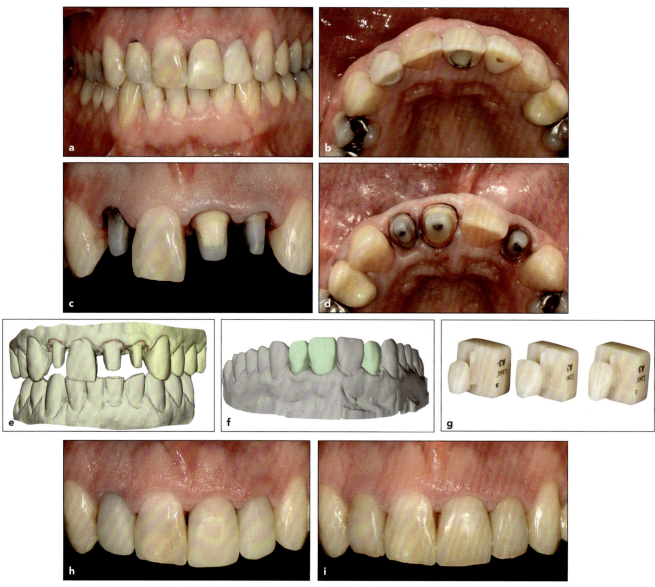

图12-21 （a和b）初诊。（c和d）去除旧冠，可见金属桩和变色的树脂核。由于牙根断裂的风险很高，修复团队决定不去除桩核。由于患者经济条件有限，团队为他提供了成本较低的树脂牙冠（Lava Ultimate，3M ESPE）。（e～h）最初的想法是只精修和抛光单层牙冠。但是，单层牙冠试戴后根本没有美感。（i）在与患者讨论美学上的限制后，团队决定为牙冠做小幅回切和颊面上饰面瓷，实现了与天然牙的完美匹配。（修复由笔者与Vincent Fehmer医生合作完成）■

病例22：玻璃陶瓷冠修复种植牙和天然牙

来源：Dominik Büchi博士，Zurich，Switzerland。

　　一名36岁女性患者，要求改善其前牙的美观（图12-22）。由于根管治疗失败，失去了右上颌中切牙。这颗牙齿被替换成了一种不理想的临时活动修复体，患者对它的外观非常不满。左上颌中切牙、侧切牙的金属烤瓷冠边缘间隙大，导致复发性牙龈炎。右上颌中切牙根尖区可见变色软组织瘢痕，由先前根尖切除术所致。患者高位笑线，因此每一次微笑都暴露出这些美学问题。在设计诊断蜡型后，团队提出了多种治疗方案。最终决定采用单颗种植体及全瓷冠来修复缺失的右中切牙，同时用全瓷冠来修复左中切牙和侧切牙。诊断分析也表明，在右侧切牙行贴面修复会使整个上颌前牙区牙列更加和谐美观。

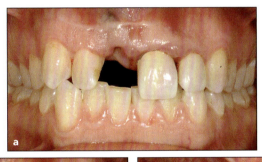

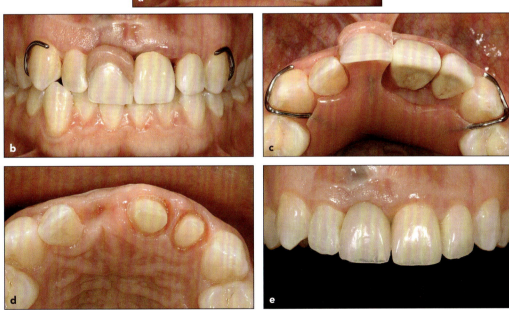

图12-22 （a～c）佩戴和未佩戴不合适的临时活动修复体的初诊临床影像。口腔卫生维护结束后，将金属烤瓷冠去除，暴露出健康、未变色的牙本质，为全瓷美学修复奠定了良好的基础。因此，目前的治疗目标是用同一种材料——高度美观的玻璃陶瓷，修复种植体上部结构和其他基牙。（d和e）精修基牙预备体，并戴入临时固定修复体。　　　　　　　　　　　　　⟶

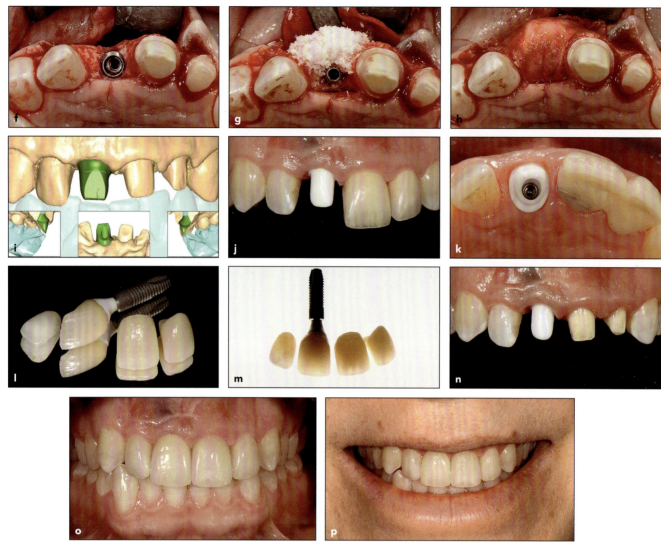

图12-22（续） （f~h）将种植体植入以修复为导向的理想三维位置，在顺利完成埋入式愈合后，进行结缔组织增量以改善软组织量。在这些手术过程中，尽量去除软组织瘢痕。（i~k）在二期手术后，使用螺丝固位的临时修复体调整种植体周围软组织，使用CAD/CAM制作个性化氧化锆基台（ATLANTIS基台，Dentsply），以避免进一步的软组织变色（见第9章）。（l和m）最后，使用相同的半透明玻璃陶瓷（Creation CP，Willi Geller）制作天然牙和种植体支持式全瓷冠。牙冠颊侧有一层薄的饰面瓷。同样的饰面瓷材料用于制作右上颌侧切牙的贴面。（n~p）借助这一技术手段，技师能够以最可预测和协调的方式处理所有材料（氧化锆、牙釉质瓷和牙本质瓷）的半透明性和美观效果。用相同的树脂水门汀（Variolink A1）来粘固所有修复体。因此，匹配3种不同修复体色彩的关键在于，技师尽量在所有修复体中同时使用相同的饰面瓷。否则，就极难协调最终的美学效果。（修复由笔者与Vincent Fehmer医生合作完成）■

病例23：种植体支持式氧化锆基台全冠修复

一名年轻男性患者，在童年时期遭遇了一次事故，两颗中切牙都受到创伤，左中切牙不得不进行了根管治疗和冠修复。10多年后，患牙牙根开始吸收和感染，并出现瘘管。因此，必须拔除患牙，并计划通过种植体支持式单冠修复缺失牙（图12-23）。

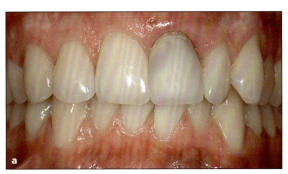

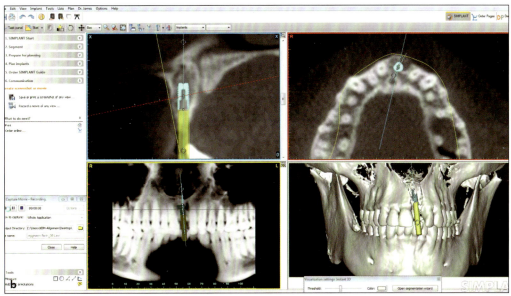

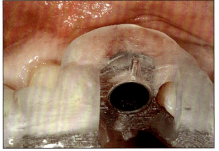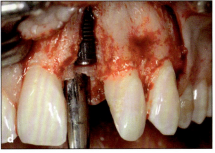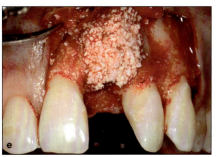

图12-23 （a）术前临床影像。（b）拍摄CBCT，并利用外科导板软件设计虚拟植入种植体。（c～e）在导板引导下植入种植体，并在骨缺损区域填充骨移植材料（Bio-Oss, Geistlich）。

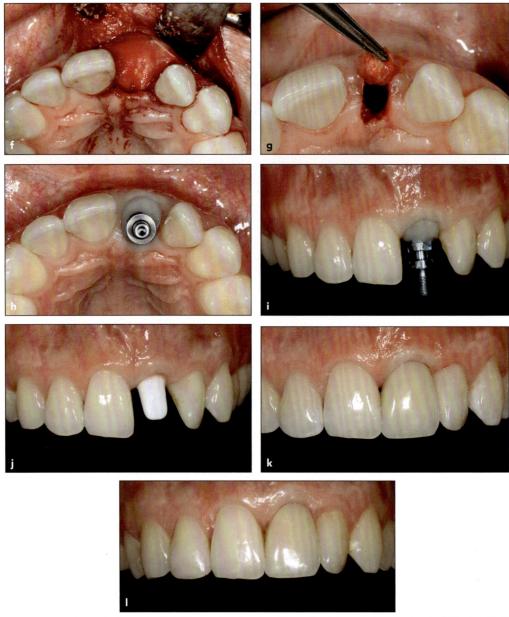

图12-23（续） （f和g）在成功的埋入式愈合后，进行二期手术，并利用螺丝固位的临时修复体对软组织进行调整。然后制取种植体水平印模。根据种植体的位置（上颌前牙区）和该患者种植体周围黏膜较薄的特点，团队讨论了不同的修复方案。为达到预期的美学效果，我们选择了一种个性化的氧化锆CAD/CAM基台（见第9章）。（h和i）患者参与了螺丝固位和粘接固位的全瓷冠对比研究，并随机分配到粘接固位组。（j）氧化锆基台是根据黏膜解剖形态和理想的穿龈轮廓制作的。（k）基台试戴后，用玻璃陶瓷完成冠修复。患者对修复效果非常满意。然而，修复团队发现，在左中切牙种植部位出现了软组织泛白变色。虽然这种变色在软组织适应压力后有所减轻，但并没有完全消失。（l）当患者进行为期4年的随访时，软组织泛白变色仍然存在（见第9章）。（修复由笔者与Vincent Fehmer医生合作完成）■

病例24：双侧种植体支持式硅胶义耳修复（图12-24）

来源：Sudarat Kiat-Amnuay博士和Patricia Montgomery女士，Houston，Texas。

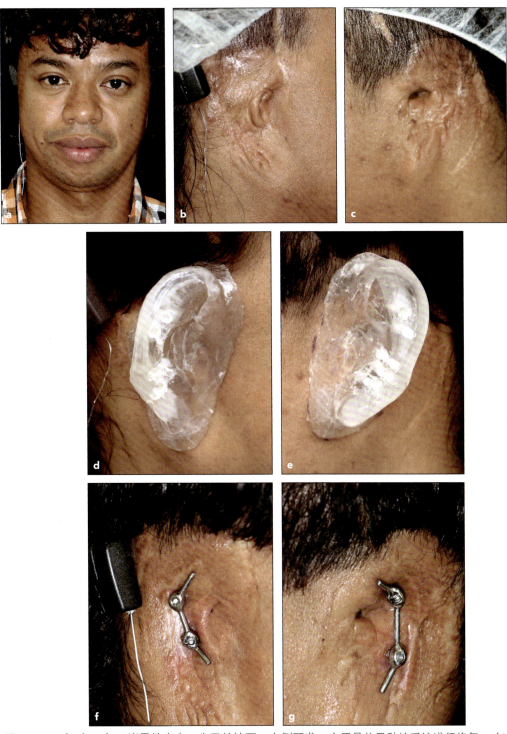

图12-24 （a）一名28岁男性患者，先天性缺耳，右侧耳聋，应用骨传导种植系统进行修复。（b和c）左右耳组织缺损愈合影像。右侧缺损没有耳道，用Baha种植系统修复；左侧可见耳道。（d和e）左右耳手术导板的侧视图，用于引导种植体植入。（f和g）左右耳种植体植入后的侧面图，带有螺丝固位的杆状上部结构。

→

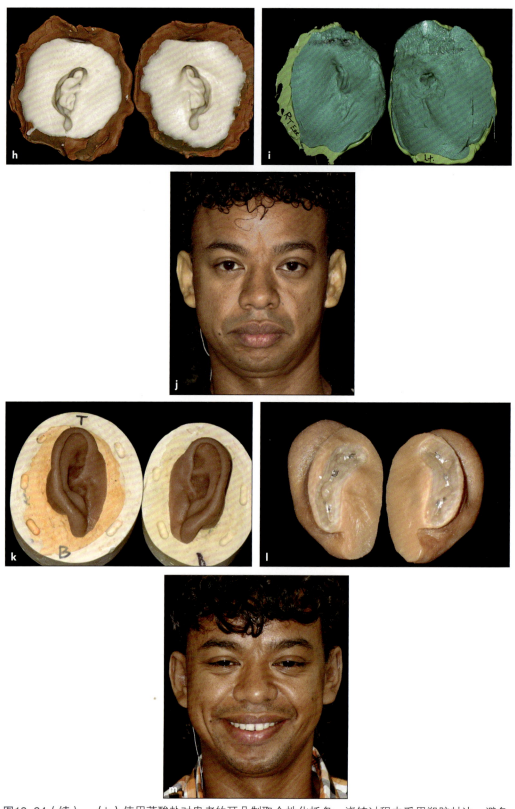

图12-24（续） （h）使用藻酸盐对患者的耳朵制取个性化托盘。浇铸过程中采用塑胶封边，避免材料渗漏。（i）使用加成型硅橡胶印模材料对患者的耳郭缺损制取最终印模。（j）试戴义耳的蜡型。（k）完成双侧种植体支持式MDX4-4210/A型硅胶义耳制作。（l）种植体支持式硅胶义耳的组织面显示，3个固定夹具嵌入在透明的丙烯酸树脂底座上。（m）完成义耳佩戴。■

附录 APPENDIX

VITA 3D比色板	VITA A1−D4经典比色板	
	最佳匹配值 (ΔE*)	次级最佳匹配值 (ΔE*)
0M1	B1（11.0）	A1（11.7）
0M2	B1（8.5）	A1（9.3）
0M3	B1（5.1）	A1（5.7）
1M1	B1（2.9）	A1（3.4）
1M2	A1（4.2）	B2（4.3）
2L1.5	B2（0.8）	A2（1.5）
2L2.5	A2（3.8）	A3（4.2）
2M1	A1（2.2）	B1（2.7）
2M2	A2（0.6）	B2（1.9）
2M3	A3（4.5）	B3（4.9）
2R1.5	A2（2.7）	B2（2.9）
2R2.5	A2（2.3）	A3（3.3）
3L1.5	C2（0.9）	D3（1.4）
3L2.5	B4（0.9）	B3（1.3）
3M1	D2（1.3）	C1（1.5）
3M2	A3（1.4）	C2（2.4）
3M3	B4（1.4）	B3（2.3）
3R1.5	D3（1.6）	C2（2.8）
3R2.5	A3.5（1.2）	B3（2.0）
4L1.5	C3（1.4）	A3.5（3.5）
4L2.5	A4（2.6）	A3.5（3.6）
4M1	D3（3.9）	C3（4.3）
4M2	A4（1.6）	C3（3.0）
4M3	A3.5（4.4）	B4（4.5）
4R1.5	C3（3.2）	D3（4.2）
4R2.5	A4（2.1）	A3.5（2.8）
5M1	C4（3.0）	C3（6.1）
5M2	A4（3.6）	C4（5.2）
5M3	A4（8.6）	A3.5（9.6）
平均色差[a]	3.2 ± 2.5	4.0 ± 2.5

[a]见附表−2。

VITA A1−D4经典比色板	VITA 3D比色板	
	最佳匹配值 (ΔE*)	次级最佳匹配值 (ΔE*)
A1	2M1（2.2）	2R1.5（3.0）
A2	2M2（0.6）	2L1.5（1.5）
A3	3M2（1.4）	3L1.5（2.8）
A3.5	3R2.5（1.2）	3L2.5（2.2）
A4	4M2（1.6）	4R2.5（2.1）
B1	2M1（2.7）	1M1（2.9）
B2	2L1.5（0.8）	2M2（1.9）
B3	3L2.5（1.3）	3R2.5（2.0）
B4	3L2.5（0.9）	3M3（1.4）
C1	3M1（1.5）	2M1（3.9）
C2	3L1.5（0.9）	3M2（2.4）
C3	4L1.5（1.4）	4M2（3.0）
C4	5M1（3.0）	4L1.5（4.3）
D2	3M1（1.3）	3R1.5（4.2）
D3	3L1.5（1.4）	3R1.5（1.6）
D4	3L1.5（2.5）	3M2（2.8）
平均色差[a]	1.5 ± 0.7	2.6 ± 0.9

[a]平均色差显示，VITA 3D比色板比VITA A1−D4经典比色板更加客观和全面，甚至VITA 3D比色板的次级最佳匹配值的色差都比VITA A1−D4经典比色板的最佳匹配值的色差小。

● 附表-3　VITA 3D比色板向Shofu Vintage AL-ZR瓷贴面比色板的转化表[a]

VITA 3D比色板	Shofu Vintage AL-ZR瓷贴面比色板
1M1	A1
1M2	B2
2L1.5	B2+1/4B3
2L2.5	B3+1/3B2
2M1	B1+1/2OA-Y[b]
2M2	A2
2M3	B3+1/4B2
2R1.5	A1+1/3OA-Y
2R2.5	A3
3L1.5	D3
3L2.5	B3
3M1	C1
3M2	B3+A2
3M3	B4
3R1.5	B2+1/3OA-Y
3R2.5	A3+1/4A3.5
4L1.5	C3
4L2.5	A4
4M1	D3+1/3OA-R[c]
4M2	D3+1/3A3.5
4M3	A4+1/3OA-R
4R1.5	C2+OA-Y
4R2.5	A3.5+1/3OA-V[d]
5M1	1/4A3+3/4C4+1/3OA-V
5M2	A4+OA-V
5M3	3/4A4+14B4+OA-V+OA-R

[a]本表由Shofu Dental提供（Shofu.com）。
[b]琥珀黄。
[c]琥珀红。
[d]琥珀紫。

● 附表-4　VITA 3D比色板的交互比色片

M-shades

0M1	0.5M1	**1M1**	1.5M1	**2M1**	2.5M1	**3M1**	3.5M1	**4M1**	4.5M1	**5M1**
0M1.5	0.5M1.5	1M1.5	1.5M1.5	2M1.5	2.5M1.5	3M1.5	3.5M1.5	4M1.5	4.5M1.5	5M1.5
0M2	0.5M2	**1M2**	1.5M2	**2M2**	2.5M2	**3M2**	3.5M2	**4M2**	4.5M2	**5M2**
0M2.5	0.5M2.5		1.5M2.5	2M2.5	2.5M2.5	3M2.5	3.5M2.5	4M2.5	4.5M2.5	5M2.5
0M3				**2M3**	2.5M3	**3M3**	3.5M3	**4M3**	4.5M3	**5M3**

L-shades

2L1.5	2.5L1.5	**3L1.5**	3.5L1.5	**4L1.5**
2L2	2.5L2	3L2	3.5L2	4L2
2L2.5	2.5L2.5	**3L2.5**	3.5L2.5	**4L2.5**

R-shades

2R1.5	2.5R1.5	**3R1.5**	3.5R1.5	**4R1.5**
2R2	2.5R2	3R2	3.5R2	4R2
2R2.5	2.5R2.5	**3R2.5**	3.5R2.5	**4R2.5**

VITA 3D比色板的初始比色片有29个，将初级比色片以1∶1比例混合后，可得到52个交互比色片。

图文编辑

杨 帆 刘 娜 张 浩 刘玉卿 肖 艳 刘 菲 康 鹤 王静雅 纪凤薇 杨 洋

This is the translation edition of Color in Dentistry: A Clinical Guide to Predictable Esthetics, first published by Quintessence Publishing Co., Inc.

Authors: Stephen J. Chu / Rade D. Paravina / Irena Sailer / Adam J. Mieleszko

© 2017 Quintessence Publishing Co., Inc.

©2023，辽宁科学技术出版社。

著作权合同登记号：06-2019第33号。

图书在版编目（CIP）数据

口腔美学色彩临床指南 /（美）斯蒂芬·朱（Stephen J. Chu）等主编；杨宏业主译. —沈阳：辽宁科学技术出版社，2023.5

ISBN 978-7-5591-2969-7

Ⅰ. ①口… Ⅱ. ①斯… ②杨… Ⅲ. ①口腔科学—医学美学—色彩学—指南 Ⅳ. ①R78-05

中国国家版本馆CIP数据核字（2023）第057269号

出版发行：辽宁科学技术出版社
　　　　　（地址：沈阳市和平区十一纬路25号 邮编：110003）
印 刷 者：凸版艺彩（东莞）印刷有限公司
经 销 者：各地新华书店
幅面尺寸：210mm×285mm
印　　张：16
插　　页：4
字　　数：320千字
出版时间：2023年5月第1版
印刷时间：2023年5月第1次印刷
策划编辑：陈　刚
责任编辑：杨晓宇
封面设计：袁　舒
版式设计：袁　舒
责任校对：李　霞

书　　号：ISBN 978-7-5591-2969-7
定　　价：298.00元

投稿热线：024-23280336
邮购热线：024-23280336
E-mail:cyclonechen@126.com
http://www.lnkj.com.cn